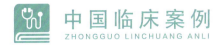
中国临床案例
ZHONGGUO LINCHUANG ANLI

# 显微外科案例精选

### 徐永清　范新宇　主　编

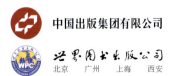
中国出版集团有限公司

世界图书出版公司
北京　广州　上海　西安

**图书在版编目（CIP）数据**

显微外科案例精选 / 徐永清，范新宇主编 . -- 北京：
世界图书出版有限公司北京分公司 , 2025. 3. -- ISBN
978-7-5232-1989-8

Ⅰ . R616.2

中国国家版本馆 CIP 数据核字第 20259ZY485 号

---

| 书　　名 | 显微外科案例精选 |
| --- | --- |
| | XIANWEI WAIKE ANLI JINGXUAN |

| 主　　编 | 徐永清　范新宇 |
| --- | --- |
| 总 策 划 | 吴　迪 |
| 责任编辑 | 张绪瑞 |
| 特约编辑 | 李圆圆 |

| 出版发行 | 世界图书出版有限公司北京分公司 |
| --- | --- |
| 地　　址 | 北京市东城区朝内大街 137 号 |
| 邮　　编 | 100010 |
| 电　　话 | 010-64033507（总编室）　0431-80787855　13894825720（售后） |
| 网　　址 | http://www.wpcbj.com.cn |
| 邮　　箱 | wpcbjst@vip.163.com |
| 销　　售 | 新华书店及各大平台 |
| 印　　刷 | 长春市印尚印务有限公司 |
| 开　　本 | 787 mm×1092 mm　1/16 |
| 印　　张 | 15.75 |
| 字　　数 | 277 千字 |
| 版　　次 | 2025 年 3 月第 1 版 |
| 印　　次 | 2025 年 3 月第 1 次印刷 |
| 国际书号 | ISBN 978-7-5232-1989-8 |
| 定　　价 | 248.00 元 |

---

# 《显微外科案例精选》
## 编委会

### 主　编

徐永清　中国人民解放军联勤保障部队第九二〇医院
范新宇　中国人民解放军联勤保障部队第九二〇医院

### 编　者
（按姓氏笔画排序）

王　欣　宁波市第六医院
王　挺　上海交通大学医学院附属第六人民医院
王　腾　中国人民解放军联勤保障部队第九二〇医院
李瑞华　天津医院
何晓清　中国人民解放军联勤保障部队第九二〇医院
吴攀峰　中南大学湘雅医院
范新宇　中国人民解放军联勤保障部队第九二〇医院
周征兵　上海交通大学医学院附属第六人民医院
郑宪友　上海交通大学医学院附属第六人民医院
秦本刚　中山大学附属第一医院
徐　雷　复旦大学附属华山医院
徐永清　中国人民解放军联勤保障部队第九二〇医院
唐举玉　中南大学湘雅医院
蔡兴博　中国人民解放军联勤保障部队第九二〇医院
蔡志刚　北京大学口腔医院

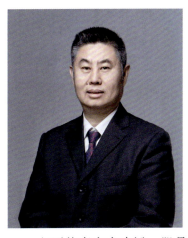

　　徐永清，主任医师，教授，博士生导师，专业技术少将，享受国务院特殊津贴专家，军队学科拔尖人才，全国科技先进工作者，获中国医师奖。现任中国人民解放军联勤保障部队第九二〇医院骨科主任。

　　兼任中华医学会显微外科学分会第十一届委员会主任委员，中国医师协会显微外科学分会第二届委员会副会长，云南省医师协会骨科医师分会第三届委员会主任委员。

　　主要从事穿支皮瓣、股骨头坏死、人工髋关节置换、骨髓炎骨缺损及创伤骨科修复重建的临床研究，在人工腕关节研发与治疗腕关节疾病方面国内领先，凭借对人工腕关节置换领域的深刻理解和丰富的临床经验，致力于推动人工腕关节技术的创新与发展。

　　在人工腕关节置换的发展进程中，早期人工假体存在材料容易断裂和返修率较高等问题，随着第二、第三代假体的尝试，尽管有所改进，但仍未能完全解决术后松动和脱位的困扰。基于这一背景，徐永清教授率领的科研团队在人工腕关节置换技术上迈出了重要一步。通过个性化3D打印技术，研发了一种创新的微孔钛人工腕关节假体，为患者提供了更贴合个体骨骼结构的治疗方案，最大程度地规避了术中和术后的并发症，为患者带来了福音。

　　荣获国家科学技术进步二等奖1项，云南省科学技术进步特等奖1项，云南省科学技术发明一等奖2项，省部级科学技术进步一等奖7项，省部级科技进步二等奖6项。获国家发明专利8项，其中实现成果转化1项。以通讯作者和第一作者在国内外核心期刊发表学术论文500余篇，其中SCI收录论文200余篇。主编和参编专著20余部。国家自然科学基金项目7项、军队及省部级以上课题40余项。培养博士、硕士研究生150余名。

　　任《中华显微外科杂志》《中华创伤骨科杂志》《中华关节外科杂志》《中国临床解剖学杂志》《中国修复重建外科杂志》等杂志副主编。

# 主编简介

范新宇，博士，硕士研究生导师。现任中国人民解放军联勤保障部队第九二〇医院骨科副主任。

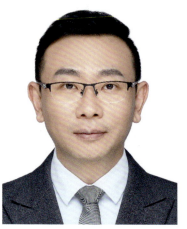

兼任中华医学会显微外科学分会第十一届委员会常务委员、秘书长，中国医师协会显微外科学分会第二届委员会委员，云南省康复医学会修复重建专业委员会第三届主任委员。

专业方向为创伤骨科、显微外科。主要从事复杂肢体骨折、骨盆髋臼骨折、关节周围骨折、穿支皮瓣、骨髓炎骨缺损及修复重建方面的临床研究。

任《中华显微外科杂志》编委，《中华创伤杂志》《中国临床解剖学杂志》《中华创伤骨科杂志》《中国修复重建外科杂志》特约审稿专家。获得云南省科技进步二等奖 1 项，军队科技进步三等奖 2 项。发表 SCI 论文 4 篇，核心期刊论著 20 余篇。主译专著 1 部，参编专著 4 部。

# 前　言

　　显微外科是一门利用光学放大设备及显微外科器材进行精细手术的学科。从广义地来说，显微外科不是某个专科所独有，而是手术学科各个专业都可应用的一门外科技术，如神经显微镜外科、骨科显微镜外科等。为了提高该技术的治疗水平并不断应用于临床，显微外科的同道们迎难而上，从临床和患者的需求出发，既坚持了相关的基础研究，同时关注搜集典型、疑难病例，采用各种常规或先进的检查、治疗手段，给予患者恰当的诊断和治疗。

　　《中国临床案例·显微外科案例精选》一书由中国人民解放军联勤保障部队第九二〇医院徐永清教授、范新宇教授组织，并由宁波市第六医院、天津医院、上海交通大学医学院附属第六人民医院、中山大学附属第一医院、复旦大学附属华山医院、中南大学湘雅医院、北京大学口腔医院等知名医院的中青年专家、医师共同编写，展现了显微外科近几年收集的典型病例。

　　本书共收集了 37 例典型病例，部分病例病情复杂，治疗困难。专家们针对每一个病例，不仅详细描述了患者的基本情况和诊治过程，而且对各个病例的特点也进行了深入探讨，并总结了不同类型疾病的显微外科诊疗经验，以便读者更快、更深刻地了解这些典型病例的临床诊疗思维，从而提高显微外科临床医务工作者的诊治水平。

　　参与本书编写的专家在显微外科领域长期从事临床实践工作，有着丰富的一线诊疗经验。每一位提供病例的专家老师都对病例做了详尽的解析，诊疗思路明确，脉络清晰，给临床医生提炼出了宝贵的治疗经验。同时，我们也邀请相关专家对这些病例的诊治过程做了精彩的点评，指出了病例治疗过程中的亮点及不足，以便医务工作者能够从中学到其精华，弥补工作中的不足。

　　希望本书能够帮助从事显微外科专业的医生更快地提高自身的技术水平，对他们今后的临床实践有所裨益。在这些专家的带领下，相信有更多的疑难疾病会被不断攻克，更多的患者从中受益。

　　由于时间仓促，且书中作者均承担着繁重的临床工作，因此文中难免会有纰漏和瑕疵，希望广大同仁能够海涵并斧正。

编　者<br>2024 年 5 月

# 目　录

病例 1　口腔内吻合血管髂骨瓣重建上颌骨缺损 ………………………… 001

病例 2　口内吻合血管的改良旋髂深动脉穿支腹外斜肌筋膜瓣嵌合髂骨瓣

　　　　修复上颌骨骨肉瘤术后缺损 ………………………………………… 008

病例 3　髂骨瓣修复下颌骨缺损同期种植即刻义齿修复 ………………… 016

病例 4　血管化股骨内侧髁骨软骨瓣修复肿瘤切除术后颞下颌关节缺损 ……… 022

病例 5　血管化自体下颌下腺移植治疗重症干眼症 ……………………… 032

病例 6　股前外侧游离皮瓣合并 3 D 打印假体治疗手部复合组织缺损 ……… 038

病例 7　右手爆炸伤重建右手血运并修复右手掌大面积软组织缺损 ……… 045

病例 8　游离背阔肌肌皮瓣结合 Ilizarov 技术治疗感染性骨与软组织缺损 ……… 051

病例 9　小儿双下肢严重损伤伴巨大创面的显微修复 …………………… 055

病例 10　显微削薄的胸背动脉嵌合穿支皮瓣修复左下肢大面积缺损 ……… 060

病例 11　旋股外侧动脉横支降支联合分叶皮瓣修复前臂、手背缺损 ………… 065

病例 12　吻合血管的腓骨小头骨骺移植治疗Ⅲ型先天性桡侧纵列缺如 ……… 072

病例 13　同种去细胞异体神经移植治疗上臂丛神经损伤 ……………… 080

病例 14　健侧肢体供血、患肢原位寄养技术治疗上肢严重创伤合并感染 ……… 086

病例 15　精确定位、精准匹配的小腿超级穿支皮瓣修复拇指软组织缺损 ……… 093

病例 16　预构皮瓣异位寄养再植治疗合并节段性软组织缺损的

　　　　　拇指旋转撕脱伤 …………………………………………………… 101

病例 17　股前外侧穿支嵌合阔筋膜皮瓣游离移植修复成人先天性脐膨出 …… 110

病例 18　双侧旋髂浅动脉穿支螺旋桨皮瓣移植治疗男性会阴部

　　　　　大范围 Paget 病 ·················································· 117

病例 19　游离股前外侧穿支分叶皮瓣修复右手 2～5 指高温热压伤 ·········· 126

病例 20　右臂丛神经炎腋神经沙漏样狭窄，臂丛神经松解显微修复成功 ····· 131

病例 21　右手全手脱套伤多组织瓣显微重建再造成功 ························ 138

病例 22　右手中指近节指背复合组织缺损，尺动脉远端穿支嵌合肌腱

　　　　　皮瓣移植成功 ·················································· 145

病例 23　左手 2～5 指 9 节段完全离断再植成功 ······················· 150

病例 24　左手多节段完全离断再植成功 ··································· 156

病例 25　右旋肩胛动脉穿支皮瓣游离移植修复右踝部皮肤软组织缺损 ······· 162

病例 26　双侧股前外侧穿支皮瓣组合移植修复足踝部大面积环形组织缺损 ··· 169

病例 27　前臂严重毁损的早期修复重建 ··································· 176

病例 28　足踝严重毁损伤的早期修复重建 ································· 183

病例 29　Flow-through 动脉化静脉皮瓣修复手指半环形皮肤缺损 ········· 191

病例 30　CTA 指导下一例逆行游离皮瓣血管危象再探查吻合 ············· 196

病例 31　逆行股前外侧皮瓣修复膝关节创面 ······························ 204

病例 32　腹壁下动脉穿支分叶皮瓣修复下肢远端巨大创面 ················ 210

病例 33　腓肠外侧浅动脉穿支皮瓣修复前臂、手背缺损 ··················· 217

病例 34　骶神经根损害后改良胫后肌腱转位术重建足背屈功能 ············· 223

病例 35　股神经损伤后同侧闭孔神经选择性肌支移位术重建伸膝功能 ······· 227

病例 36　腹腔镜下骶丛神经松解治疗骨盆骨折致右侧骶丛神经损害 ·········· 231

病例 37　神经吻合同期采用腓肠肌筋膜瓣后置腓总神经治疗腓总神经损伤 ······ 236

# 病例 1　口腔内吻合血管髂骨瓣重建上颌骨缺损

## 一、病历摘要

患者女性，34 岁，主因"发现右侧上颌肿物半年"入院。

### （一）病史资料

患者半年前发现右上颌牙龈区肿物，原因不明，发现时大小不明确，自发现以来肿物缓慢变大，无明显疼痛，不影响咀嚼、吞咽、言语、张口等动作。2 个月前于当地医院就诊取活检，病理示"牙源性纤维黏液瘤"，患者遂至我科求诊。

### （二）体格检查

患者右上颌见面积约 3 cm×1.5 cm 的肿物。该肿物有结节感，质地中等，无明显压痛，表面黏膜未见颜色变化，肿物边界清楚、活动度好，病变位于 16 对应牙槽窝处，部分累及 15、17 牙颊腭侧牙龈，16 牙缺失，余牙无松动，其他牙龈及口腔黏膜未见异常，口腔卫生状况好，颈部未触及肿大淋巴结。

### （三）辅助检查

电子计算机断层扫描（computed tomography，CT）检查结果（病例 1 图 1）示：右上颌骨自 14 至上颌结节水平可见异常骨性团块影，边界清楚，大小约 3.0 cm×3.0 cm×4.2 cm，凸向右上颌窦腔，右上颌窦底骨质欠连续，颊腭向骨质膨隆、变薄、欠连续，内部呈不均匀骨性密度，15、18 牙根圆钝。双颈部未见确切肿大及坏死淋巴结。

### （四）入院诊断

右上颌牙源性纤维黏液瘤

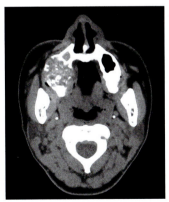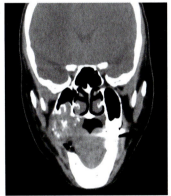

**病例 1 图 1　患者术前 CT**

注：影像显示右侧上颌骨肿瘤侵犯右侧上颌牙槽突及上颌骨。

## 二、诊治经过

1. 术前设计，打印手术导板及髂骨截骨导板 患者患有右侧上颌骨良性肿瘤，上颌骨肿瘤切除后遗留缺损，导致口腔与鼻腔相通，牙槽突缺失，面部塌陷，需要行上颌骨缺损重建。上颌骨缺损重建需要关闭创口，封闭口鼻腔相通，重建牙槽突缺损，恢复面相，完成种植义齿修复，重建咬合功能，最终实现形态和功能的重建。于是本病例行数字化设计，确定肿瘤切除范围，拟采用血管化髂骨瓣重建上颌骨缺损，使用手术导板和手术导航确保手术精确实施（病例1图2、病例1图3）。

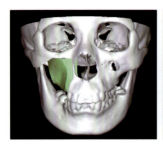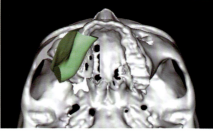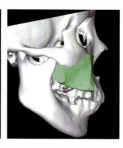

病例1图2 术前使用数字化设计，确定肿瘤切除范围，选取合适的髂骨瓣骨块重建上颌骨缺损

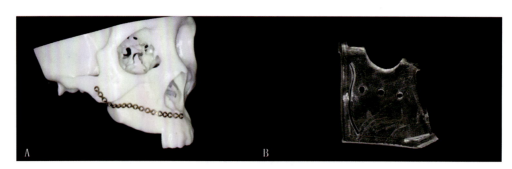

病例1图3 数字化设计后三维模型打印及导板制作

注：A. 打印重建后三维模型，并预弯手术固定用钛板；B. 打印制备髂骨瓣的手术导板。

2. 手术方法 患者全身麻醉，平卧位，双组医生手术。患者上颌骨肿瘤切除和缺损重建手术完全在口内进行。第一组医生于上颌前庭沟和腭部黏膜处切口，在手术导航引导下切除上颌骨肿瘤，切除后遗留右侧上颌骨缺损，口鼻腔相通。右侧颊黏膜切口处，从口内寻找面动脉及面静脉。第二组医生制备血管化髂骨瓣，根据手术导板切取需要的髂骨瓣骨块。髂骨瓣的骨块塑型后，血管蒂从口内与颊部的面动、静脉吻合，将髂骨瓣的骨块使用术前预弯的钛板固定于右上颌骨，使用髂骨瓣携带的腹外斜肌筋膜与腭部及颊侧黏膜缝合，完成上颌骨重建和缺损关闭（病例1图4）。

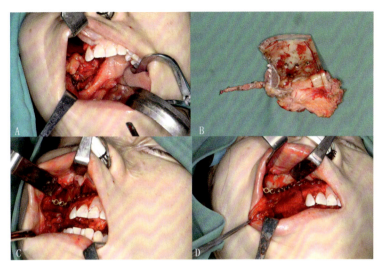

**病例 1 图 4　手术过程**

注：A. 经口入路切除右侧上颌骨肿物，遗留右侧上颌骨缺损；B. 使用手术导板指导制备血管化髂骨瓣；C、D. 经口内吻合血管，使用髂骨瓣重建上颌骨缺损。

3. 术后半年随访 CT 及口内照片　术后半年复查，见口内黏膜愈合良好，髂骨瓣的筋膜瓣已经完全黏膜化，上颌重建的牙槽突与下颌牙齿之间的颌间距离约 10 mm。CT 显示移植骨愈合良好，重建的牙槽突位于正常牙槽突位置，垂直向的支柱为鼻旁支柱（病例 1 图 5）。

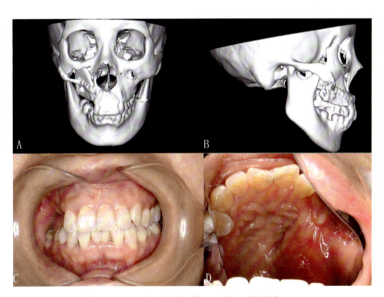

**病例 1 图 5　术后半年的 CT 及口内照片**

注：A、B. 手术后半年 CT 三维重建，显示髂骨瓣恢复鼻旁支柱，并很好地恢复牙槽突的位置；C、D. 口内照片，显示重建的牙槽突有合适的颌间距离，覆𬌗、覆盖关系。筋膜瓣完全黏膜化。

4. 半年后种植体植入 上颌骨重建术后半年，骨质愈合良好，肿瘤无复发。开始进行颌骨重建后种植牙治疗，拍摄颌骨锥形束 CT（cone beam CT，CBCT），取上下颌印模，使用软件进行数字排牙完成最终义齿设计。根据咬合关系和重建的骨质情况，完成种植体位置的设计，并制作种植手术导板。在种植手术导板的引导下完成上颌 2 枚种植体植入和下颌 1 枚种植体植入。种植后 3 个月，行右上颌的角化黏膜移植手术，确保每个种植体周围都有足够的角化黏膜，防止种植体周围炎的发生（病例 1 图 6）。

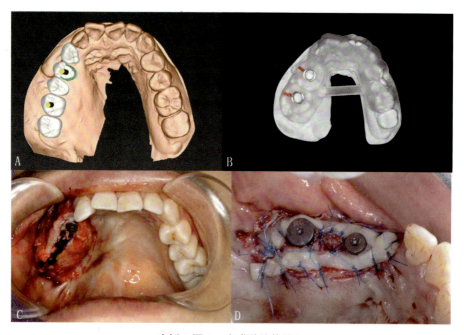

病例 1 图 6 完成种植体植入

注：A. 使用数字排牙技术完成义齿修复，并确定种植体的位置；B. 制作种植体植入的手术导板；C. 完成种植体植入及龈颊沟成形手术；D. 完成角化黏膜移植手术，确保种植体周围均有足量的角化黏膜。

5. 完成种植义齿修复种植体周围角化（病例 1 图 7） 黏膜移植后 3 个月，开始取模，设计全瓷固定桥修复。完成义齿修复后随访 1 年，种植体周围骨质稳定，软组织健康，修复体美观。拍摄 CT 无肿瘤复发表现。

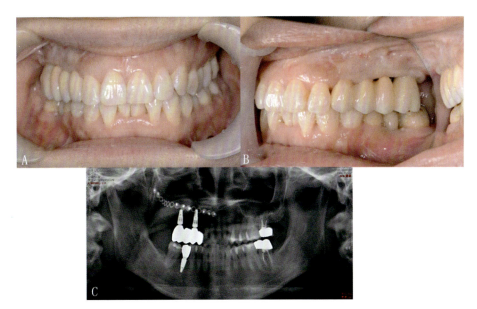

**病例 1 图 7　完成永久义齿修复**

注：A、B. 显示完成永久性义齿修复，咬合功能良好，形态及颜色美观，种植体周围均有宽度＞ 3 mm 的角化黏膜；C. 种植修复后 1 年，显示种植体周围骨质稳定。

## 三、疾病介绍

本病例是一名年轻女性，患有上颌骨纤维黏液瘤，该肿瘤是临界性肿瘤，容易复发，手术治疗需要彻底切除，完整切除后复发率较低。切除肿瘤后遗留上颌骨缺损，缺损的范围包括右侧 13 ～ 17 牙槽突，形成 Brown Ⅱ类缺损，导致口鼻腔相通，牙齿缺失，面部塌陷。如何更好地重建上颌骨缺损，恢复正常的面部外形和功能，尽量采用小的面部切口以减少面部瘢痕，是需要重点考虑的问题。

## 四、病例点评

本病例特点是患有良性肿瘤的年轻女性，手术治疗包括切除肿瘤和重建上颌骨缺损，以及以后的种植义齿修复。本病例的治疗特点是充分采用数字化外科技术保证血管化骨重建手术治疗的精确实施，所有的手术治疗均在口内进行。肿瘤切除后遗留的缺损严重影响面相和生活质量，如何恢复正常的面部外形和功能是重建的目标和关键。

本病例在接受肿瘤切除后形成的缺损是 Brown Ⅱ类缺损，可以采用的重建方式包括赝附体、带蒂皮瓣（如颞瓣重建）、血管化软组织皮瓣（如前臂皮瓣、股前外侧皮瓣）等重建，也可采用血管化骨瓣（如血管化腓骨瓣或者髂骨瓣）重建。考虑到功能和美观，特别是后期需要进行种植牙治疗，本病例采用血管化髂骨瓣修复。利用髂骨的骨高度可以与剩余上颌骨形成垂直向的骨支柱，髂骨嵴的宽度能够完全恢复牙槽突的缺损，而且髂骨包括骨皮质和骨松质，有利于之后的种植牙治疗。

近年来，数字化技术越来越广泛地应用于医学领域。本病例采用数字化设计来确定肿瘤及颌骨的切除范围，确保肿瘤完全切除，也尽量缩小切除正常组织的范围，尽量少拔牙。颌骨重建部分也采用数字化设计，颌骨重建需要恢复牙槽突的位置，并在垂直方向形成有效支柱。需要根据髂骨的弧度和骨量选择合适的髂骨位置，确定髂骨块的大小、摆放的位置及固定的方式。完成以上设计后，打印三维模型和手术导板，采用手术导航和导板相结合的方式确保髂骨块固定到理想的位置，最后采用数字排牙技术，确定最终修复体的形态和位置，制作种植体植入的手术导板，确保每个种植体都在立项的位置，在恢复形态的同时也完全恢复功能。

本病例采用口内吻合的方式吻合髂骨瓣的血管，使得面部没有任何切口，避免了面部瘢痕的产生。一般上颌骨重建多采用耳屏前切口或者颌下切口寻找供区血管与骨瓣吻合，提供血运。Gaggle首先于2009年报道采用口内吻合技术行血管化骨瓣重建牙槽突缺损，同团队的Brandtner于2015年报道了70例患者使用口内吻合技术重建颌面部缺损。口内血管吻合技术能够避免面部瘢痕的形成，但是口内手术操作空间狭小，血管管径较细，给手术带来较多困难。本病例在口内寻找合适的供区血管并予以吻合，也解决了髂骨瓣血管蒂较短、血管管径较小的问题，并最终真正达到了面部没有任何切口的目的。

本病例充分利用数字化外科技术，使得肿瘤切除彻底，重建精确，并且采用口内吻合技术，避免了颌面部手术瘢痕的形成。半年后种植体植入，顺利完成种植固定义齿修复，美观和功能均得以保存。

（病例提供者：单小峰　康一帆　谢　尚　北京大学口腔医院）

（点评专家：蔡志刚　北京大学口腔医院）

# 参考文献

[1]Muzaffar AR, Adams WP, Hartog JM, et al.Maxillary reconstruction：Functional and aesthetic considerations[J].Plastic and Reconstructive Surgery, 1999, 104：2172-2183.

[2]Futran ND, Mendez E.Developments in reconstruction of midface and maxilla[J].Lancet Oncol, 2006：7：249-258.

[3]Brown JS, Shaw RJ.Reconstruction of the maxilla and midface：introducing a new classification[J].Lancet Oncol, 2010, 11：1001-1008.

[4]Gaggl A, Bruger H, Virnik SA, et al.An intraoral anastomosing technique for

microvascular bone flaps in alveolar ridge reconstruction, first clinical results[J]. Int J oral Maxillofac Surg, 2009, 38：921-927.

[5]Brandtner C, Burger H, Hachleitner J, et al. The intraoral anastomosing technique in reconstructive surgery of the face-A consecutive case series of 70 patients[J]. J Craniomaxillofac Surg, 2015, 43：1763-1768.

[6]Yifan kang, Xiaoming Lv, Shiyu Qiu, et al. Virtual surgical planning of deep circumflex iliac attery flap for midface reconstruction[J]. Frontiers in Oncology, 2021, 11：718146.

[7]Yue Yang, Hongyun Wu, Li Wei, et al. Improvement of the patient early mobilization protocol after oral and maxillofacial free flap reconstruction surgery[J]. J Craniomaxillofac Surg, 2020, 48：43-48.

[8]Houwei Zhu, Yifan Kang, Xiaofeng Shan, et al. Effect of dental rehabilitation on masticatory function following jaw reconstruction[J]. Int J Oral Maxillofac Implants, 2022, 37：494-500.

[9]Xiaofeng Shan, Dong Han, Yanjun Ge, et al. Clinical outcomes of keratinized mucosa augmentation in jaws reconstructed with fibula or iliac bone flaps[J]. Int J Oral Maxillofac. Surg, 2022, 51：949-956.

[10]Zheng L, Lv X, Shi Y, et al. Intraoral anastomosis of a vascularized iliac-crest flap in maxillofacial reconstruction[J]. J Plast Reconstr Aesthet Surg, 2019, 72：744-750.

# 病例 2　口内吻合血管的改良旋髂深动脉穿支腹外斜肌筋膜瓣嵌合髂骨瓣修复上颌骨骨肉瘤术后缺损

## 一、病历摘要

患者女性，35 岁，主因"右侧上颌牙齿松动半年伴肿物 2 周"入院。

### （一）病史资料

患者半年前发现右侧上颌前牙松动，无明显诱因，后松动逐渐加重并扩展至右侧后牙区，无上唇及右侧眶下区麻木，无鼻腔流脓及出血。2 周前于当地医院就诊时发现右侧上颌前部肿物，遂于我院外科门诊行"右侧上颌前部肿物切取活检术"，术后病理示：右侧上颌骨骨肉瘤。为行进一步治疗，收住入院。

### （二）体格检查

患者面部外形基本对称，张口三指，开口型正常。双侧眶下区皮肤感觉无异常。口内可见右侧上颌前部唇侧龈颊沟浅，对应右侧上颌（牙位 11～16）腭侧可见膨隆，最大径约 3.5 cm，表面黏膜色正常，质地较硬，无"乒乓球感"，局部按压轻度疼痛，按压未及渗出液。右侧上颌牙齿（11～17）松动Ⅱ～Ⅲ度，牙龈无明显红肿及渗出。双侧颈部未触及明显肿大淋巴结。

### （三）辅助检查

头颈部 CT 示：右侧上颌骨可见边界清楚高低密度混杂病变，范围约 3.0 cm×2.5 cm×2.2 cm；唇腭侧可见轻度膨隆，对应骨皮质不连续，病变内部密度不均匀，可见不规则团块状钙化影；病变区牙根可见外吸收；双侧颈部未见确切肿大淋巴结。

曲面体层片示：右侧上颌骨自中线至 16 牙远中可见不规则高低密度混杂影，边界不清，累及右侧上颌窦底及鼻底，11～16 牙根可见吸收。

相关检查如病例 2 图 1 所示。

### （四）入院诊断

右侧上颌骨骨肉瘤

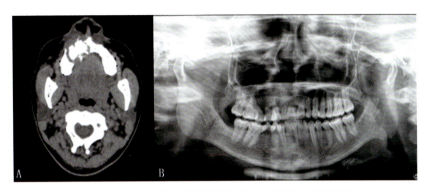

**病例 2 图 1　右侧上颌骨前部可见不规则团块状钙化影**

注：A. 唇腭侧可见轻度膨隆，对应骨皮质不连续，病变内部密度不均匀；B. 不规则高低密度混杂影，边界不清，累及右侧上颌窦底及鼻底，11 ～ 16 牙根可见吸收。

## 二、诊治经过

1. 右侧上颌骨骨肉瘤扩大切除术（病例 2 图 2）　患者仰卧位，全身麻醉成功后垫肩，常规消毒铺巾后，口腔内再次冲洗消毒。

口内采用唇侧龈颊沟切口，1% 利多卡因注射液局部浸润麻醉后，距离肿物外 1.5 cm 切开黏膜及黏膜下组织，牵拉唇颊瓣，向后暴露至双侧上颌结节远中，上至眶下缘水平；腭侧切口位于软硬腭交界处。根据术前影像学及数字化设计标记截骨线，使用动力系统及骨凿离断骨连接，离断肌肉附着，完整切除肿物，下标本。遗留上颌骨缺损按 Brown 2010 分类：垂直向 Ⅱ 类（上颌骨切除后，不累及眶底及眶周组织），水平向 d 类（超过半侧上颌骨）。牙槽突缺损为 17 ～ 25 牙，腭侧缺损＞1/2。

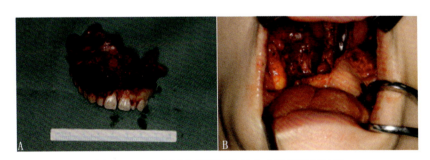

**病例 2 图 2　右侧上颌骨肿物扩大完整切除及缺损**

注：A. 右侧上颌骨肿物完整切除，包含部分牙齿；B. 肿物切除术后上颌骨缺损，可见口鼻腔相通及上颌牙列缺损。

2. 改良旋髂深动脉穿支腹外斜肌筋膜瓣嵌合髂骨瓣的切取　术前对髂部行旋髂深动脉进行计算机断层成像血管造影术（computed tomography angiography，CTA）检查，明确旋髂深动脉的走行及腹部肌肉穿出点，同时行超声多普勒进一步定位旋髂深动脉及穿支的位置。

术中选取右侧旋髂深动脉穿支腹外斜肌筋膜瓣嵌合髂骨瓣同期修复上颌骨缺损。患者取仰卧位，垫高右侧臀部。自腹股沟中点至髂前上棘设计切口线，沿髂嵴走行向后延伸 10 cm，沿切口线切开皮肤、皮下组织，暴露腹外斜肌筋膜。依据术前 CTA 及超声多普勒检查标记腹内斜肌穿支点，于髂嵴内侧切开腹外斜肌，在腹外斜肌与腹内斜肌肌间隙进一步明确旋髂深动脉穿入腹外斜肌的穿支，以穿支为中点，设计 5 cm×7 cm 腹外斜肌筋膜瓣（病例 2 图 3）。逆行解剖穿支至旋髂深动脉主干。于髂前上棘前内侧 2 cm 逐层切开腹外斜肌、腹内斜肌及腹横肌，于腹横肌与髂腰肌之间暴露旋髂深动脉、静脉，逆行解剖至其股动脉发出点。解剖保护与其交叉的股外侧皮神经，沿途结扎各个分支血管。于髂嵴放置髂骨截骨导板，保留髂嵴外侧骨皮质，使用动力系统及骨凿离断髂骨，切断深面髂腰肌的肌肉附着，牵拉组织瓣，与起始点结扎分离旋髂深动、静脉，完成组织瓣制备。

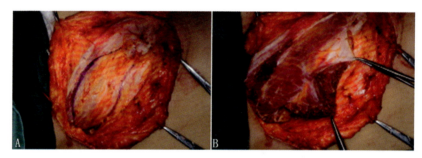

病例 2 图 3　穿支腹外斜肌筋膜瓣的制备

注：A. 于腹外斜肌筋膜浅面设计肌筋膜瓣；B. 旋髂深动脉进入腹外斜肌的穿支血管。

3. 同期修复上颌骨缺损　于右颊部颊肌深面解剖分离面动、静脉，结扎远心端血管，备血管吻合用。将髂嵴依据术前设计，保护血管，截开呈两段。将塑形完成的组织瓣放置于上颌缺损区，用钛板、钛钉固定骨段，将旋髂深动脉与动脉近心端、旋髂深静脉与面静脉端-端吻合，检查血管吻合后血流畅通，将穿支腹外斜肌筋膜瓣修复腭部缺损，封闭口腔相通（病例 2 图 4）。

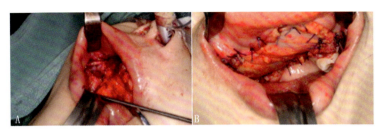

**病例 2 图 4 旋髂深动脉穿支腹外斜肌筋膜瓣嵌合髂骨瓣修复上颌骨缺损**

注：A. 解剖面动、静脉，口内吻合血管；B. 腹外斜肌筋膜瓣修复腭部缺损。

4. 上颌骨功能重建 手术后半年，入院行上颌牙种植手术。

患者仰卧位，全身麻醉起效后，常规消毒铺巾，口腔冲洗消毒。

对应原 17～25 牙设计前庭切口，分离显露髂骨外侧骨壁及部分鼻腔黏膜，取出原钛板、钛钉后，放置咬合指示板，按术前数字化设计行 Le Fort Ⅰ型截骨，下降后部骨段约 10 mm，固定。种植导板就位，球钻定点，逐级备洞，植入种植体 5 枚，关闭创面。

种植术后半年，于修复科行种植义齿修复（病例 2 图 5 至病例 2 图 7）。

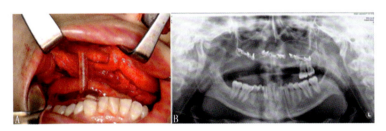

**病例 2 图 5 血管化髂骨瓣修复上颌骨缺损术后半年**

注：A. 术后半年，截骨前咬合指示板指示咬合距离；B. 曲面体层片示右侧咬合空间较左侧明显过大。

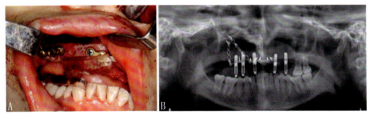

**病例 2 图 6 髂骨 Le Fort Ⅰ型截骨后固定及牙种植**

注：A. 截骨后，咬合指示板辅助后部骨段固定；B. 曲面体层片示咬合空间及种植体位置好。

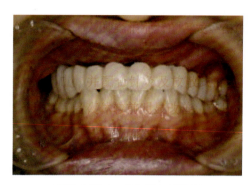

**病例2图7　义齿戴入后情况**

## 三、疾病介绍

颌骨骨肉瘤相对罕见，占全身骨肉瘤的 2% ～ 10%。在影像学上表现为一系列的骨骼变化，从界限分明到边缘不定的溶骨性破坏和多变的皮质骨侵蚀，或者硬化骨的图像。目前手术仍是颌骨骨肉瘤的主要治疗方法，影响其预后的主要因素是肿瘤的完整切除和手术切缘的阴性。

发生于上颌骨的骨肉瘤，手术作为主要治疗方法，为达到阴性切缘的目的，需要切除肿瘤对应的上颌骨、牙齿及腭侧组织，术后可造成面中部骨质、腭部黏膜和牙列缺损，患者可出现面中部软组织塌陷、口鼻腔相通，影响咀嚼、进食、言语等功能。随着显微外科技术的发展，目前临床上多采用游离组织瓣同期修复上颌骨缺损，封闭口鼻腔相通。血管化复合组织瓣的应用，由于其携带骨组织，不仅可封闭口鼻腔相通，而且能够重建面中部骨质轮廓，为面中部软组织提供骨支撑和为后期牙种植及义齿修复提供骨基础。

## 四、病例点评

因肿瘤、炎症及创伤等原因造成上颌骨的缺损，往往伴有面中部软组织塌陷、口鼻腔相通和牙齿的缺失，破坏患者的容貌、语音和吞咽等功能，严重影响患者的生活质量和社会活动。随着显微外科技术的发展，对于上颌骨缺损，血管化组织瓣相对于传统的赝复体修复，具有更多的优势。James Brown 依据上颌骨缺损的垂直向、水平向的范围将上颌骨缺损进行分类，并针对不同的缺损范围提出相对应的修复方法。血管化组织瓣同期修复上颌骨缺损为目前的主流方法。

自 1979 年 Taylor 等人报道，血管化髂骨组织瓣应用于颌骨及四肢等处缺损修复以来，血管化的髂骨组织瓣以其丰富的骨量和可携带丰富软组织的特点，在口腔颌面部缺损修复中占有重要地位。血管化髂骨组织瓣携带的髂嵴为上颌骨缺损修复提供骨组织，重建面中部骨缺损轮廓，为软组织提供骨支撑；充足的骨组织，为后期的牙种植和咬合重建建立良好基础；可携带穿支腹内斜肌，封闭口鼻腔相通。因此，血管化髂骨组织瓣被 James Brown 称为上颌骨大型缺损修复的"金标准"。

虽然血管化髂骨组织瓣修复上颌骨大型缺损具有明显优势，但目前临床中并未广泛应用，其限制因素包括：解剖相对复杂，组织瓣制备对手术技巧和经验要求较高；血管化髂骨瓣血管蒂长度较短，血管吻合难度较大；切取髂骨瓣后，术后可能造成腹疝、跛行等。

血管化髂骨瓣的营养血管为旋髂深动脉，起源于股动脉或髂外动脉，自发出点到髂前上棘的血管蒂长度在 6 cm 左右。传统的上颌骨缺损修复，常于同侧颈部寻找受区血管，如面动脉、甲状腺上动脉等进行吻合，对于组织瓣的血管蒂长度，一般要求不少于 8 cm，避免吻合血管后因张力过大造成血管痉挛。因此，血管蒂长度不足成为了血管化髂骨组织瓣修复上颌骨缺损的限制条件。2009 年，Gaggl 在国际上率先报道了口内吻合血管，应用股骨内侧髁瓣修复下颌骨的缺损，避免了面部瘢痕，同时也为组织瓣修复上颌骨缺损时血管蒂长度不足提出了解决的方法。郑磊进行了类似的病例报道，通过口内吻合血管，应用血管化髂骨组织瓣修复颌骨缺损，解决了上颌骨缺损修复血管化髂骨瓣血管蒂长度不足的缺点，获得了满意的治疗效果。目前，国内外已有多名学者进行了相关的报道，并取得了良好的治疗效果，同时也证明了面动、静脉于口内作为受区血管的可靠性。在我们的临床工作中，上颌骨缺损修复，特别是大型的上颌骨缺损，血管化髂骨组织瓣已成为了我们的主要选择之一，而通过口内吻合血管的技术，解决了血管蒂的长度不足，也促使我们成功完成组织瓣的移植。

切取血管化髂骨瓣后，术后可能造成腹疝和跛行，是限制其临床应用的另一因素。

传统的血管化髂骨瓣不携带软组织，或者携带的髂嵴浅面皮瓣不具有明确的血管穿支，影响其皮岛血供的可靠性。随着解剖学的进展和发现，旋髂深动脉发出穿支供应腹部肌肉和浅面的皮肤，依据其穿支可制备旋髂深动脉穿支皮瓣或穿支肌筋膜瓣。在进行上颌骨缺损修复时，旋髂深动脉穿支皮瓣嵌合髂骨瓣可以提供足够的骨组织和软组织，同时保留腹部肌肉的完整性，避免腹疝。但由于腹部的脂肪往往较丰富，修复重建初期皮岛比较臃肿，而后期皮岛毛发生长和皮脂腺分泌不利于口腔卫生的维护和牙种植。伴随种植外科技术的发展，对上颌骨缺损修复的软组织要求更高。James Brown 将血管化髂骨瓣携带皮岛改为携带腹内斜肌，后期腹内斜肌黏膜化，有利于口腔卫生的维护和种植修复。目前，在文献中多数以血管化髂骨瓣嵌合腹内斜肌修复上颌骨缺损髂嵴，为避免术后腹疝的发生，常需生物补片恢复腹壁完整性。腹部肌肉由浅至深包括腹外斜肌、腹内斜肌和腹横肌，其中腹内斜肌肌肉最为厚实，为保留腹壁的完整性，应尽量保留腹内斜肌。结合解剖学研究，我们在临床中将旋髂深动脉穿支腹内斜肌改良为穿支腹外斜肌，相较而言，腹外斜肌更为菲薄，与腭部缺损更为匹配，避免口内的臃肿，同时对供区肌肉完整性的破坏更小。

在血管化髂骨瓣的制备过程中，切取全厚的髂嵴，破坏了髂嵴的连续性，同时髂嵴内、外侧骨皮质的肌肉失去附着，后续可导致跛行、腹疝等并发症的出现。在国内外的文献报道中，为减少后续跛行、腹疝等并发症的出现，在制备血管化髂骨瓣的过程中，可保留髂骨外侧骨皮质及其肌肉附着，或行3D打印的钛网植入，重建髂嵴连续性，同时可为肌肉提供再附着。我们在既往研究和临床工作的基础上，针对颌骨缺损及髂嵴的特点，结合3D打印和数字化外科技术，设计适宜颌骨缺损的修复方法，保留髂嵴外侧骨皮质和髂嵴的连续性，同时为内侧肌肉提供再附着，降低供区并发症的出现。

随着种植外科技术的发展和患者对于美观、咀嚼功能要求的提升，血管化髂骨瓣修复上颌骨缺损术后的种植需求日益增加。目前，对于上颌骨大型缺损的修复，为满足面中部外形和上颌咬合的要求，需对髂嵴劈开，调整骨段的三维位置，目前以两个亚单元组合居多。虽然数字化外科技术和3D打印使得髂嵴骨段的位置较"自由手"更为精确，但我们临床中发现部分牙位对应的骨质空间位置仍难以满足种植需求，特别是在这个病例，我们发现右侧的咬合距离过大，难以满足后期种植固定修复的要求。为了进一步调整骨段的位置，我们运用了正颌外科技术中的Le Fort I型截骨术，将右侧上颌后部的髂骨骨段下移、固定，为种植提供了良好的条件，最终获得了满意的义齿修复。

本组病例目前随访2年，患者的容貌恢复良好，咬合功能得到重建，咀嚼和言语良好，髂骨供区没有出现腹疝和跛行，证明了该方法的优势。

（病例提供者：吕晓鸣　郑　磊　北京大学口腔医院）

（点评专家：张　杰　北京大学口腔医院）

# 参考文献

[1]Ricotta F.Osteosarcoma of the Jaws：A Literature Review[J].Current Medical Imaging, 2021, 17（2）：225-235.

[2]Brown JS, Shaw RJ.Reconstruction of the maxilla and midface：introducing a new classification[J].Lancet Oncology, 2010, 11（10）：1001-1008.

[3]Taylor GI, Townsend P, Corlett R.Superiority of the deep circumflex iliac vessels as the supply for free groin Flaps-Clinical-Work[J].Plastic and Reconstructive Surgery, 1979, 64（6）：745-759.

[4]Dimitriou R.Complications following autologous bone graft harvesting from the iliac crest and using the RIA：a systematic review[J].Injury, 2011, 42（2）：3-15.

[5]Ling XF, Peng X, Samman N.Donor-site morbidity of free fibula and DCIA flaps[J].J Oral Maxillofac Surg, 2013, 71（9）：1604-1612.

[6]Gaggl A.An intraoral anastomosing technique for microvascular bone flaps in alveolar ridge reconstruction First clinical results[J].International Journal of Oral and Maxillofacial Surgery, 2009, 38（9）：921-927.

[7]Zheng L.Intraoral anastomosis of a vascularized iliac-crest flap in maxillofacial reconstruction[J].Journal of Plastic Reconstructive and Aesthetic Surgery, 2019, 72（5）：744-750.

[8]Zheng HP.Modified deep iliac circumflex osteocutaneous flap for extremity reconstruction：Anatomical study and clinical application[J].Journal of Plastic Reconstructive and Aesthetic Surgery, 2013, 66（9）：1256-1262.

[9]Brown JS.Deep circumflex iliac artery free flap with internal oblique muscle as a new method of immediate reconstruction of maxillectomy defect[J].Head and Neck-Journal for the Sciences and Specialties of the Head and Neck, 1996, 18（5）：412-421.

[10]Zhu WY, Choi WS, Su YX.Three-dimensional printing technology for deep circumflex iliac artery flap：From Recipient to Donor Sites[J].Plast Reconstr Surg Glob Open, 2021, 9（6）：3618.

# 病例 3 髂骨瓣修复下颌骨缺损同期种植即刻义齿修复

## 一、病历摘要

患者女性，39 岁，主因"发现右侧下颌肿物 2 个月"入院。

### （一）病史资料

患者 2 个月前发现右下颌肿物，伴牙龈肿痛、口腔溃疡。自发现以来，病变未见明显变化，近期未见加速增长。否认唇麻木，否认病变区域牙松动。1 个月前就诊于北京大学人民医院，建议上级医院进一步诊治，患者遂至我科求诊。口腔颌面外科门诊取活检结果示：（右侧下颌骨内）结合影像学表现符合骨化纤维瘤。

### （二）体格检查

患者双侧面部基本对称，无张口受限。45～47 牙对应的右下颌前庭沟处可见一类圆形膨隆，最大径约为 2.5 cm。表面光滑，质地硬，无明显触压疼痛。肿物膨隆区牙无松动，牙龈及口内黏膜未见明显异常。未触及肿大颈部淋巴结。

### （三）辅助检查

CBCT 示：右下颌骨 46～47 牙根尖区可见不均匀低密度影，边界清晰，累及下颌管；病变区膨隆，舌侧皮质骨不连续。右下颌骨良性肿物可能，不除外骨化纤维瘤。

CT 示：右下颌骨自 44～47 牙水平可见异常骨性团块影，边界清楚，大小约 3.2 cm×1.9 cm×2.5 cm，颊舌向骨质膨隆、变薄，内部密度不均，未见牙根吸收。双颈部未见确切肿大及坏死淋巴结。右下颌骨肿物，骨化纤维瘤可能。

相关检查如病例 3 图 1 所示。

### （四）入院诊断

右下颌骨化纤维瘤

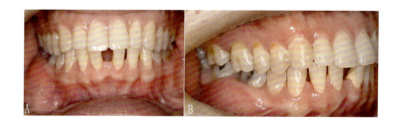

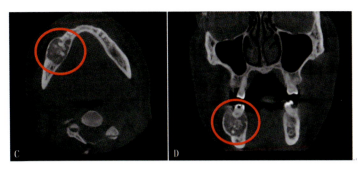

**病例 3 图 1　患者术口内相、影像学**

注：A、B. 45～47 对应右下颌前庭沟可见一类圆形膨隆；C. CBCT 轴位示病变区膨隆，舌侧皮质骨不连续；D. CBCT 冠状位示右下颌骨 46～47 根尖区可见不均匀低密度影，边界清晰。

## 二、诊治经过

1. 术前设计，打印手术导板、髂骨截骨导板、种植导板。患者诊断为右侧下颌骨的良性肿瘤，下颌骨肿瘤切除后遗留缺损，导致牙槽突缺失，牙齿缺失影响咀嚼功能，需要行下颌骨缺损重建，同期进行种植义齿修复，即刻重建咬合功能，最终实现形态和功能的重建。于是本病例行数字化设计，确定肿瘤切除范围，拟采用血管化髂骨瓣重建下颌骨缺损，根据颌骨 CBCT，取上下颌印模，使用软件进行数字排牙完成最终义齿设计。根据咬合关系，完成种植体位置的设计，并制作种植导板，使用手术导板确保手术精确实施（病例 3 图 2）。

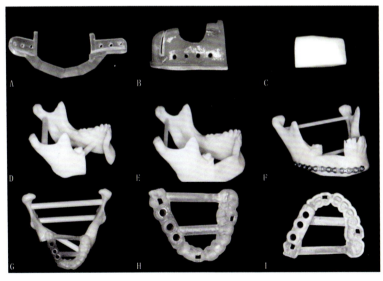

**病例 3 图 2　数字化设计后三维模型打印及导板制作**

注：A. 下颌骨截骨导板；B. 髂骨截骨导板；C. 截取髂骨模型；D. 打印截骨后的下颌骨三维模型；E. 打印髂骨瓣修复重建后的下颌骨三维模型；F. 预弯手术固定用钛板；G～I. 打印种植导板。

2. **手术方法** 患者全身麻醉，平卧位，双组医生手术。第一组医生进行下颌骨肿瘤切除和缺损重建手术（病例3图3）：切开皮肤、皮下、颈阔肌，在颈阔肌深面翻瓣显露颌下术区。寻认并保护面神经下颌缘支。切断、结扎面动脉与面静脉的远心端。分离、显露下颌骨下缘。根据影像学检查显示的病变范围，设计下颌骨区段截骨范围为42远中至47远中。口内切开截骨区域牙龈及黏膜，并沿肿物表面和骨面分离下颌骨唇颊侧与舌侧的软组织附着，与口外的颌下切口相通。根据下颌骨截骨导板在设计的截骨处截断下颌骨同时完整切除肿物，下标本。第二组医生制备血管化髂骨瓣，同时完成同期种植。根据截骨导板切取需要的髂骨瓣骨块，取全层髂骨，长约4.0 cm，宽约2.5 cm，携带5 cm×6 cm血管化筋膜组织，血管蒂长约6 cm。使用种植导板，根据术前设计，先锋钻定位、扩孔钻逐级备洞，植入Straumann BLT slactive系统4.1 mm×12 mm种植体1枚、4.8 mm×12 mm种植体2枚，种植体初期稳定性良好；试戴基台及临时义齿，就位良好，黏接剂完成黏接。保持上下颌咬合关系的基础上，将制备的髂骨瓣移植于缺损区与下颌骨断端行坚固内固定。皮瓣血管蒂动脉与面动脉的近心端行端－端吻合；血管蒂的静脉与颈外静脉的近心端行端－端吻合。吻合后检查血流畅通，咬合关系良好。分层对位关闭伤口，完成下颌骨重建和缺损关闭。

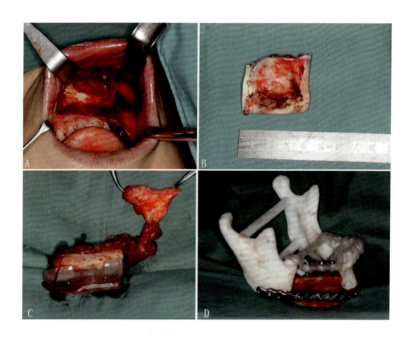

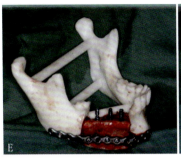
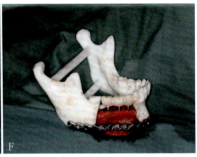

**病例 3 图 3　手术中切除肿瘤重建同期髂骨瓣种植修复**

注：A. 导板引导下切除肿瘤；B. 切除后的肿瘤；C. 制备血管化髂骨瓣；D. 将髂骨瓣固定于颌骨缺损模型；E. 导板引导下髂骨瓣完成种植体植入；F. 髂骨瓣上实现义齿戴入，形成髂骨瓣种植体、义齿和钛板复合体。

髂骨瓣修复下颌骨缺损同期种植即刻修复手术后 1 周，如病例 3 图 4 所示。

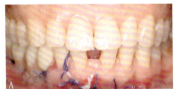
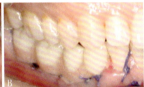
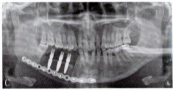

**病例 3 图 4　髂骨瓣修复下颌骨缺损同期种植即刻修复手术后 1 周**

注：A、B. 口内正侧位照片，显示临时义齿修复；C. 术后曲面断层片，显示髂骨瓣和种植体修复下颌骨缺损。

3. 同期种植修复后随访 1 年半，种植体周围骨质稳定，软组织健康，修复体美观，咬合功能较好（病例 3 图 5）。曲面 CT 断层扫描报告示：结合病史，右下颌骨骨化纤维瘤术后，金属板钉在位，截骨线模糊，植骨段上可见三枚种植修复体影像。CT 示植骨段愈合良好，无肿瘤复发表现。

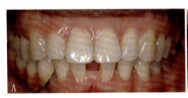
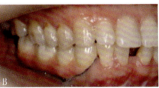
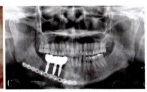

**病例 3 图 5　髂骨瓣修复下颌骨缺损后 18 个月**

注：A、B. 口内正侧位照片，完成永久义齿修复；C. 术后曲面断层片，显示骨愈合良好，种植体周围骨水平稳定。

## 三、疾病介绍

骨化纤维瘤常见于中年女性，主要发生在下颌骨，尤其是前磨牙－磨牙区域。病理亚型包括牙骨质－骨化纤维瘤、青少年小梁状骨化纤维瘤、沙瘤样骨化纤维瘤，需要与骨纤维异常增殖症、巨颌症等鉴别。临床表现为骨内肿块，生长缓慢，界限清楚，有包膜但常无自觉症状。随着肿瘤的缓慢生长，可能会引起面部畸形，需要手术干预。手术治疗方式包括保守性手术及根治性手术。简单的刮除术或剜除术相较于根治性手术往往复发率更高，常与切除不彻底导致的肿瘤残留有关。

## 四、病例点评

本病例是一名青年女性，患有下颌骨骨化纤维瘤，手术治疗需要彻底切除。切除肿瘤后遗留下颌骨缺损，缺损的范围对应右侧 42～47 牙槽突，形成下颌体缺损，导致牙齿缺失，咀嚼功能受到影响。如何更好地重建下颌骨缺损，恢复正常的面部外形，尽早恢复咬合功能，尽量采用少的面部切口来减少面部瘢痕，是本次手术需要考虑的关键问题。

患者肿瘤手术切除后存在下颌骨节段性缺损，血管化的游离皮瓣修复重建可以恢复骨外形和连续性，通过修复后种植恢复正确的咬合。颌骨缺损重建后的种植义齿修复往往在手术后 6 个月开始，此时骨愈合已经基本完成，口内软组织基本稳定，张口度恢复正常，咬合也比较稳定。但缺点是患者需要渡过一个很长的无牙期，严重影响生活质量和社交活动。

本病例选择血管化髂骨瓣提供充足的骨高度后即刻种植修复，避免二期种植手术延长患者的缺牙时间，帮助患者更快地恢复咬合功能，但对种植体的植入位置、植入角度都提出了较高的要求，同期种植延长了皮瓣的缺血时间，因此手术设计方案需要保证实施精确性，手术方案需要确保简便易行尽可能节省手术时间。髂骨瓣可提供高度为 2～5 cm 的骨段修复重建上下颌骨缺损，解决了腓骨瓣重建下颌骨后高度不足的问题。髂骨能提供的骨段长度相较于腓骨较短，本病例中颌骨缺损长度利用血管化的髂骨瓣进行即刻修复为修复重建的更佳选择。

随着数字化技术在口腔颌面外科的应用日渐成熟，由咬合引导下颌骨重建的理念提高至以生物学为导向的颌骨重建理念，要求种植体周围有能够抵御细菌感染的软组织袖口，需要种植牙和周围组织形成便于自洁和清洁的结构，保证种植修复能够长期稳定健康地使用，从而改善患者颌骨重建术后的生活质量。本病例术前根据患者咬合情况及肿瘤切除后的缺损情况进行数字化排牙以确定最终的义齿形态和种植体的位置，确定颌骨重建的方案。术中采用 3D 打印数字化导板确保下颌骨、髂骨截骨位置、种植位置、角度的准确性，保证该患者术后即刻取得良好的效果。

本病例充分利用数字化外科技术，彻底切除肿瘤，精确重建，并采用即刻种植修复避免了长期牙列缺损，即刻恢复咬合功能。手术后1年半患者满意度较高，骨质、软组织愈合、种植体骨结合良好，美观和功能均得以恢复和保持。

（病例提供者：单小峰　康一帆　李静怡　北京大学口腔医院）

（点评专家：蔡志刚　北京大学口腔医院）

# 参考文献

[1]Salema H, Nair VS, Sane V, et al.Cemento-Ossifying fibroma of the mandible：A case report[J].Cureus, 2024, 16（2）：e55063. DOI：10.7759/cureus.55063.

[2]Collins LHC, Zegalie NFT, Sassoon I, et al.A clinical, radiological and histopathological review of 74 ossifying fibromas[J].Head and Neck Pathology, 2023, 17（2）：433-446.

[3] Arvas M , Köse F, Gezer A, et al.Comparison radical surgery versus conservative surgery to decrease post-operative recurrence in ossifying fibroma：Systematic review[J].J Oral Med Oral Surg, 2020, 26：1-9. DOI：10.1051/mbcb/2020031.

[4]Modabber A, Möhlhenrich SC, Ayoub N, et al.Computer-Aided mandibular reconstruction with vascularized iliac crest bone flap and simultaneous implant surgery[J].J Oral Implantol, 2015, 41（5）：e189-194. DOI：10.1563/aaid-joi-D-13-00341.

[5]Zhang X, Xiao T, Yang L, et al.Application of a vascularized bone free flap and survival rate of dental implants after transplantation：A systematic review and meta-analysis[J].J Stomatol Oral Maxillofac Surg, 2023, 124（3）：101401. DOI：10.1016/j.jormas.2023.101401.

[6]Mashrah MA, Aldhohrah T, Abdelrehem A, et al.Survival of vascularized osseous flaps in mandibular reconstruction：A network meta-analysis[J].PLoS One, 2021, 16（10）：e0257457. DOI：10.1371/journal.pone.0257457.

[7] 单小峰，蔡志刚. 颌骨缺损血管化游离骨瓣重建后的种植修复治疗 [J]. 华西口腔医学杂志, 2023, 41（2）：123-128.

# 病例 4  血管化股骨内侧髁骨软骨瓣修复肿瘤切除术后颞下颌关节缺损

## 一、病历摘要

患者女性，53 岁，因"右侧颞下颌关节区肿胀 6 个月"入院。

### （一）病史资料

患者 5 个月前咬硬物时发现右颞下颌关节区肿物，发现时约红枣大小，咬硬物时酸痛不适，进食时右耳自觉有异响，否认听力异常，否认关节弹响、绞索，否认张口受限，无面瘫，无明显疼痛，否认口干，否认眼干，否认结缔组织病史。自觉肿物逐渐增大，1 个月前行穿刺活检，病理结果显示：（右颞下颌关节区）穿刺软组织内见少许肿瘤组织，符合骨源性肿瘤。

### （二）体格检查

患者右耳前可触及一肿物，大小约 5 cm×5 cm，基底宽，活动度差，表面光滑，质韧，与周围组织不粘连，无触压痛。未见口角歪斜、鼻唇沟变浅、闭眼不全及额纹消失等面瘫症状。口腔卫生状况差，腮腺导管口无红肿、溢脓，唾液分泌量正常、清亮，咽旁未见明显膨隆。未触及肿大颈部淋巴结。口内检查见多牙缺失，下颌中线偏左约 4 mm，张口型偏右，张口度 18 mm，下颌前伸运动偏右，向左侧方运动受限。颏中线偏左约 8 mm（病例 4 图 1）。

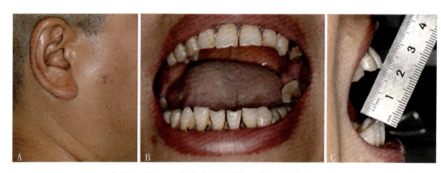

**病例 4 图 1  患者术前侧貌、张口型和张口度**

### （三）辅助检查

CT 检查示（病例 4 图 2）：右下颌骨升支至右髁突可见软组织肿块影，部分边缘欠光整，范围约 3.8 cm×4.0 cm×2.9 cm，内部密度欠均匀，增强影像可见明显不均匀强化，边缘明显强化。右髁突可见针状及斑片状骨膜成骨表现。右下颌骨升支骨质受累、破坏，下颌骨升支颊侧可见骨膜成骨，右侧蝶骨大翼骨皮质可疑欠连续。右上颌窦后壁受压、变形。

MRI 检查示（病例 4 图 3）：右髁突周围可见肿物分内、外两部分，内侧体积较大，$T_1$ 和 $T_2$ 加权序列呈混杂高信号。

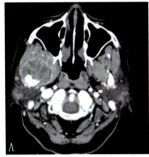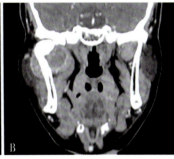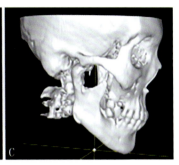

病例 4 图 2　患者术前颌面部增强 CT 及三维重建

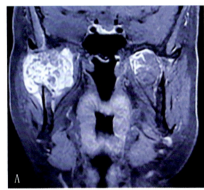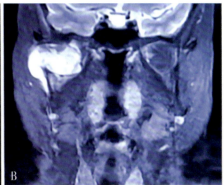

病例 4 图 3　患者术前 MRI

注：右侧颞下颌关节肿物在 $T_1WI$ 和 $T_2WI$ 下呈不均匀高信号。

### （四）入院诊断

右侧颞下颌关节肿瘤

## 二、诊治经过

同期进行肿瘤扩大切除和颞下颌关节重建，重建方式采用游离血管化股骨内侧髁骨软骨瓣重建髁突，带蒂颞肌筋膜瓣修复关节窝软组织缺损。

1. 术前设计　将患者颌面部及下肢螺旋 CT 扫描的 DICOM 格式文件导入 Proplan CMF 数字化手术设计软件，在虚拟环境下模拟颞下颌关节肿瘤切除及关节重建术，设计肿瘤切除范围、骨瓣截取部位、骨瓣塑形形态、骨瓣移植部位，完成手术模拟。再根据手术设计，3D打印个性化截骨导板、牙合板、取骨塑形导板和骨瓣就位导板（病例4图4至病例4图6）。

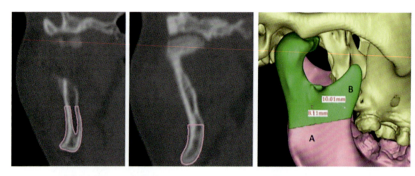

病例4图4　术前在 Proplan CMF 软件中设计肿瘤切除范围

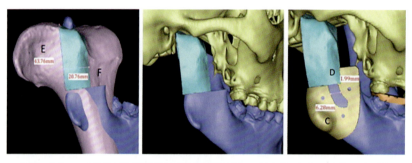

病例4图5　根据缺损范围设计骨瓣截取部位、形态和尺寸，设计手术导板

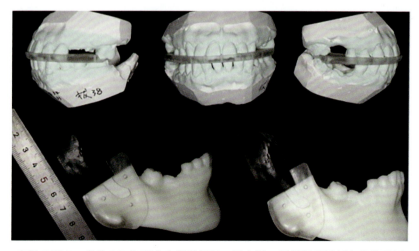

病例4图6　术前3D打印术中截骨导板、牙合板、骨瓣塑形导板和就位导板

2．颞下颌关节肿瘤切除　沿右耳前向上延伸至头皮发际线内设计拐杖型切口，于颞肌筋膜浅面翻瓣，保留颞浅动、静脉，打开颞肌筋膜，分离达颧弓根部，可见右关节区肿物位于颞下窝内，紧贴颅底。于右侧上颈部设计颌下切口，延伸耳前切口与其相连。切开皮肤、皮下、颈阔肌，在颈阔肌深面翻瓣显露颌下术区（病例 4 图 7）。

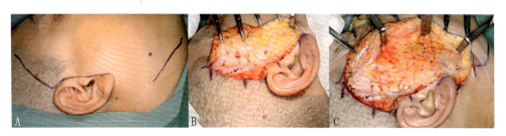

病例 4 图 7　耳前 – 颌下联合切口入路

寻找并保护面神经下颌缘支。切断、结扎面动脉与面静脉的远心端。分离、显露下颌骨下缘。打开腮腺咬肌筋膜，向前分离保护面神经下颌缘支、下颊支、上颊支、颧支、颞支，分离保护腮腺导管（病例 4 图 8）。

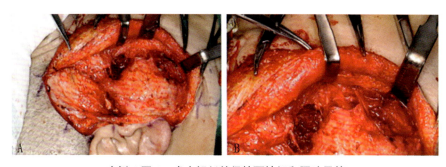

病例 4 图 8　术中解剖并保护面神经和腮腺导管

游离腮腺浅叶深面，暴露右关节区肿物，包膜完整，分叶状，质硬。离断喙突前缘及内侧颞肌、翼内肌、咬肌附着，安装截骨导板，行下颌骨升支垂直截骨术，切除喙突及髁突，完整切除肿物，下标本，可见升支内侧及外侧分叶状肿物，包膜完整，质硬。外侧肿物剖面暗白色，含黏液样间质，内侧肿物剖面黄白色，颗粒状（病例 4 图 9）。

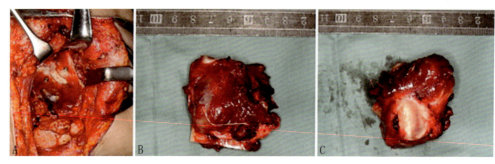

**病例 4 图 9　手术切除肿瘤及术后肿瘤标本**

注：A. 安装截骨导板切除肿瘤；B、C. 切除的肿瘤标本。

3．血管化股骨内侧髁骨软骨肌皮瓣重建颞下颌关节　标记髌骨及股骨体表侧投影位置，设计手术切口。术中寻找穿支血管 1 支。暴露股骨内侧，保留骨膜，暴露膝横动脉及膝降动脉，解剖膝关节打开关节囊，检查血管蒂，制备皮岛，皮岛长约 5.0 cm，最大横径约 4.0 cm。解剖穿支血管。于导板下超声骨刀截取带关节软骨的股骨内侧髁骨瓣约 4 cm×2 cm×1 cm，将表面骨膜于膝横动脉、膝降动脉穿支一并取下。结扎切断近心端，血管蒂长约 6.0 cm。将游离组织瓣转受区（病例 4 图10）。于双侧上下颌共植入 4 枚牵引钉，进行颌间结扎，保持上下颌咬合关系。将制备的股骨内侧髁复合骨 - 肌皮瓣移植于缺损区。皮瓣血管蒂动脉与面动脉的近心端行端 - 端吻合；血管蒂的静脉与面静脉的近心端行端 - 端吻合。骨瓣与下颌骨断端行坚固内固定，内固定材料选用小型钛板 2 块，钛钉 8 枚。制备颞肌筋膜瓣，大小 6 cm×8 cm，转移衬垫于右侧颞下颌关节窝内。于右侧口内翼下颌韧带颊侧开窗，使用肌皮瓣填塞空腔，将皮瓣皮岛与口内黏膜缝合作为观察窗（病例 4 图11）。

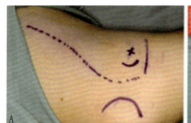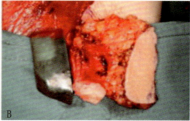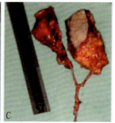

**病例 4 图 10　血管化股骨内侧髁骨软骨肌皮瓣重建颞下颌关节（1）**

注：A. 设计骨瓣手术切口，标记膝降动、静脉；B、C. 按照导板进行取骨和塑形。

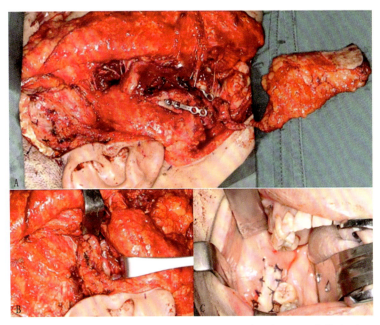

**病例 4 图 11　血管化股骨内侧髁骨软骨肌皮瓣重建颞下颌关节（2）**

注：A. 吻合血管（膝降动脉－面动脉远心端，膝降静脉与面静脉远心端），固定骨瓣；B. 制备颞肌筋膜瓣，转位充填关节间隙；C. 放置口内皮岛作为术后观察窗。

术后处理：术后病理示低度恶性间叶源性肿瘤，首先考虑骨肉瘤。术后弹性颌间牵引 2 周。常规抗感染、抗血栓及营养支持治疗，并密切观察评估骨皮瓣的血运情况。根据术后咬合恢复情况，2 ～ 3 周后拆除颌间牵引并开始进行张口训练。

功能评价：术后定期随访，对手术效果进行评价。客观评估包括肿瘤复发转移情况、咬合关系、颞下颌关节功能（开口度、开口型、下颌骨前伸、侧方运动）、下肢运动功能（站立、行走等动作）；影像学评估包括肿瘤复发转移情况、移植骨瓣愈合和改建情况。

4. 随访（病例 4 图 12 至病例 4 图 14）　术后随访 12 个月，肿瘤未见复发转移。股骨内侧髁骨软骨瓣存活良好，并出现髁突化形态改建。开口度由术前 18 mm 逐渐恢复至术后 1 周 27 mm、术后 12 个月 35 mm；咬合关系稳定，下颌前伸、左侧方运动正常，右侧方运动稍受限。站立和行走运动无明显受限。

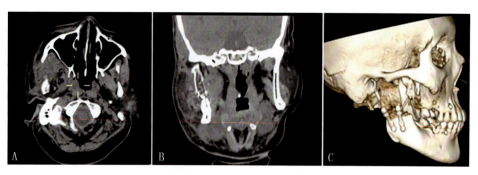

病例 4 图 12　术后 1 周复查 CT

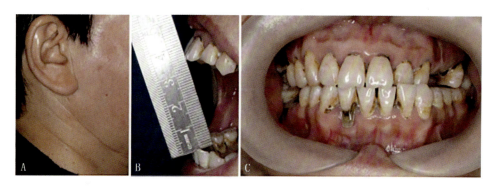

病例 4 图 13　术后 12 个月复查

注：侧貌、开口度和咬合关系。

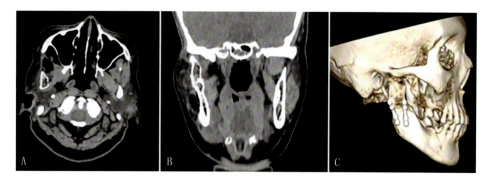

病例 4 图 14　术后 12 个月复查 CT

## 三、疾病介绍

　　颞下颌关节肿瘤在临床上的发生率相对较低，其中恶性肿瘤约占 18%。骨肉瘤是最常见的原发性颞下颌关节恶性肿瘤之一，约占颞下颌关节恶性肿瘤的 13.5%，占颌面部骨肉瘤的 7.5%。颞下颌关节骨肉瘤的典型临床表现为关节区肿胀膨隆，伴有张口受限、咬合偏斜和患侧后牙开𬌗等体征。其典型的 CT 表现为以髁突为中心的软组织肿物，骨膜新生骨生成，向周围软组织内侵犯，可见斑片状高密度影。骨质明显破坏，可见"日光放射状"骨针形成。增强后强化不均，可见病灶边缘强化明显。典型的磁共振成像（magnetic resonance imaging, MRI）表现为：成骨型可出现 $T_1$、$T_2$ 加权序列上呈现低信号；混合型在 $T_1$ 加权序列上呈等、低信号，$T_2$ 加权序列上呈高、等、低混杂信号。多药化疗联合手术是目前的主要治疗方式，5 年生存率约为 57.1%。颞下颌关节区临近颅底，手术可能难以获得足够的切除范围，导致颞下颌关节骨肉瘤术后的复发转移率高于全身其他部位。

颞下颌关节肿瘤切除术导致的关节缺损会严重影响患者的面型美观、语音和咀嚼功能。因此，需要进行关节重建术修复截骨后的缺损以恢复下颌运动功能。目前重建关节的方法主要包括三类：自体骨游离移植、升支垂直牵引成骨和人工关节置换。针对颞下颌关节肿瘤患者，非血管化自体骨移植和牵引成骨存在移植骨量有限、移植后骨吸收、抗感染能力差及不能耐受术后放疗等弊端，人工关节假体价格昂贵且无法提供足够的软组织充填。因此，血管化游离自体骨移植修复肿瘤术后颞下颌关节缺损具有一定优势。但目前常用的血管化游离腓骨瓣和半胸锁关节带蒂皮瓣仍然都存在明显的局限性和供区并发症的问题。

## 四、病例点评

本病例通过使用血管化游离股骨内侧髁骨软骨瓣修复肿瘤切除术后颞下颌关节缺损，患者恢复了面部外形、下颌运动和稳定的咬合关系，术后下肢运动功能恢复良好，证实了血管化游离股骨内侧髁骨软骨瓣在颞下颌关节重建中的稳定性和安全性，为进一步的临床应用提供了参考。

颞下颌关节缺损重建术不仅是治疗颞下颌关节强直的常用术式，也用于对肿瘤、创伤、感染、骨关节病等疾病导致关节缺损的修复重建。由于颞下颌关节的解剖形态不规则，组织结构多样，且具有复杂的运动功能，故关节重建术在口腔颌面外科领域一直是个难点问题。

根据文献回顾，对于肿瘤切除术后颞下颌关节重建的理想解决方法是使用血管化骨移植术。通过重建骨瓣的血供，增加骨瓣抗感染能力、降低骨吸收率、增强移植骨质量从而耐受术后辅助放疗。对于下颌骨缺损同时累及髁突的区段性缺损重建，最佳的修复方式是下颌骨重建的主力骨瓣——腓骨瓣，尤其在半侧或全下颌骨切除后修复重建中作为首选。然而腓骨瓣重建关节存在以下三个问题：①腓骨瓣更适合修复跨中线的全下颌骨或半侧下颌骨缺损，而非局限于关节区的区域性缺损；②常规的手术入路下，无法制取携带软骨功能面的腓骨瓣，且重建后难以保证腓骨瓣准确就位于关节窝；③腓骨瓣制取后的供区并发症相对较多，如足内翻畸形、小腿前部外部足背部皮肤麻木、下肢运动功能损伤及瘢痕造成的美观问题等。

　　血管化股骨内侧髁骨瓣是受膝降动脉支配，可同时携带骨、软骨、骨膜、肌肉、皮肤等多个结构的复合组织瓣，能够修复同一区域的不同组织缺损。制取骨瓣对供区损伤相对较小，患者术后的下肢功能恢复情况普遍满意。该治疗方法不仅在骨科领域广泛用于修复手足关节区缺损，在颌面外科领域也成功用于眼眶、上颌骨、下颌骨、咽喉气管等部位的缺损修复，并已有大宗病例研究修复面中部骨缺损及牙槽嵴缺损。Lee 等曾使用股骨内侧髁骨组织瓣修复髁突骨折后的错位愈合，治疗效果理想，但未能重建出携带软骨功能面的髁突。

　　对颞下颌关节缺损的修复重建，其难点在于：它是一个涉及骨、软骨、关节盘等多个组织的复杂缺损，解剖外形不规则，并具有较复杂的生物力学功能。理想修复方式，也应当具备复合的组织结构、精准化的塑形，以及兼具一定的运动功能基础。因此，本课题组采用股骨内侧髁骨软骨瓣进行颞下颌关节重建，主要有以下优点：①股骨内侧髁骨软骨瓣携带充足的皮质骨及松质骨，可用于修复下颌骨升支骨缺损；②骨瓣上的关节软骨组织通过适当塑形便可修复髁突的解剖形态，并通过软骨组织重建出关节功能面来促进关节功能的恢复；③保留的膝降动脉关节支横支为骨瓣提供充足可靠的血供，增加了抗感染能力并减少术后的骨吸收。

　　本课题组在国际上率先使用血管化游离股骨内侧髁骨软骨瓣重建颞下颌关节缺损，结果显示，下颌骨升支高度恢复稳定，髁突发生了功能性改建，在面部外观、下颌运动功能、下肢功能恢复情况等方面均取得较为满意的效果。

（病例提供者：陈昊亮　林天一　北京大学口腔医院）

（点评专家：贺　洋　北京大学口腔医院）

# 参考文献

[1]Garrington GE, Scofield HH, Cornyn J, et al.Osteosarcoma of the jaws[J].Analysis of 56 cases.Cancer, 1967, 20 (3)：377-391. DOI：10.1002/1097-0142 (1967) 20：3<377：aid-cncr2820200306>3.0. co；2-t.

[2]Brown JM, Steffensen A, Trump B.Clinical features and overall survival of osteosarcoma of the mandible[J].International Journal of Oral and Maxillofacial Surgery, 2023, 52 (5)：524-530. DOI：10.1016/j.ijom.2022.10.005.

[3]Chen YM, Shen QC, Gokavarapu S, et al.Osteosarcoma of the mandible：A site-specific study on survival and prognostic factors[J].Journal of Craniofacial Surgery, 2016, 27 (8)：1929-1933. DOI：10.1097/SCS.0000000000002968.

[4]Hu X, Deng K, Ye H, et al.Trends in Tumor site-specific survival of bone sarcomas from 1980 to 2018：A surveillance, epidemiology and end results-based study[J].

Cancers, 2021, 13（21）：5381. DOI：10.3390/cancers13215381.

[5]Anderson SR, Pak KY, Vincent AG, et al.Reconstruction of the mandibular condyle[J].facial plast surg, 2021, 37（6）：728-734. DOI：10.1055/s-0041-1726444.

[6]Vega LG, González-García R, Louis PJ.Reconstruction of acquired temporomandibular joint defects[J]. oral and maxillofacial surgery clinics of North America, 2013, 25（2）：251-269. DOI：10.1016/j.coms.2013.02.008.

[7]Xia L, Jie B, Zhang Y, et al.Temporomandibular joint reconstruction with medial femoral condyle osseocartilaginous flap：a case series[J].International Journal of oral and maxillofacial surgery, 2021, 50（5）：604-609. DOI：10.1016/j.ijom.2020.09.017.

[8]Zaid WY, Alshehry S, Zakhary G, et al.Use of vascularized myo-Osseous fibula free flap to reconstruct a hemimandibular defect with a concomitant skull defect arising from stock condylar prosthesis displacement into the middle cranial fossa[J].J Oral Maxillofac Surg, 2019, 77（6）：1316. e1-1316. e12. DOI：10.1016/j.joms.2018.12.003.

[9]Ling XF, Peng X.What is the price to pay for a free fibula flap？A systematic review of donor-site morbidity following free fibula flap surgery[J]. Plastic and Reconstructive Surgery, 2012, 129（3）：657-674. DOI：10.1097/PRS.0b013e3182402d9a.

[10]Banaszewski J, Gaggl A, Andruszko A.Medial femoral condyle free flap for head and neck reconstruction[J].Curr opin otolaryngol head neck surg, 2019, 27（2）：130-135. DOI：10.1097/MOO.0000000000000517.

[11]Mehio G, Morsy M, Cayci C, et al.Donor-Site morbidity and functional status following medial femoral condyle flap harvest[J].Plast Reconstr Surg,2018,142(5)：734-741. DOI：10.1097/PRS.0000000000004886.

[12]Gaggl AJ, Bürger HK, Chiari FM.Free microvascular transfer of segmental corticocancellous femur for reconstruction of the alveolar ridge[J].Br J Oral Maxillofac Surg, 2008, 46（3）：211-217. DOI：10.1016/j.bjoms.2007.09.004.

[13]Dubois G, Lopez R, Puwanarajah P, et al.The corticoperiosteal medial femoral supracondylar flap：anatomical study for clinical evaluation in mandibular osteoradionecrosis[J].Surg Radiol Anat, 2010, 32（10）：971-977. DOI：10.1007/s00276-010-0658-9.

[14]Brandtner C, Hachleitner J, Bottini GB, et al.Microvascular medial femoral condylar flaps in 107 consecutive reconstructions in the head and neck[J].Br J Oral Maxillofac Surg, 2016, 54（6）：614-618. DOI：10.1016/j.bjoms.2016.03.007.

[15]Lee CCY, Hackenberg B, Halvorson EG, et al.Vascularized treatment options for reconstruction of the ascending mandible with introduction of the femoral medial epicondyle free flap[J].J Craniofac Surg, 2014, 25（5）：1690-1697. DOI：10.1097/SCS.0000000000001192.

# 病例5 血管化自体下颌下腺移植治疗重症干眼症

## 一、病历摘要

患者男性，42岁，因"Steven-Johnson综合征导致双眼重症干眼症8年"入院。

### （一）病史资料

患者曾行人工泪液、泪点栓塞等多种治疗，均无明显效果。患者双眼重度干燥感、异物感、怕风畏光，视力进行性下降。

### （二）体格检查

患者双眼角结膜干燥、充血，角膜混浊（病例5图1），Schirmer试验（又称泪液分泌试验）0 mm/5 min，角膜荧光染色评分12分，视力仅能看到眼前手动。

### （三）辅助检查

略。

### （四）入院诊断

双眼重度干眼症（病例5图1）

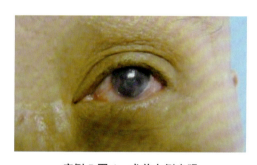

病例5图1 术前左侧患眼

注：角结膜干燥、充血，角膜混浊。

## 二、诊治经过

因其他治疗均无效，患者眼干症状明显，视力进行性下降，生活质量严重受损，故我们尝试采用小器官移植技术——血管化自体下颌下腺移植，采用患者自身唾液替代泪液，以治疗该患者的重症干眼。手术大概分4步进行。

1. 手术过程

（1）受植床制备：于患侧颞部设计弧形切口（病例5图2A），显露颞浅动、静脉，由远心端向近心端解剖颞浅动、静脉至适宜位置（病例5图2B）。

（2）供体制备和回流静脉确认：颌下区设计常规切口，于包膜外游离下颌下腺，同时妥善游离保护下颌下腺导管、面动脉近心端、面动脉伴行静脉、面前静脉及这些血管的分支（病例 5 图 2 C）。其中下颌下腺导管需全程妥善游离，该步操作需配合口底切口（病例 5 图 2 D），游离过程中，保留导管开口处周边约 5 mm 黏膜，以成为"黏膜袖"，待后续导管重新开口用。在完成腺体和导管的游离操作之后，暂保留面动脉及其伴行静脉近心端以及面前静脉近心端不离断。

因下颌下腺的主要回流静脉存在变异，部分患者面前静脉并非下颌下腺回流静脉，因此在最终完成供体制备前，需确认面前静脉是否为下颌下腺主要回流静脉。在上一步仅保留面动脉及其伴行静脉近心端以及面前静脉近心端的基础上，首先离断面前静脉，观察其血液回流情况。面前静脉有明显血液回流者，方可作为供体静脉使用（病例 5 图 2 E）。当面前静脉没有明显血液回流时，证明其并非下颌下腺回流静脉，此时应采用面动脉伴行静脉作为供体静脉使用。但是面动脉伴行静脉多数情况下管径较细，管壁菲薄，血管吻合难度相对较大。

（3）供体的移植：将制备好的供体转移至颞部受植床，腺体预固定后，将面动脉与颞浅动脉吻合，面前静脉与颞浅静脉吻合（病例 5 图 2 F）。当颞部受区血管管径，尤其是颞浅静脉管径相对面前静脉过细，两者不匹配时，可进一步向近心端解剖颞浅血管，在其进入腮腺上极后，管径常常较颞部时明显增粗。

（4）导管重新开口：自受植床至患眼外眦结膜上穹窿制备皮下隧道，将下颌下腺导管经皮下隧道引入患眼，导管口"黏膜袖"与上穹窿部黏膜间断缝合重建导管口。手术结束，移植下颌下腺被颞部皮肤覆盖。

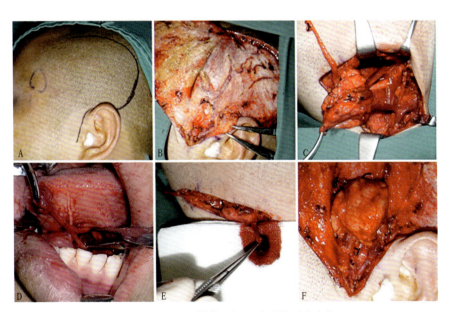

**病例 5 图 2　血管化下颌下腺移植手术步骤**

注：A. 颞部切口设计；B. 解剖颞浅动脉和颞浅静脉，制备受植床；C. 颌下区常规切口，游离下颌下腺腺体，面动脉及其伴行静脉，以及面前静脉；D. 口底黏膜切口，游离下颌下腺导管；E. 供体最终完全离体前，行静脉回流检测，可见面前静脉回流明确；F. 供体转移至颞部，面动脉与颞浅动脉端－端吻合，面前静脉与颞浅静脉端－端吻合。

2. 术后管理　移植术后 2 周内，患者避免侧卧位压迫受区腺体。为预防术后感染静脉滴注抗生素 3 天，预防术后感染。术后 1 周内持续颞部受区监测，关注腺体质地变化及引流液情况，以早期发现可能的移植术后血管危象。术后 1 周内，每天行 Schirmer 试验检查，测量腺体的分泌功能。具体方法为：使用 Whatman 41 号试纸（5 mm×120 mm），将试纸一端弯曲，插入患者下结膜穹窿外侧，待分泌液浸湿滤纸条，测量湿润段长度，时间为 5 min。术后第 7 天，行 $^{99m}$ 锝核素扫描检测移植腺体的血供及分泌功能，颞部表现出核素浓聚证明腺体移植成功（病例 5 图 3）。

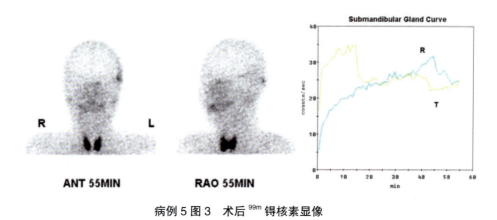

**病例 5 图 3　术后 $^{99m}$ 锝核素显像**

注：可见左侧颞部核素浓聚影像。摄取曲线示移植下颌下腺（T）摄取和排泄功能正常。

3. 术后随访（病例 5 图 4）　术后定期随访患者。随访中，见移植腺体分泌功能能够长期保持。眼干不适症状显著改善。患眼角结膜湿润度明显增加，Schirmer 试验保持在 15 mm/5 min 以上，眼表结构显著改善。术后 3 年随访中，左眼角膜荧光染色评分由术前 12 分降至术后 8 分。视力提高，由术前眼前手动提升至 0.12。生活质量明显改善。

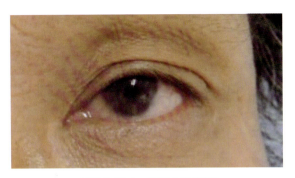

**病例 5 图 4　术后左侧患眼**

注：角结膜湿润，结膜充血减轻，角膜透明度增加。

## 三、疾病介绍

干眼症是眼科常见疾病，其特征是泪膜失去稳态，引起眼部干燥不适等症状，并造成眼表结构的进行性损伤。泪膜的不稳定和高渗、眼表炎症和损害及神经感觉异常起病因作用。根据不同文献报道，其患病率为 5% ～ 50%，在 40 岁以上的人群中患病率高达 75%，女性更易受累。干眼症影响患者生活质量，对患者产生心理和生理影响，其造成的视力障碍限制患者日常生活，此外，干眼症治疗的费用和干眼症症状的慢性 / 难治性可能影响患者的社会生活和心理健康。这其中，由黏膜类天疱疮伴眼部受累的瘢痕性结膜炎、Steven-Johnson 综合征、移植物抗宿主病等导致干眼症，其程度往往很重，称为重症干眼症。患者泪腺受到严重、不可逆的损伤，出现泪液的绝对缺乏，眼部干涩、灼烧感等不适症状严重，眼表结构进行性破坏并伴随视力进行性下降，传统眼科治疗方法无法缓解眼干症状或改善眼表破坏。患者生活质量显著下降，伴随视力障碍，并最终可能失明。与此同时，重建此类患者的视力需要角膜移植等手术手段，但是，这些手术均要求眼睛有一定的润滑度，传统眼科治疗方法亦无法满足视力重建手术所需的眼表润滑度。重症干眼症是严重危害人类健康的难题。

## 四、病例点评

本病例为 Steven-Johnson 综合征导致的重症干眼症，既往曾尝试多种眼科治疗方法但均告失败，患者眼干症状明显、视力进行性下降，生活质量严重受损。基于此，我们利用器官移植技术原理，采用患者自体的头颈部小器官——下颌下腺，基于显微外科技术，将患者自体下颌下腺移植至颞部，导管开口于患眼，从而利用下颌下腺的分泌液替代泪液，达到治疗目的。术后长期随访显示，移植的下颌下腺能够保持稳定的分泌功能，在该分泌液保护下，患眼干燥不适症状明显减轻，眼表结构显著改善，视力提高，显示了良好的治疗效果。

根据我们既往较大样本量的研究结果，下颌下腺移植技术是治疗重症干眼症的有效手段。移植术后，患眼 Schirmer 试验由术前平均 0 mm/5 min 提升至术后 3 个月 18 mm/5 min。后期患者复查显示，术后 1 年稳定在 19.5 mm/5 min，术后 5 年保持 18.5 mm/5 min。眼部干涩不适的症状改善甚至消失，泪液替代品使用频率降低。56.3% 的患眼最佳矫正视力较术前改善。干眼症严重程度评级降低，荧光素染色评分减少，由术前的 12 分降至术后 1 年的 7.25 分，术后 5 年评分为 5.76 分。术后 1 年，患者接受干眼症相关生活质量问卷评价，显示干眼症症状困扰、对日常生活的影响、情绪影响、对工作影响等均较术前有显著改善。

在既往研究中，我们将移植下颌下腺分泌液与天然泪液进行比较：两者在电解质、渗透压、总蛋白方面存在差异，移植下颌下腺分泌液的钠、渗透压、总蛋白质含量低于天然泪液。将移植下颌下腺分泌液与天然下颌下腺分泌液进行比较，发现移植下颌下腺分泌液的渗透压和总蛋白含量均高于天然下颌下腺分泌液，在移植下颌下腺分泌液中能够检测到高活性的正常泪液抗菌蛋白（SIgA、溶菌酶和淀粉酶）。因此，移植下颌下腺分泌液介于天然泪液和天然下颌下腺分泌液之间。同天然下颌下腺分泌液相比，移植下颌下腺分泌液更接近于天然泪液。

血管化自体下颌下腺移植，是治疗重症干眼症的有效手段。

（病例提供者：苏家增　北京大学口腔医院）

（点评专家：蔡志刚　俞光岩　北京大学口腔医院）

# 参考文献

[1]Lemp MA, Baudouin C, Baum J, et al.The definition and classification of dry eye disease：report of the definition and classification subcommittee of the International Dry Eye Work Shop（2007）[J].Ocul Surf, 2007, 5：75-92.

[2]Craig JP, Nichols KK, Akpek EK, et al.TFOS DEWS Ⅱ definition and classification report[J].Ocul Surf, 2017, 15：276-283.

[3]Stapleton F, Alves M, Bunya VY, et al.TFOS DEWS Ⅱ epidemiology report[J].Ocul Surf, 2017, 15：334-365.

[4]Chia EM, Mitchell P, Rochtchina E, et al.Prevalence and associations of dry eye syndrome in an older population：the blue mountains eye study[J].Clin Exp Ophthalmol, 2003, 31：229-232.

[5]Schaumberg DA, Sullivan DA, Buring JE, et al.Prevalence of dry eye syndrome among

US women[J].Am J Ophthalmol, 2003, 136：318-326.

[6]Singh S, Shanbhag SS, Basu S.Tear secretion from the lacrimal gland：variations in normal versus dry eyes[J].Br J Ophthalmol, 2022, 106：772-776.

[7]Bron AJ, de Paiva CS, Chauhan SK, et al.TFOS DEWS Ⅱ pathophysiology report[J]. Ocul Surf, 2017, 15：438-510.

[8]Lyer G, Srinivasan B, Agarwal S.Ocular sequelae of Stevens-Johnson syndrome：a comprehensive approach[J].Cornea, 2020, 39：S3-S6.

[9]Geerling G, Liu CS, Dart JK, et al.Sight and comfort：complex procedures in end-stage Stevens-Johnson syndrome[J].Eye (Lond), 2003, 17：89-91.

[10]Yu GY, Zhu ZH, Mao C, et al.Microvascular autologous submandibular gland transfer in severe cases of keratoconjunctivitis sicca[J].Int J Oral Maxillofac Surg, 2004, 33：235-239.

[11]Zhang L, Su JZ, Cai ZG, et al.Factors influencing the long-term results of autologous microvascular submandibular gland transplantation for severe dry disease[J].Int J Oral Maxillofac Surg, 2019, 48：40-47.

[12]Su JZ, Zheng B, Liu XJ, et al.Quality of life and patient satisfaction after submandibular gland transplantation in patients with severe dry eye disease[J]. Ocul Surf, 2019, 17：470-475.

# 病例 6　股前外侧游离皮瓣合并 3D 打印假体治疗手部复合组织缺损

## 一、病历摘要

患者男性，56 岁，主因"熊咬伤致左前臂及左手组织缺损、流脓 11 天"入院。

### （一）病史资料

患者自诉入院前 11 天工作时不慎被熊咬伤左上肢，伤后随即送入当地医院就诊，行清创缝合等相关手术（具体不详）。术后创面持续红肿、流脓，后患者转入昆明某医院住院治疗，再次行创面清创等治疗（具体不详）。术后创面感染较重未见明显好转，故患者再次转入我院住院治疗。

### （二）体格检查

患者左前臂中段桡背侧至第一掌指关节桡背侧约 14 cm×6 cm 大小创面，前臂部分创面近端可见部分肌腱外露，其余部分多为炎性水肿肉芽。手掌桡背侧创面可见外露的克氏针，第一掌骨、部分掌大关节及第一掌指关节外露，肌腱外露。整个创面可见大量淡黄色脓苔附着，第一掌骨部分骨质缺损，外露骨质颜色变黄，骨折断端有脓液。左手拇指血运正常，手指掌侧及指尖感觉正常，指背感觉丧失。左拇指屈曲活动尚可，背伸略受限。余未见明显异常。

### （三）辅助检查

X 线片提示左手第一掌骨骨折术后，部分骨质缺损，骨折复位可，内固定在位。

### （四）入院诊断

1. 左前臂及左手桡背侧软组织缺损并感染
2. 左手第一掌骨开放性骨折术后合并感染（病例 6 图 1）

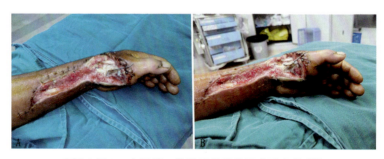

**病例 6 图 1　左手第一掌骨开放性骨折术后合并感染**

注：A、B. 左前臂中段桡背侧至第一掌指关节桡背侧约 14 cm×6 cm 大小创面，前臂部分创面近端可见部分肌腱外露，其余部分多为炎性水肿肉芽。手掌桡背侧创面可见外露的克氏针，第一

掌骨、部分掌大关节及第一掌指关节外露，肌腱外露。整个创面可见大量淡黄色脓苔附着，第一掌骨部分骨质缺损，外露骨质颜色变黄，骨折断端有脓液。

## 二、诊治经过

入院后完善相关术前检查，给予广谱抗生素控制感染。

入院 2 天后行第一次手术。

第一次手术经过：患者仰卧位，臂丛麻醉起效后，常规消毒铺巾，彻底清除创面内失活组织、炎性肉芽，将第一掌骨表面附着的坏死组织清除，分别于创面不同位置取材 3 处做细菌培养。彻底止血后反复冲洗创面，进行创面封闭式负压引流（vacuum sealing draina，VSD），术毕。

1 周后行第二次手术。

第二次手术经过（病例 6 图 2）：患者仰卧位，用多普勒在髂髌线中点附近探查穿支血管并标记。全身麻醉起效后，拆除左手背 VSD，见左手背创面肉芽新鲜。根据左上肢创面设计右股前外侧皮瓣。左上肢、右下肢消毒、铺巾。分两组进行手术。①左手背彻底清创，反复冲洗。解剖出桡动脉、头静脉，备用；2 枚金属骨针交叉固定左手第一掌骨骨折端；②按照术前设计，先切开右大腿皮瓣内侧缘，达深筋膜下，在深筋膜下向外侧掀起皮瓣，寻找穿支，在术前定位处找到两支粗大穿支，为肌皮穿支。循着穿支解剖结构，切断穿支周围肌肉，解剖至旋股外侧动脉降支，将皮瓣四周切开，在降支主干处离断，近端双重结扎，取下皮瓣。供区冲洗，缝合皮瓣供区；③将皮瓣覆盖左前臂及手背创面，将皮瓣与创面缝合数针，以固定皮瓣。修剪皮瓣携带的旋股外侧动、静脉降支主干后，分别与桡动、静脉及头静脉端 - 端吻合。放松止血带见皮瓣血运良好，彻底止血后采取间断缝合的方式用皮瓣完全覆盖创面。放置 4 片引流片。包扎固定。左上肢石膏托固定。

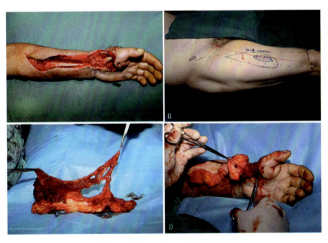

病例 6 图 2　第二次手术经过

注：A. 拆除 VSD 后，见创面清洁，肉芽组织生长良好；B. 术前多普勒探测并标记的穿支血管浅出点，根据创面设计皮瓣形状；C. 切取下的股前外侧皮瓣，携带 2 支穿支及旋股外侧动、静脉主干，并携带部分股外侧肌，以增加皮瓣抗感染能力；D. 将皮瓣与创面缝合数针，以固定皮瓣。修剪皮瓣携带的旋股外侧动、静脉降支主干后，分别与桡动、静脉及头静脉端 - 端吻合。

第二次手术后根据细菌培养和药敏结果，给予敏感抗生素亚胺培南抗感染、低分子肝素抗凝及保温等措施，皮瓣成活良好。第二次手术术后 3 周，皮瓣边缘再次出现窦道及渗液、流脓（病例 6 图 3），考虑清创不够彻底，再次进行第三次手术。

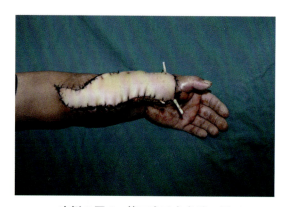

**病例 6 图 3　第二次手术术后 3 周**

注：皮瓣血运良好。但皮瓣边缘再次出现窦道及渗液、流脓。

第三次手术经过：待麻醉成功后患者取仰卧位，常规消毒铺巾，见左腕关节桡背侧约 0.5 cm×0.5 cm 大小皮肤破溃口，流黄白色脓液，左手掌根部可见约 0.5 cm×0.5 cm 大小皮肤破溃口，与桡背侧破溃口相通，周围皮肤红肿。沿原手术切口掀起皮瓣远端，见创面内有较多脓液及坏死组织，考虑感染源为缺血坏死并感染的第一掌骨，遂将第一掌骨彻底清除，修整皮缘不健康组织，用大量双氧水、生理盐水、碘伏反复冲洗伤口，充分止血，用含万古霉素骨水泥块填塞占位，用克氏针将拇指固定于外展位（避免虎口挛缩）。术毕。

第三次手术后，感染彻底控制，手术切口愈合良好。因第一掌骨缺失，考虑采取 3D 打印假体替代修复缺如的第一掌骨（病例 6 图 4 A、B），遂行双手 CT 平扫加三维重建，将 DICOM 格式数据导入 MIMICS 软件，将健侧第一掌骨采取镜像成像方式，生成患侧缺如的第一掌骨形态，制作钛金属的植入假体。第三次手术后 3 个月，在连续 3 次化验检查显示所有炎症指标均正常后，进行第四次手术。

第四次手术经过：麻醉起效后，患者取仰卧位，常规消毒铺巾，驱血并充气止血带。沿左手背原皮瓣切口切开皮肤及皮下组织，长约 6 cm，取出万古霉素骨水泥填充物，见左手第一掌骨缺如，完全暴露大小多角骨及第一近节指骨（病例 6 图 4 C），咬骨钳咬除残留掌骨骨质，清理关节面，见大小多角骨部分缺损，稍塌陷，碘伏、盐水反复冲洗创面后，以九源骨修复材料一包植入支撑大小多角骨，取术前备用 3 D 打印假体植入，近端固定于大小多角骨，远端固定于第一指骨近节，分别打入固定螺钉 5 枚固定假体（病例 6 图 4 D）；见大小合适，松紧度可；术中透视见假体固定在位，大小合适，无明显松动（病例 6 图 4 E）；清点器械及纱布无误后，依次缝合皮下及皮肤，放置引流管，术毕。

术后复查 X 线片显示植入假体位置良好（病例 6 图 5）。术后 3 个月复查，恢复良好（病例 6 图 6）。

第四次手术后，给予头孢呋辛钠静脉滴注 1 周抗感染治疗，后改口服抗生素 3 周。

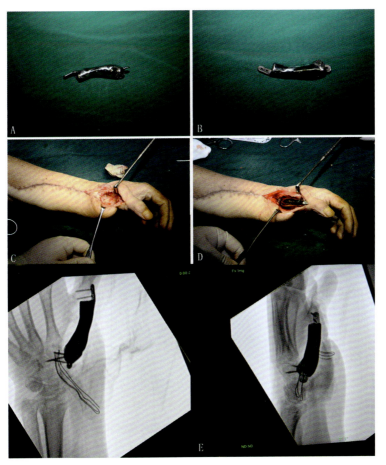

**病例 6 图 4  第四次手术经过**

注：A、B. 个性化设计的 3 D 打印钛金属假体；C. 沿远端切口切开，取出占位的骨水泥，暴露大小多角骨及第一近节指骨；D. 植入假体，假体近端固定于大小多角骨，远端固定于第一指骨近节，分别打入固定螺钉 5 枚固定假体；E. 术中透视见植入假体位置良好。

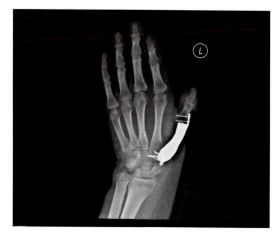

病例 6 图 5　术后复查 X 线片显示植入假体位置良好

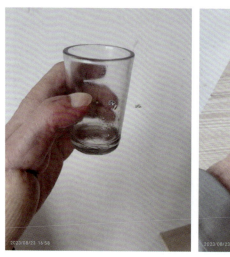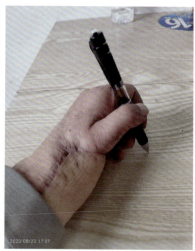

病例 6 图 6　术后 3 个月复查，左手拇指可完成基本的对掌及握持

## 三、疾病介绍

近年来随着饲养宠物及野生动物养殖数量增加，动物咬伤伤害发病也在逐年增加，有报道显示欧洲和美国每年发病率分别为 1.75‰ 和 7.4‰。某些动物咬伤还可释放毒素入血，严重时导致机体多器官功能损害，如蛇咬伤、蜂蜇伤、蜈蚣、蜘蛛叮咬伤。动物咬伤中狗咬伤（37.24%）为第一位，人咬伤位居第二。熊咬伤属于罕见的动物咬伤，一般多见于北美及东南亚地区，我国关于熊咬伤病例报道见于西藏和云南。大型动物咬伤，其伤情特点除组织撕裂严重外，更致命的特点是动物唾液中有上千种细菌，咬伤后细菌急剧蔓延，会致创面感染，甚至造成骨髓炎截肢等严

重并发症。故伤后应尽早就诊，早期彻底清创，彻底清创同时，注意病毒监测。据文献显示，此类患者主要为需氧革兰阴性杆菌和肠球菌感染，但厌氧菌在人类、猫和狗的口腔菌群中也很常见，是伤口的重要病原体，因此在抗生素应用方面，建议尽早应用广谱抗生素，同时覆盖厌氧菌。

## 四、病例点评

1. 关于彻底清创。清创过程应根据术前预判病灶的位置结合术中具体情况而定，并尽可能使用止血带（不驱血），使视野清晰。一般以病灶中心位置作为手术切口，既要尽可能完全清除病灶，又要避免过多损伤周围组织。在皮肤进行清创时，坚持扩大切除感染坏死软组织2 mm（包括窦道和瘢痕组织）。清创过程中可将感染病灶视为一个不规则的囊性结构，其内容物是死骨、异物、脓液、炎性肉芽组织及坏死软组织，囊壁则为包裹内容物的纤维组织，清创即为清除囊性结构。当局部存在"死骨"或"骨内骨"现象时，节段切除病灶骨质。本病例中，在经过第一次手术清创和第二次游离皮瓣覆盖后，仍然出现窦道及渗液流脓，其根源在于对感染并缺血坏死的第一掌骨并未彻底清除，故导致感染再次发生，因此在进行感染创面清创时，需要彻底清除异常骨质和一切坏死组织，其判断标准是：①皮质骨截骨面有渗血，即红辣椒征（paprika sign）；②创面无炎性增生肉芽及失活组织；③创缘无缺血坏死皮肤及痂皮；④创面内无干结坏死的致密结缔组织，如肌腱等。

2. 关于3D打印假体。3D打印多孔钛合金假体植入修复四肢大段骨缺损的手术操作应注意以下几点：①四肢长骨的感染性骨缺损，局部经过创伤及多次手术，皮肤软组织条件差，瘢痕粘连严重，因此在一期局部准备过程中应清除缺损区的瘢痕，并充分截除病灶的死骨，显露远近端髓腔，直至有血供的活骨区域；②骨残端的截骨面应与病损长骨的长轴垂直，确保二期应用3D打印假体修复骨缺损时假体与骨残端是平面接触；③一期骨缺损区用骨水泥填充占位，以观察是否有局部迟发感染；④第二阶段手术需距第一阶段间隔8～12周，以保障骨水泥诱导膜的生长成熟；⑤在多孔钛合金假体植入骨缺损区后，无须额外添加骨材料与促骨生长因子，仅依靠假体与骨断面间的相互微动与应力传导刺激新骨再生，实现骨缺损的自愈合。需要强调的是，假体的稳定固定至关重要。

（病例提供者：蔡兴博　蒲绍全　王　腾　中国人民解放军联勤保障部队第九二〇医院）

（点评专家：徐永清　中国人民解放军联勤保障部队第九二〇医院

王　挺　上海交通大学医学院附属第六人民医院）

# 参考文献

[1]Gurunluoglu R, Glasgow M, Arton J, et al.Retrospective analysis of facial dog bite injuries at a Level I trauma center in the Denver metro area[J].J Trauma Acute Care Surg, 2014, 76 (5): 1294-1300.

[2]Lee YG, Jeong SH, Kim WK.An analytical study of mammalian bite wounds requiring inpatient management[J].Arch Plast Surg, 2013, 40 (6): 705-710.

[3]Bombieri G, Penteriani V, Almasieh K, et al.A worldwide perspective on large carnivore attacks on humans[J].PLoS Biol, 2023, 21 (1): e3001946.

[4] 雷亚男，罗珍，李阳.熊咬伤致严重头皮撕脱及颅骨骨折1例[J].创伤外科杂志, 2021, 23 (7): 558-559, 561.

[5]Kunimoto D.Bacteriology of a bear bite wound to a human: case report[J].J Clin Microbiol, 2004, 42 (7): 3342-3376.

[6]Lehtinen VA.Mycobacterium fortuitum infection after a brown bear bite[J].J Clin Microbiol, 2005, 43 (2): 1009.

[7]Shen J, Sun D, Fu J, et al.Management of surgical site infection post-open reduction and internal fixation for tibial plateau fractures[J].Bone Joint Res, 2021, 10 (7): 380-387.

[8]Dhar SA, Dar TA, Mir NA.Management of infected nonunion of the forearm by the masquelet technique[J].Strategies Trauma Limb Reconstr, 2019, 14 (1): 1-5.

[9]Shen J, Sun D, Fu J, et al.Management of surgical site infection post-open reduction and internal fixation for tibial plateau fractures[J].Bone Joint Res, 2021, 10 (7): 380-387.

[10]Stafford PR, Norris BL.Reamer-irrigator-aspirator bone graft and bi masquelet technique for segmental bone defect nonunions: a review of 25 cases[J].Injury, 2010, 41 Suppl 2: S72-S77.

[11] 徐永清，范新宇.Ilizarov技术和Masquelet技术在长骨大段骨缺损治疗中的应用比较[J].中华创伤骨科杂志, 2019, 21 (8): 733-736.

# 病例7　右手爆炸伤重建右手血运并修复右手掌大面积软组织缺损

## 一、病历摘要

患者男性，32岁，主因"火器爆炸伤致右手疼痛、流血、畸形、活动受限5小时"入院。

### （一）病史资料

患者入院前5小时，在排爆作业中因迫击炮底火爆炸，致伤右手，立即感右手剧烈疼痛，查看伤处见右手严重变形，大面积伤口流血（病例7图1），无法活动右腕、右手诸指，在当地行简单包扎处理后急送我院。

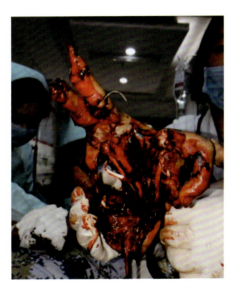

**病例7图1　右手严重变形，大面积伤口流血**

### （二）体格检查

患者痛苦面容，对答切题，查体合作。一般情况尚可，生命体征平稳。血压100/50 mmHg，心率103次/分，体温36.4℃，呼吸12次/分。头颅及面部无损伤，瞳孔对光反射可，伸舌居中，鼓腮、示齿正常。胸、腹无压痛，骨盆挤压分离阴性，左上肢及双下肢活动自如，无损伤。

专科检查：患者右手完全变形，右手掌掌侧皮肤大面积缺损、创面内见多处骨折断端，见断裂抽剥出的肌腱断端和毁损的肌肉，创面内有多处活动性出血，右手

1～5指均完全折断变形，指端均苍白干瘪，针刺无出血，感觉均丧失。

### （三）辅助检查

略。

### （四）入院诊断

右手爆炸伤：

1. 右手1～5指完全离断
2. 右手掌大面积皮肤软组织缺损
3. 右手掌骨、指骨多处骨折
4. 右手1～5指深浅屈指肌腱断裂

## 二、诊治经过

一期急诊手术：

患者待麻醉完成后，扎气囊止血带止血。反复用生理盐水、双氧水及碘伏冲洗创面。消毒铺巾后首先行彻底清创，清除一切失活组织及泥沙、爆炸残留物。彻底清创后专科情况见病例7图2。

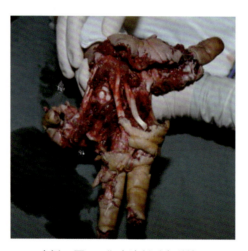

**病例7图2　彻底清创后专科情况**

患者右手掌掌侧皮肤大面积缺损，手内肌、鱼际肌完全毁损，掌侧所有肌腱、神经均断裂，掌深、浅弓毁损，1～5指指总动脉、指固有动脉断裂并缺损，第1腕掌关节脱位，第2、第5掌指关节脱位、第4指近节指间关节脱位，第4、第5指近节指骨骨折。第1、第2、第4指中远节指体完整性较好，第3、第5指指体大部分存在。手术方案：①复位并用克氏针固定各处骨折及脱位；②修剪肌腱及神经断端，能缝合的缝合，缺损的留待二期处理；③重建右手血运并修复右手掌大面积软组织缺损：切取对侧小腿"T"形静脉一段，切取对侧股前外侧游离皮瓣，皮瓣需携带旋股外侧动脉降支主干及主干远端分支及沿途进入肌肉的分支，以及进入皮瓣范围内的其他穿支血管及主干（如斜支主干），用以桥接多根指固有动脉。具体情况见病例 7 图 3。

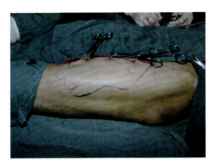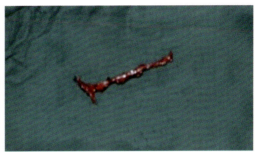

病例 7 图 3　手术所见

"T"形静脉短头吻合桡动脉，长头吻合拇指指固有动脉，重建拇指血运。静脉另一侧端头和游离皮瓣的旋股外侧动脉近端吻合，旋股外侧动脉远段分支及沿途进入肌肉的分支分别与 2～5 指的固有动脉吻合，重建 2～5 指血运。游离皮瓣斜支主干与尺动脉断端吻合。皮瓣覆盖手掌皮肤缺损。术后管理：抗感染：头孢哌酮舒巴坦 1.5 g，2 次／日，纠正贫血及低蛋白血症；低分子肝素 4250 U，1 次／日。镇痛：帕瑞昔布＋塞来昔布。石膏托固定（病例 7 图 4 至病例 7 图 7）。

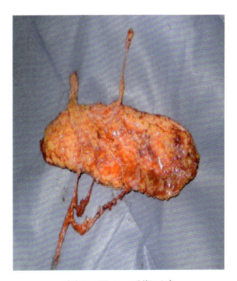

病例 7 图 4　后期手术

注：分指＋指蹼加深＋皮瓣转移修复拇指桡背侧创面。

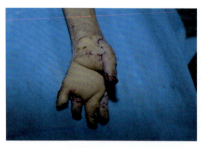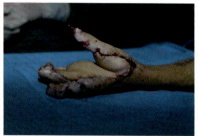

病例 7 图 5　肌腱移植、第 2 指屈肌腱重建＋第 2 指掌指关节松解、背伸畸形矫正

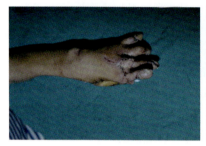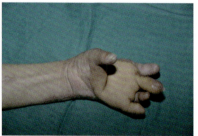

病例 7 图 6　肌腱转位、拇指对掌功能重建＋无名指指间关节融合

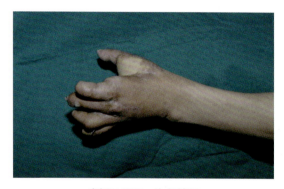

病例 7 图 7　恢复情况

## 三、疾病介绍

爆炸伤是指由压力和温度的急速变化而产生的物理反应过程，通过冲击波、投射物、热力、有毒气体等直接或间接作用于人体，可造成冲击伤、投射物伤、撞击伤、烧伤、吸入伤、挤压伤等多种损伤。

爆炸伤是所有火器伤类型中较为常见的类型，发生率约 43.63%。爆炸发生后周围空气压力急速上升，形成正压冲击波并达到超压值，之后压力快速衰减，随之而来的是时程较长的负压阶段。如果爆炸发生在相对密闭的空间里，如商场、公共汽车、餐厅等，由于障碍物的反射，初级爆炸波会被增强，其爆炸波的强度可能会被放大8倍，反射也会增加高压力阶段的时程，使得幸存者中遭受爆炸伤的发生率更高。研究显示，在开放环境发生的爆炸事件中，爆炸伤的发生率约为34.3%，死亡率为7.8%，而在密闭环境中的发生率为77.5%，死亡率为46.0%。因此学者们越来越强调需要对爆炸的压力特征，包括超压值和正压持续时间进行描述。爆炸产生的第一个爆炸波是唯一能够以确定的方式测量的爆炸波，对于60～120 kPa范围内的爆炸，振幅的小幅增加可能意味着无伤害和伤害之间的差异小。因此，了解爆炸波的超压值和持续时间对于确定其对机体的影响至关重要。此外，距爆炸源的距离与爆炸波的强度直接相关，研究显示，由爆炸产生的压力变化幅度与距爆炸源距离的3次方呈负相关。总之，在研究中需要精确测量一定范围内的冲击波强度相关参数，以获得与造成伤害的量化相关性。

爆炸伤通常发生于气液平面之间，爆炸波主要以3种方式引起机体损伤，即撕脱、内爆及惯性。撕脱定义为密度较高介质的碎片进入密度较低介质中，内爆是由于密度较低的介质取代了密度较高的介质。惯性则指由于爆震波在不同密度的组织中传播时的速度不同而产生的剪切力，从而对组织造成伤害。

爆炸可导致肢体和肌肉、骨骼严重受伤。骨折、组织损伤和烧伤可升高四肢的骨筋膜室压力，从而导致组织损伤，局部缺血和坏死。

## 四、病例点评

本例病例具有以下几个特点。

1. 火器爆炸伤　爆炸伤特点：①乱。创面组织结构混乱，血凝块和烧灼组织、失活组织，难以辨识；②杂。断裂肌腱、肌肉、骨折、泥沙、布料碎屑、金属碎屑、燃烧物兼而有之；③病理改变一般分为原发伤道、挫伤区与震荡区。因此，初次处理，做到"清创仔细而彻底"，彻底地去除微小异物、一切失活组织。高温烧灼，邻近入口的挫伤区坏死组织并不呈现"液化变软"的特点，反而质地变硬，此时需要有经验的外科医生边修剪切削边观察创面渗血情况，即"辣椒征"来判断组织情况。只有真正做到清创彻底，才能避免后期的严重感染。

2. 软组织缺损合并多根多段的血管缺损　该病例掌深弓、掌浅弓毁损，1～5指指总动脉、指固有动脉断裂并缺损，此时再植与重建的关键在于1对n的Flow-through血运重建。可用于Flow-through桥接血运并修复创面的皮瓣包括股前外侧游离皮瓣、足底内侧皮瓣、桡动脉掌浅支皮瓣、腓肠内侧动脉穿支皮瓣等。但符合修复较大面积的皮肤缺损，满足1对n的血运桥接重建，股前外侧穿支皮瓣更为合适，它具有以下优势：①皮瓣可切取的血管蒂长，近端血管口径粗，与肢体主干血管口径较匹配；远端及沿途分支多，管径较细，可以与肢端较细血管匹配吻合；②皮瓣可切取面积大且设计灵活，适用于四肢任意部位创面。符合"受区修复重建好、供区破坏损伤小"的显微修复原则；③皮瓣可携带深部的阔筋膜或肌肉，在修复创面的同时桥接缺损的肌腱和肌肉；④皮瓣血供可靠、稳定且丰富，抗感染的能力较强；⑤切取体位方便，供、受区手术可同时进行，缩短手术时间，降低手术风险。但多个血管吻合口吻合对术者的显微外科技术提出极高要求，因为一个吻合口的失败，往往导致部分或者全部皮瓣及远端肢体的坏死，正所谓"一招不慎，满盘皆输"。

（病例提供者：范新宇 王　腾　中国人民解放军联勤保障部队第九二〇医院）

（点评专家：徐永清　中国人民解放军联勤保障部队第九二〇医院）

（王　挺　上海交通大学医学院附属第六人民医院）

# 参考文献

[1] 尹文，黄杨 . 战伤医学 [M]. 西安：第四军医大学出版社，2017.

[2] 侯一平 . 法医学 [M]. 北京：中国协和医科大学出版社，2022.

[3] 汤文浩，陈辉，石欣 . 创伤急救袖珍指南 [M]. 南京：东南大学出版社，2021.

# 病例 8　游离背阔肌肌皮瓣结合 Ilizarov 技术治疗感染性骨与软组织缺损

## 一、病历摘要

患者男性，38 岁，主因"外伤致左胫骨外露伴流脓 2 个月余"转入我院。

### （一）病史资料

2 个月前，患者由于外伤导致左胫骨外露伴流脓入院。入院后，予以纠正贫血、低蛋白血症、抗感染对症支持治疗。根据患者病情制订保肢方案，一期彻底清创，去除坏死胫骨；二期皮瓣移植修复创面；三期 Ilizarov 技术重建胫骨骨缺损。

### （二）体格检查

患者左小腿外固定架固定，胫前大面积皮肤软组织缺损，长段胫骨外露，创口有脓性分泌物，创面周围可见植皮瘢痕，左膝关节屈伸活动可，踝关节活动受限，远端肢体血运及感觉正常，双侧大腿可见皮肤瘢痕（病例 8 图 1）。

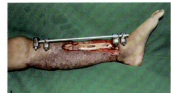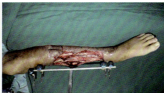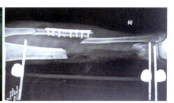

**病例 8 图 1　清创术后情况**

注：A. 左下肢胫侧观；B. 左下肢前侧观；C. 左下肢 X 线片显示左胫骨缺损 18 cm。

### （三）辅助检查

略。

### （四）入院诊断

1. 左胫骨创伤后骨髓炎
2. 左胫骨大段骨坏死
3. 左小腿大面积皮肤软组织缺损

## 二、诊治经过

患者入院后一期彻底清除感染组织，清除大段坏死胫骨，清创后胫骨缺损 18 cm，负压创面治疗 5 天后再次清创，设计改良背阔肌皮瓣移植（皮瓣面积为 21 cm×8 cm，肌瓣体积为 17 cm×3 cm×2 cm）修复（病例 8 图 2 A），肌瓣填塞胫骨缺损部位（病例8图2B），皮瓣覆盖创面，将胸背动脉及其伴行静脉分别与胫后动脉及其伴行静脉吻合（A∶V＝1∶1），术后皮瓣血运良好（病例8图2C），供区直接闭合（病例8图2D）。

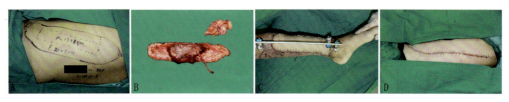

病例8图2　左下肢创面修复

注：A. 改良背阔肌肌瓣设计；B. 皮瓣切取（断蒂后）；C. 肌瓣填塞缺损部位，皮瓣覆盖左小腿创面；D. 供区直接闭合。

术后3周，拆除单边外固定支架改Ilizarov环形外固定支架固定，胫骨上段截骨行骨迁移术（病例8图3），18个月后摄片示骨折愈合，胫骨延长区骨矿化良好，拆除外固定支架。

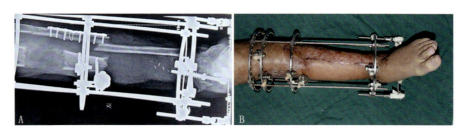

病例8图3　左下肢Ilizarov胫骨迁移术

注：A. 迁移术后X线片；B. 环形支架固定，每日向远端迁移1mm。

术后2年随访左下肢皮瓣无明显臃肿，患者行走功能恢复良好，踝关节恢复部分伸屈功能（病例8图4A、B），背部供区恢复良好，仅遗留线性瘢痕（病例8图4C）。

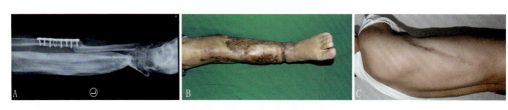

病例8图4　术后2年随访

注：A. 左下肢X线片示胫骨骨髓再通；B. 左下肢前侧观；C. 背部供区遗留线性瘢痕。

## 三、疾病介绍

胫骨大段骨缺损是骨科临床面临的棘手难题，据目前文献报道有 3 种主流治疗方法，即 Masquelet 技术、Ilizarov 技术和腓骨瓣移植术。Masquelet 技术治疗胫骨大段骨缺损操作简单、疗效可靠，然而需要分次手术、疗程较长，同时受限于局部皮肤软组织条件，不能解决肢体短缩问题；Ilizarov 技术治疗胫骨大段骨缺损无供区损伤、不受血管条件限制且能同时解决胫骨短缩、成角畸形，但是存在疗程长、可能出现钉道感染、关节功能障碍、小腿外形不美观等问题；腓骨瓣移植治疗胫骨大段骨缺损疗效肯定、骨愈合快、功能恢复好、疗程短，但是对术者有较高的技术要求、不能解决肢体短缩问题、受限于受区血管条件、存在供区损伤等。3 种治疗技术都存在胫骨再骨折风险，没有实现胫骨化之前都应注意予以预防。

## 四、病例点评

该患者系外伤后感染，迁延不愈，清创后大面积皮肤软组织缺损、大段胫骨骨缺损，创面周围皮肤软组织条件差。治疗目标是保肢并恢复行走功能。治疗难点在于感染控制、创面修复和胫骨大段骨缺损的重建。选择一期彻底清创、二期采用改良背阔肌皮瓣移植，成功控制了感染，实现了创面一期修复与愈合，保肢成功后采用 Ilizarov 骨迁移技术，成功实现了胫骨大段骨缺损的再生重建和胫骨迁移后与远端的骨性愈合，避免了供区损害，且恢复正常行走功能。该患者带架时间达 18 个月，未出现钉道感染与松动，患者依从性好，虽然胫骨远端残留骨量少，仍然获得了较好的踝关节功能恢复，实属不易。术后 2 年随访，摄片发现基本实现胫骨化，未发生胫骨再骨折。胫骨自上而下迁移 18 cm，小腿上下同粗，外形与健侧有一定差异是其不足之处。

（病例提供者：吴攀峰 俞 芳 中南大学湘雅医院）

（点评专家：唐举玉 中南大学湘雅医院）

# 参考文献

[1] 艾合麦提·玉素甫，陈统一，王晓峰，等．应用 Ilizarov 技术治疗长管状骨缺损性骨不连 [J]．中华骨科杂志，2006，26（4）：247-251．

[2] 张弨，孙振辉，郑永发，等．Ilizarov 技术自体骨段延长治疗胫骨感染性骨折不愈合伴骨缺损 [J]．中华骨科杂志，2008，28（5）：353-357．

[3] 唐举玉，卿黎明，梁捷予，等．改良背阔肌皮瓣移植修复下肢巨大面积皮肤软组织缺损 [J].

中华显微外科杂志，2013，36（3）：211-214.

[4] 徐永清，朱跃良，范新宇，等.二处截骨骨搬运治疗胫骨干大段感染性骨缺损合并软组织缺损的再认识［J］.中华创伤骨科杂志，2015，17（10）：850-853.

[5] 任义军，严立，胡锐，等.Ilizarov技术在治疗胫骨骨与软组织缺损中的应用［J］.中华创伤骨科杂志，2017，19（3）：213-218.

[6] 石健，吕乾，陈星宇，等.Masquelet技术结合小腿皮瓣治疗胫骨感染性骨缺损伴广泛软组织缺损的疗效分析［J］.中华创伤骨科杂志，2021，23（1）：62-67.

[7] Cao Z, Zhang Y, Lipa K, et al.Ilizarov Bone Transfer for Treatment of Large Tibial Bone Defects：Clinical Results and Management of Complications［J］.J Pers Med，2022，12（11）：1774.

# 病例 9　小儿双下肢严重损伤伴巨大创面的显微修复

## 一、病历摘要

患儿男性，9 岁，主因"交通事故致双下肢外伤后 10 天"转入我院。

### （一）病史资料

患者 10 天前，由于交通事故导致双下肢外伤。入院后予以纠正贫血、低蛋白血症、抗感染对症支持治疗。依据创伤控制理论，制订手术重建保肢方案。

### （二）体格检查

右小腿内侧、后侧、腘窝部，以及左小腿和足踝部巨大面积皮肤发黑，局部均有较多脓性分泌物。双侧足趾毛细血管反应和感觉正常，踝关节和足趾活动障碍。入院后完善相关检查，入院后第二天行双下肢清创术，彻底清除坏死组织，术中见双小腿、右腘窝部、右足背、左足踝部巨大面积皮肤软组织缺损，右侧胫骨外露，腓肠肌部分缺损，左足伸肌腱和跟腱外露（病例 9 图 1）。

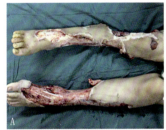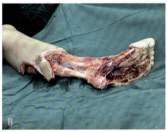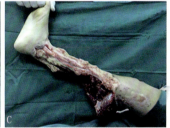

**病例 9 图 1　患者清创术后情况**

注：A. 双下肢正面观；B. 左小腿胫侧观；C. 右小腿胫侧观。

### （三）辅助检查

略。

### （四）入院诊断

清创后明确诊断：

1. 左小腿、足部巨大面积皮肤软组织缺损
2. 右小腿、腘窝、足背巨大面积皮肤软组织缺损
3. 左足舟骨开放性骨折
4. 左外踝开放性骨折
5. 右侧腓肠肌部分缺损

6. 右胫骨骨外露

7. 左侧跟腱外露

8. 左足背伸肌腱外露

9. 左跟骨骨外露

10. 左侧枕骨骨折

## 二、诊治经过

清创后分四期手术重建，首先设计显微削薄腹壁下动脉穿支皮瓣（deep inferior epigastric perforator，DIEP）（面积为 27 cm×9 cm）修复右小腿内侧创面（病例 9 图 2A），将腹壁下动脉及 1 条伴行静脉分别与胫后动脉及 1 条伴行静脉吻合，术后皮瓣完全成活（病例 9 图 2B）；3 周后设计双侧显微削薄的旋股外侧动脉降支穿支皮瓣组合移植修复左侧肢体创面，切取左侧显微削薄 - 血流桥接 - 旋股外侧动脉降支穿支皮瓣（面积为 21 cm×8 cm）修复左足跟和足底创面（病例 9 图 3A），切取右侧显微削薄 - 旋股外侧动脉降支穿支皮瓣（面积为 26 cm×8 cm）修复左小腿和足内侧创面（病例 9 图 3B），两个皮瓣显微削薄后（病例 9 图 3C）拼接缝合后覆盖创面（病例 9 图 3D），将右侧旋股外侧动脉降支及其 2 条伴行静脉分别与左侧胫后动脉及其 2 条伴行静脉吻合，左侧旋股外侧动脉降支及其 2 条伴行静脉分别与右侧旋股外侧动脉降支及 1 条伴行静脉远端和大隐静脉近端吻合，2 个皮瓣均携带股外侧皮神经，与胫神经的分支缝接，术后 2 个皮瓣完全成活；4 周后设计左侧改良背阔肌肌皮瓣（皮瓣面积为 27 cm×5 cm，肌瓣面积为 25 cm×7 cm）（病例 9 图 4A、B），覆盖左足背和小腿前方创面（病例 9 图 4C），将肩胛下动脉与胫后动脉近端吻合，旋肩胛动脉与胫后动脉远端吻合，1 条胸背动脉伴行静脉与胫后动脉伴行静脉吻合。术后 4 个皮瓣完全成活，行第四期手术，头皮移植修复残余创面。1 年后，左踝关节跖屈畸形且关节僵硬，康复训练无明显改善，予以 Ilizarov 外固定支架矫形，同时予以左下肢 3 个皮瓣削薄整形，3 个月后左踝关节跖屈畸形矫正，拆除 Ilizarov 外固定支架。

术后 2 年随访双下肢皮瓣轻度臃肿，其颜色和质地与周围皮肤接近，左足底皮瓣感觉恢复至 S3，足底、足跟部无溃疡发生，双踝关节活动部分恢复，恢复行走功能，双侧大腿、腹部和背部供区恢复良好，仅遗留线性瘢痕（病例 9 图 5）。

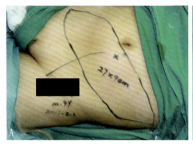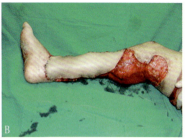

病例 9 图 2　右小腿创面修复

注：A. 腹壁下动脉穿支皮瓣设计；B. 右小腿创面腹壁下动脉穿支皮瓣覆盖。

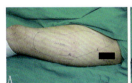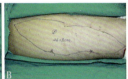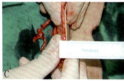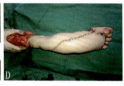

病例 9 图 3　左足、小腿创面修复

注：A. 左侧 ALTPF 设计；B. 右侧 ALTPF 设计；C. 皮瓣削薄；D. 左足、小腿创面皮瓣覆盖。

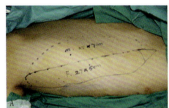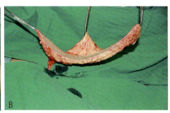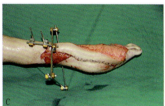

病例 9 图 4　右足背创面修复

注：A. 改良背阔肌肌皮瓣设计；B. 皮瓣切取（断蒂前）；C. 右足背创面皮瓣覆盖。

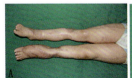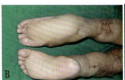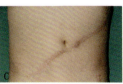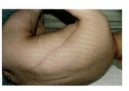

病例 9 图 5　术后 2 年随访情况

注：A. 双足背侧观及双股前外侧供区；B. 双足底；C. 腹部供区；D. 背部供区。

## 三、疾病介绍

双下肢严重开放性损伤临床少见，处理极为棘手，类似伤情以往多选择截肢处理。双下肢截肢将对患儿的生理与心理发育带来巨大影响，因此，随着显微重建外科技术的发展，目前临床多倾向于保肢治疗，但保肢与截肢尚缺乏高质量循证医学证据指导决策，高度依赖术者的经验判断。

儿童不同于成人，其血管口径相对细小，四肢可切取组织量相对有限，对于儿童巨大面积皮肤软组织缺损，临床常用背阔肌皮瓣和腹部皮瓣移植，但该患者创面巨大，背阔肌皮瓣和腹部皮瓣仍然不足以修复所有创面，而且不适合重建足跟足底创面，因此，该患者的显微重建存在巨大挑战。

## 四、病例点评

该病例创面修复的难点在于：①双下肢皮肤软组织缺损面积巨大（约占人体表面积的12%），其中骨、肌腱和关节外露区域占了大部分（约占人体表面积的8%），都需要用皮瓣进行覆盖。本患者为9岁儿童，皮瓣供区切取面积有限，如何切取这么大面积的皮瓣是面临的首要问题；②不同皮瓣的质地、厚薄、感觉及血管蒂的长度、类型各有差异，而受区创面的需求也是不尽相同，如覆盖左足跟和足底的皮瓣需要重建感觉，质地厚且耐磨，覆盖左足背的皮瓣需要面积宽大，修复右小腿内侧时，要求皮瓣长且面积大。因此，如何充分发挥每个皮瓣的优点，从而实现复杂创面的精准修复，是需要解决的第2个问题；③患儿体胖，皮瓣肥厚，每一皮瓣都需要进行显微削薄，具有相当大的技术难度和手术风险；④小腿软组织损伤严重，浅静脉条件差，受区血管数量有限，给皮瓣移植带来困难，尤其是左足，需要行多个皮瓣组合移植。如何重建各个皮瓣血液循环，保证移植皮瓣全部成活，是成功保肢的关键。我们按照损伤控制理论指导原则，分四期手术重建：第一期选择显微削薄的腹壁下动脉穿支皮瓣移植覆盖右胫骨和跟腱外露创面；第二期采用双侧显微削薄的旋股外侧动脉降支穿支皮瓣组合移植覆盖右足底、足跟及小腿内后侧创面；第三期采用背阔肌皮瓣移植覆盖足背创面；第四期手术切取头皮移植修复残余创面，保证每一次重建手术的成功；进行显微削薄使皮瓣受区获得较为满意外形，且增加了皮瓣的有效覆盖面积。然后，针对不同创面的修复要求不同，结合每种皮瓣的不同特性，建立"分区修复"的设计。足跟和足底为负重区，需要耐磨和有较好的感觉，选择携带股外侧皮神经的旋股外侧动脉降支穿支皮瓣修复，不但重建了良好感觉，而且具有较好的耐磨和稳定性。四个皮瓣供区均获得直接闭合，术后仅遗留线性瘢痕，避免了植皮和第二供区损伤。剩余创面采用头皮移植，术后不影响头发生长，局部不留瘢痕，最大限度地减少了对供区外观与功能的影响。

（病例提供者：吴攀峰　俞　芳　中南大学湘雅医院）

（点评专家：唐举玉　中南大学湘雅医院）

# 参考文献

[1] 唐举玉. 特殊形式穿支皮瓣的临床应用教程 [J]. 中华显微外科杂志, 2013, 36（2）: 201-205.

[2] 周征兵, 唐举玉, 吴攀峰, 等. 双侧旋股外侧动脉降支穿支皮瓣组合移植治疗上肢大面积组织缺损 [J]. 中华手外科杂志, 2019, 35（3）: 183-185.

[3] 唐举玉, 卿黎明, 梁捷予, 等. 改良背阔肌皮瓣移植修复下肢巨大面积皮肤软组织缺损 [J]. 中华显微外科杂志, 2013, 36（3）: 211-214.

[4] 卿黎明, 唐举玉, 吴攀峰, 等. 个性化设计腹壁下动脉穿支皮瓣在修复四肢皮肤软组织缺损中的临床应用 [J]. 中华整形外科杂志, 2018, 34（9）: 709-714.

[5] 俞芳, 唐举玉, 吴攀峰, 等. 特殊形式穿支皮瓣移植修复小儿双下肢巨大面积软组织缺损一例 [J]. 中华显微外科杂志, 2021, 44（2）: 221-223.

# 病例 10　显微削薄的胸背动脉嵌合穿支皮瓣修复左下肢大面积缺损

## 一、病历摘要

患者女性，24 岁，因"车祸外伤致左下肢疼痛、流血伴膝踝关节活动障碍 4 小时"急诊入院（病例 10 图 1）。

### （一）病史资料

患者 4 小时前，由于车祸外伤导致左下肢疼痛、流血伴膝踝关节活动障碍（病例 10 图 1）。入院后完善相关检查后急诊行左下肢清创、神经血管探查、膝关节外固定、封闭负压吸引装置覆盖，术中见左大腿中段至小腿中下段皮肤撕脱缺损，膝关节开放，股骨外髁部分缺损，胫骨平台外侧部分缺损，髌骨部分缺损，腓骨近段劈裂，沿骨膜撕裂至胫骨中段，腓总神经入肌门处断裂，腘动脉裸露，胫前血管撕脱，腓肠肌外侧头血管撕脱，胫前肌群部分缺损。

### （二）体格检查

患者左大腿中下段至小腿皮肤撕脱伤，活动性出血，左膝关节开放，胫骨平台外侧及外侧副韧带缺如，股骨外髁缺损，髌骨及髌腱部分缺损。左踝关节屈曲正常、背伸功能障碍，足趾跖屈正常、背伸功能障碍，足背感觉障碍，足底感觉正常。

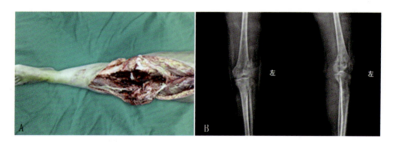

**病例 10 图 1　患者术前情况**

注：A. 术前创面情况；B. 术前 X 线片。

### （三）辅助检查

略。

### （四）入院诊断

清创后明确诊断：

1. 左下肢大面积皮肤软组织缺损

2．左膝关节开放性损伤

3．左髌骨骨折并部分骨缺损

4．左股骨外髁骨折并部分骨缺损

5．左胫骨平台骨折并部分骨缺损（左）

6．左腓骨小头骨折

7．左腓总神经损伤

8．左胫前血管损伤

9．左膝外侧副韧带损伤

10．失血性休克

## 二、诊治经过

患者清创术后予以重症监护、纠正贫血、低蛋白血症、抗感染对症支持治疗。伤后第 4 天病情平稳转入普通病房，伤后第 16 天再次清创、封闭负压吸引装置覆盖，术中见左下肢外固定架固定稳妥，左小腿胫前及外侧皮肤缺损，膝关节外侧结构性缺损，存在无效腔（病例 10 图 2 A、B），大量淤血块形成。大腿及小腿远端撕脱皮肤回植，愈合良好。根据创面情况制订"手术重建软组织缺损"方案，于伤后第 29 天重建左下肢大面积皮肤软组织缺损。

再次清创后，修复腓总神经，设计显微削薄的胸背动脉嵌合穿支皮瓣（皮瓣切取面积为 25 cm×10 cm，肌瓣切取体积为 17 cm×4 cm×2 cm）修复左小腿创面及膝外侧无效腔（病例 10 图 2 C），将腓肠内侧动脉通过皮下隧道引至前侧，背阔肌瓣填塞膝外侧无效腔（病例 10 图 2 G），显微削薄的胸背动脉穿支皮瓣覆盖胫前外侧浅表创面（病例 10 图 2 D～H），胸背动脉及 1 条伴行静脉与腓肠内侧动脉及 1 条伴行静脉吻合，皮瓣供区直接闭合（病例 10 图 2 I），术后皮瓣完全成活。3 周后拆除外固定支架，佩戴支具开始康复训练。

术后 18 个月随访：左下肢皮瓣无明显臃肿，其颜色和质地与周围皮肤接近（病例 10 图 3 A）。背部供区恢复良好，仅遗留线性瘢痕（病例 10 图 3 B）。左膝关节活动度正常、稳定度好，侧方应力试验阴性，恢复正常行走功能（病例 10 图 3 C、D）。

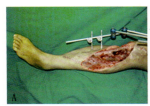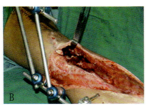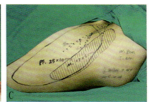

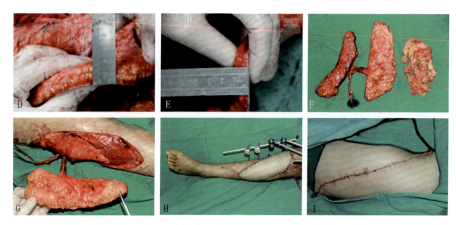

**病例 10 图 2　显微削薄－嵌合胸背动脉穿支皮瓣覆盖创面**

注：A. 清创术后 5 天创面情况；B. 膝关节外侧巨大无效腔；C. 皮瓣设计；D. 皮瓣削薄前；E. 皮瓣削薄后；F. 皮瓣切取（断蒂后）；G. 背阔肌瓣填塞无效腔；H. 术后受区情况；I. 供区直接闭合。

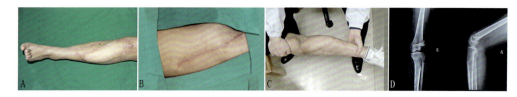

**病例 10 图 3　术后 18 个月复查**

注：A. 受区情况；B. 供区遗留线性瘢痕；C. 侧方应力试验；D. 随访 X 线片。

## 三、疾病介绍

高能量创伤、创伤后骨髓炎及肿瘤根治扩大切除等原因引起肢体皮肤软组织缺损十分常见，此类创面常合并有深部无效腔，临床处理十分棘手。传统方法采用肌皮瓣移植修复，背阔肌皮瓣具有供区隐蔽、血管恒定、可供切取面积大、血运丰富及抗感染能力强等优点，是临床上用于修复此类创面的常用肌皮瓣。但该方法肌瓣与皮瓣不能分离，皮瓣与肌瓣之间没有自由度，无法实现此类创面的精准修复，且对供区损伤大。游离肌瓣与皮瓣组合移植是修复合并深部无效腔皮肤软组织缺损创面的另一种方法。但该方法需要吻合两组血管，且需从 2 个供区分别切取肌瓣与皮瓣，延长了手术时间，增加了供区损伤和手术风险。

随着显微外科技术的发展，穿支皮瓣技术已成为临床创面修复的主流技术。然而，对于合并有无效腔的创面，传统穿支皮瓣移植仅能覆盖浅表创面，残留无效腔易形成局部血肿及继发感染。胸背动脉嵌合穿支皮瓣能同时提供不同种类的组织瓣，携带的背阔肌瓣血运丰富，抗感染能力强，且能有效填塞无效腔。在修复三维立体缺损的同时一期覆盖创面。相较于切取 2 个或多个组织瓣，胸背动脉嵌合穿支皮瓣移植缩短了手术时间，降低了对机体的损伤，是一种实用、可靠的修复重建方法。

## 四、病例点评

　　该病例创面修复的难点在于：①患者因交通事故导致左膝外侧结构性缺损合并小腿大面积皮肤软组织缺损，结构性缺损造成的无效腔与小腿皮肤软组织缺损不在同一位置，传统肌皮瓣无法精准修复；②膝关节稳定性如何重建；③小腿上段受区血管数量有限，给皮瓣移植带来困难，如何选择合适的受区血管；④患者为青年女性，皮瓣供区皮下脂肪较为肥厚，而胫前皮下脂肪菲薄，如何避免受区的臃肿外形，也是需要考虑的问题。

　　我们选择显微削薄的胸背动脉嵌合穿支皮瓣移植，皮瓣与背阔肌瓣仅以穿支血管相连，具有足够自由度，背阔肌瓣可以精准填塞膝外侧无效腔，皮瓣自由覆盖胫前浅表创面，真正实现了精准立体修复；背阔肌瓣血供丰富，抗感染能力强，有效避免了感染，实现创面一期愈合；胸背动脉嵌合穿支皮瓣移植只需吻合一组血管，且胸背动脉只有一支伴行静脉，静脉口径明显粗于动脉，与腓肠内侧动脉及其伴行静脉较为匹配；显微削薄后皮瓣受区获得良好外形，同时减少了供区损害；选择胸背血管体区皮瓣供区瘢痕较为隐蔽，对于年轻女性而言也是其乐于接受的。此外，该患者膝关节外侧结构性缺损，采用了该术式治疗，使得膝关节稳定性良好，究其原因可能是移植的失神经背阔肌瓣萎缩纤维化，起到了重建膝外侧副韧带的效果。

（病例提供者：吴攀峰　俞　芳　中南大学湘雅医院）

（点评专家：唐举玉　中南大学湘雅医院）

# 参考文献

[1] 谢广中，吴恒烜，刘翔，等 . 应用游离背阔肌皮瓣修复四肢大面积皮肤软组织缺损 [J]. 中华显微外科杂志，2007，30（2）：138-140.

[2] 张莉，李光早，徐静，等 . 改良背阔肌皮瓣的临床应用 [J]. 中华显微外科杂志，2008，31（4）：296-297.

[3] 唐举玉，杜威，宋达疆，等 . 胸背动脉穿支皮瓣移植修复不同部位皮肤软组织缺损 16 例 [J]. 中华整形外科杂志，2013，29（3）：178-180.

[4] 唐举玉，贺继强，吴攀峰，等 . 旋股外侧动脉降支嵌合穿支皮瓣立体修复合并深部无效腔的下肢软组织缺损 [J]. 中华显微外科杂志，2018，41（5）：424-427.

[5]Philandrianos C，Moullot P，Gay AM，et al.Soft tissue coverage in distal lower extremity open fractures：Comparison of free anterolateral thigh and free latissimus dorsi flaps[J].J Reconstr Microsurg，2018，34（2）：121-129.

[6] 卿黎明，唐举玉，吴攀峰，等 . 胸背动脉嵌合穿支皮瓣修复合并深部无效腔的四肢皮肤软组织缺损的疗效分析 [J]. 中华创伤骨科杂志，2021，23（12）：1076-1081.

# 病例 11　旋股外侧动脉横支降支联合分叶皮瓣修复前臂、手背缺损

## 一、病历摘要

患者男性，43 岁，因"机床传送带绞伤左上肢 7 小时"入院。

### （一）病史资料

患者入院前 7 小时，在工作中左上肢不慎被机床传送带绞伤，致左前臂及手背软组织广泛缺损，伴剧烈疼痛。简单包扎后急送入我院。

### （二）体格检查

患者痛苦面容，对答切题，查体合作。一般情况尚可，生命体征平稳。

专科检查：患者左上臂后外侧、左肘关节后外侧、左前臂后侧及左手背大面积软组织异物残留，创面污染严重；左手掌侧皮肤感觉减退，左手各指末梢毛细血管反应正常，桡动脉搏动较对侧减弱；左腕及手各指背伸活动不能。

### （三）辅助检查

CTA 检查方法：患者取平卧位，经肘正中静脉注射碘海醇注射液。采用 64 排宝石螺旋 CT 行腹主动脉下段致双侧胫前后动脉、腓动脉连续扫描，重点观察双侧髂前上棘至双侧髌骨平面，CT 特点及临床经验设置 CT 扫描参数：140 kV、525 mA、层厚 0.625 mm。将扫描的原始图像以 Dicom 格式输出存盘。

### （四）入院诊断

1. 左上肢绞伤
（1）左前臂侧大面积软组织缺损并骨外露
（2）左手背大面积皮肤缺损
（3）左上臂外侧皮肤缺损
2. 失血性休克

## 二、诊治经过

患者入院后完善相关检查，按照损伤控制理论，纠正失血性休克。同时，急诊行清创术。

1. 一期手术　患者麻醉完成后，扎气囊止血带止血。反复用生理盐水、双氧水及碘伏冲洗创面。消毒铺巾后，先行彻底清创，清除一切失活组织及泥沙及残留物。

彻底清创后专科情况如下。

术中见左臂后外侧、左肘关节后外侧、左前臂背侧及左手背大面积皮肤、肌肉缺损并坏死，左手背伸肌腱及桡骨外露。清创后明确诊断：①左臂、前臂、手背大面积皮肤、肌肉缺损并桡骨外露；②左前臂大部分伸肌群缺损；③左骨间背动脉损伤（前臂下段）；④左前臂骨间背神经缺损；⑤左手指背伸肌腱群损伤并外露。

术后给予纠正贫血、低蛋白血症、抗感染等对症支持治疗。再行清创、VSD 治疗 2 次，术后行头孢替安抗感染治疗，10 天后创面新鲜肉芽组织生长，具备皮瓣软组织移植条件。臂中上 1/3 外侧创面第 2 次清创时直接缝合，残留创面大小分别约 7 cm×25 cm（位于臂外侧至前臂背外侧）和 8 cm×9 cm（位于手背）（病例 11 图 1）。一期手术阶段共历时 24 天。

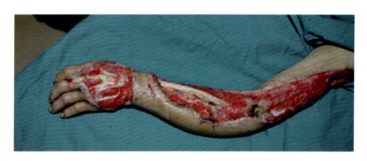

**病例 11 图 1　前臂和手背创面**

2. 二期手术　二期根据 CTA 设计横支降支联合的股前外侧分叶皮瓣。CTA 显影上肢受区血管，旋股外侧动脉及其穿支。利用 Mimics 19.0 软件三维重建携带旋股外侧动脉穿支血管皮瓣模型，设计旋股外侧动脉"横支降支联合"的股前外侧分叶皮瓣（面积为 8 cm×36 cm）。（病例 11 图 2）

按照术前设计切取皮瓣实施分叶，移植覆盖左手背、左前臂背侧及左肘关节关键创面（病例 11 图 3 至病例 11 图 6）。

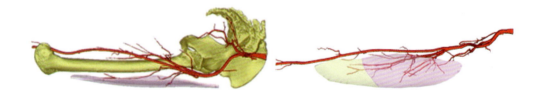

**病例 11 图 2　术前重建的横支降支联合皮瓣**

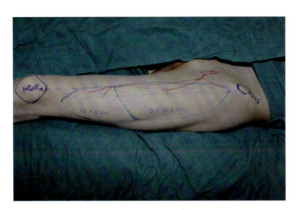

病例 11 图 3　根据数字化重建等比例完成术前皮瓣设计

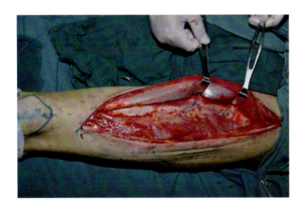

病例 11 图 4　术中横支、降支与术前完全吻合

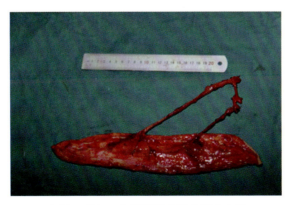

病例 11 图 5　切取的横支降支联合皮瓣

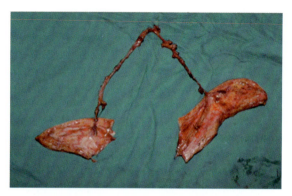

病例 11 图 6　分叶后的横支降支联合皮瓣

术中将旋股外侧动脉及 2 条伴行静脉与受区桡侧副动脉及 2 条伴行静脉吻合。臂外侧残余创面（面积为 3 cm×3 cm）取左大腿外侧刃厚（薄层）皮片游离移植。皮瓣供区直接缝合（病例 11 图 7）。

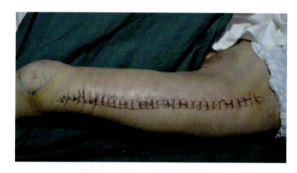

病例 11 图 7　供区直接缝合

术后加强护理，行抗感染、抗凝、解痉治疗。术后皮瓣成活良好（病例 11 图 8）。

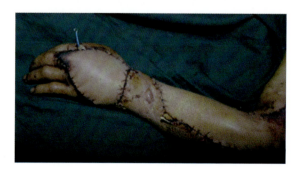

病例 11 图 8　术后 7 天，皮瓣成活良好

皮瓣成活后4个月,实施三期肌腱转位术。具体方案:掌长肌腱转位代拇长伸肌,桡侧腕屈肌腱转位代指总伸肌腱,重建手指背伸功能。

三期肌腱转位术后5年随访,左上肢皮瓣成活良好,无臃肿;肘关节无瘢痕挛缩,伸-屈活动范围0°～100°,前臂旋转活动范围0°～95°,Mayo肘关节评分90分,评定为优;腕关节伸-屈活动范围-10°～30°,手指屈、伸肌力Ⅲ～Ⅳ级,手抓持功能恢复满意,握力恢复至健侧手的70%,Mayo腕关节评分70分,评定为中;均较术前改善(病例11图9)。大腿供区恢复良好,仅留有线形瘢痕。

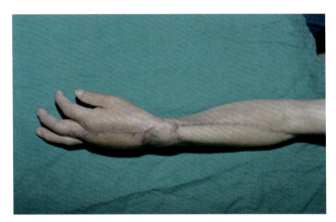

病例11图9　术后前臂和手背外观,外形良好

## 三、疾病介绍

上肢严重软组织缺损的修复重建需要准确评估软组织缺损程度,制订合理的修复重建计划,精确设计皮瓣移植方案,才能达到供区最小损伤、受区最大修复的治疗效果。该病例软组织缺损严重,其特点及修复难点如下:①桡骨、手背伸肌腱、肘关节处等核心创面多发分布,面积巨大。分叶皮瓣能够一蒂两瓣覆盖手背及臂部创面,通过吻合一组血管建立两个或多个皮瓣的血液循环,对于此病例为最佳选择;②股前外侧作为供区可切取较大面积皮瓣组织,但穿支血管实际的数量和分布影响分叶皮瓣的切取。此外,旋股外侧动脉穿支血管的数量并不恒定,有研究表明18.2%的病例只有单穿支,无法实现分叶皮瓣切取。再者,穿支来源存在变异,可起源于旋股外侧动脉降支,也可来源于斜支或横支,增加分叶皮瓣切取的困难,还可能出现两穿支不共干,导致"斜支陷阱",如术前不能规划仔细,可能无法实现一蒂两瓣的分叶;③软组织挫伤及挤压伤严重,上肢受区血管损伤情况不明确,如吻合血管选择不当,影响皮瓣循环建立,导致移植失败,甚至二次破坏上肢血供,导致肢体坏死。

## 四、病例点评

针对以上难点，我们利用 CTA 对供、受区血管进行造影。明确受区血管条件：肱动脉、桡侧副动脉，前臂尺、桡动脉有显影；其中桡侧副动脉质量符合吻合需求，同时避免对主要血管的牺牲。明确供区血管条件：Mimics 19.0 软件三维重建穿支血管，明确目标穿支分别起源共干于旋股外侧动脉的降支和横支，经过测算穿支间距及血管蒂长度充足，设计"降支联合横支"皮瓣可实现一蒂两瓣大面积分叶的目的，覆盖核心创面，保护肘关节活动度。臂外侧非核心创面选择游离植皮，减少对皮瓣的需求，保证供区线形缝合。

CTA 在术前对旋股外侧动脉降支及其穿支的走行定位，切取时能减少对肌肉的创伤，并保护股神经的肌支。分叶皮瓣需要切取的大段血管，有较长的股神经肌支伴行，且需要结扎较多肌支，最大限度的保留粗大的神经，防止术后肌肉因缺血合并失神经支配出现肌力下降。本例中血管与神经无过多交叉，可保留较大神经肌支将皮瓣完整切取后实施分叶，但是对于血管与神经交叉缠绕复杂时，我们建议先将皮瓣分叶处理，连同其血管蒂从神经下穿过，最大限度的保留神经。

采用 CTA 及三维重建作为辅助手段，做到"量体裁衣"的精准化修复，其优点在于术前可做到：①明确供区穿支起源；②确定穿支数量；③定位穿支位置；④计算蒂部长度；⑤设计分叶方式；⑥筛选受区吻合血管；⑦预判吻合形式。尽管 CTA 是一项有创检查，具有辐射，造影剂过敏风险，但是对于复杂的软组织缺损病例，需要客观化的评估来明确血管情况，降低手术难度，缩短手术时间，提高手术成功率。此方法可作为一种实用、高效的技术应用于复杂病例。

（病例提供者：何晓清　杨　曦　中国人民解放军联勤保障部队第九二〇医院）

（点评专家：徐永清　中国人民解放军联勤保障部队第九二〇医院）

# 参考文献

[1] 唐举玉，章伟文，张世民，等. 中国特殊形式穿支皮瓣的名词术语与定义专家共识 [J]. 中华显微外科杂志，2013，36（2）：113-114.

[2]Lee YC, Chen WC, Chou TM, et al.Anatomical variability of the anterolateral thigh flap perforators：Vascular anatomy and its clinical implications[J].Plast Reconstr

Surg，2015，135（4）：1097-1107.

[3]Lakhiani C，Lee MR，Saint-Cyr M.Vascular anatomy of the anterolateral thigh flap：A systematic review[J].Plast Reconstr Surg，2012，130（6）：1254-1268.

[4]Wong CH.The oblique branch trap in the harvest of the anterolateral thigh myocutaneous flap[J].Microsurgery，2012，32（8）：631-634.

[5] 芮永军，张雁，施海峰，等．穿支定位技术在预防股前外侧皮瓣供区并发症中的应用［J］.中华显微外科杂志，2016，39（6）：529-533.

# 病例12　吻合血管的腓骨小头骨骺移植治疗Ⅲ型先天性桡侧纵列缺如

## 一、病历摘要

患儿女性，4岁，以"出生后右手桡偏畸形伴拇指发育不全、功能受限"入院。

### （一）病史资料

患儿出生后父母发现其右手腕偏斜，拇指短小，伴屈伸活动受限，在当地医院就诊，医生建议到学龄前再根据发育情况选择治疗方式。患儿为求治疗来我院就诊，门诊以"右手桡侧纵列缺如畸形"收住我科。

### （二）体格检查

患儿神志清，对答切题，查体合作。一般情况尚可，生命体征正常。

专科检查：患儿右上肢较左侧发育短，右腕关节桡偏畸形，屈伸活动受限，不能尺偏，拇指发育短小，掌指关节及指间关节不能主动屈伸。

### （三）辅助检查

右前臂X线片示：腕关节桡偏，桡骨远端缺如，第一掌骨缺如，拇指指骨发育短小。

### （四）入院诊断

右侧上肢桡侧纵列缺如（Bayne Ⅲ型）（病例12 图1）

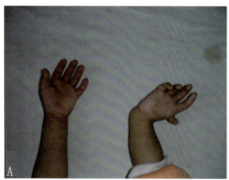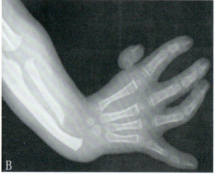

病例12 图1　桡侧纵列缺如，Ⅲ型（右侧）

注：A. 外观，右侧腕关节桡偏合并漂浮拇；B.X 线片：桡骨远端缺如，部分腕骨缺如，第五掌骨缺如。

## 二、诊治经过

手术分期进行，一期行前臂与腕部桡侧软组织松解、外固定架固定；二期行吻合膝下外侧动脉的腓骨近端骨骺移植修复桡骨缺损、重建腕关节。

1. 受区腕关节的处理　一期首先对前臂软组织进行松解并使用外固定架逐步矫正腕关节偏斜，为植入腓骨移植物提供空间，同时行漂浮拇蒂部的切开增宽，注意保护好漂浮拇蒂部的血管，将漂浮拇蒂部的皮肤切除，近端的皮肤与手掌桡侧的皮肤直接缝合（病例 12 图 2）。

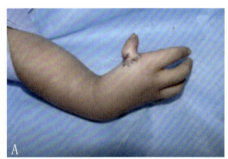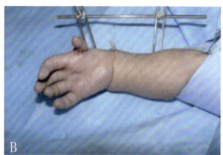

**病例 12 图 2　一期手术：对右前臂软组织松解，外固定架矫正腕关节偏斜**

注：A. 漂浮拇蒂部松解增宽；B. 右前臂松解后外固定架固定。

2. 腓骨小头骨皮瓣的切取（病例 12 图 3）　一期术后 3 周进行，术前使用超声多普勒定位桡动脉的位置。选择腕关节桡掌侧纵向切口，分离并彻底切除紧张的筋膜和桡骨远端的骨赘。仔细分离并暴露桡动脉和头静脉，如桡动脉发育不良或缺失，可选择分离尺动脉作为受区动脉，并使用血管吊索悬吊标记。分离及切除紧张组织的关键在于注意保护血管、神经及手指的伸屈肌腱等结构。

选择切取同侧腓骨用于重建桡骨远端缺损。患者取仰卧位，膝关节及髋关节屈曲。取外侧切口起自腓骨近端，走行于腓骨长肌和比目鱼肌之间的平面，并沿股二头肌肌腱向近端延伸 5～6 cm。分离皮下组织，在股二头肌肌腱内侧找到腓总神经并使用血管吊索悬吊保护。切断股二头肌肌腱并保留部分肌腱组织在腓骨近端上，分离腓肠肌外侧头和跖肌并向内侧牵开，暴露膝下外侧动脉，可见后者发自腘动脉。切开外侧副韧带，分离膝下外侧动脉至其发出下行骨膜支到腓骨近端，同时结扎其终支及上行支。分离血管蒂后，根据桡骨缺损的长度确定截骨位置并截骨，并将其与周围组织分开。暴露上胫腓关节，注意尽量保留膝关节的关节囊。切取腓骨近端的同时带部分上胫腓关节及周围肌肉袖套，以避免损伤骨骺血管。修复膝关节外侧关节囊，并将股二头肌肌腱重新附丽，必要时采用克氏针固定。

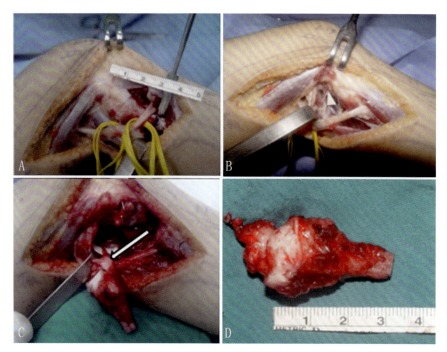

**病例 12 图 3　腓骨小头骨瓣的切取**

注：A. 显露并保护好腓总神经，测量需要切取的腓骨小头骨瓣长度；B. 显露腓骨小头骨瓣的血管，白色三角所示为膝下外侧血管；C. 分离好的腓骨小头骨骺瓣，白色箭头所示为膝下外侧血管；D. 切取的腓骨小头骨瓣血运。

3. **重建桡骨远端缺损（病例 12 图 4）**　受区及供区准备完毕后，腓骨小头骨皮瓣切取前应观察血运 20 分钟，确认血运良好后切取骨瓣，使用克氏针将其固定在桡骨远端。将携带的股二头肌肌腱与腕关节残留的关节囊和韧带固定在一起，用于重建下尺桡关节的稳定性。膝下外侧动脉与桡动脉吻合，伴行静脉与头静脉吻合，根据血管口径采用端－端或端－侧吻合。血管吻合完毕后，注意观察腓骨近端骨骺周围的肌袖及携带皮瓣的血运情况。

术后处理：术后腕关节功能位石膏固定 6 周。常规抗感染、抗血栓及抗痉挛治疗，并密切观察腓骨骨皮瓣的血运以评估骨瓣的血运情况。下尺桡关节克氏针 4～6 周后拔出。

功能评价：术后定期随访，对手术效果进行评价。客观评估包括肘关节、前臂、腕关节及手指活动度；影像学评估包括手－前臂角及尺、桡骨的长度。

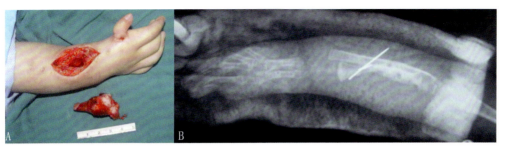

**病例 12 图 4 腓骨小头骨瓣移位于右前臂，克氏针固定（B）**

4. 随访（病例 12 图 5、病例 12 图 6） 腓骨小头骨皮瓣存活良好。术前测量腕关节屈、伸活动度分别为 52°及 25°，随访 72 个月，腕关节屈、伸活动度为 90°及 70°；前臂旋转功能较术前有改善；术前测量腕关节桡侧偏斜的角度为 60°，术后随访该角度改善 40°；术前尺、桡骨的长度分别为 7.5 cm 和 5.3 cm，最终随访时测量尺、桡骨的长度为 12.8 cm 和 11.2 cm。

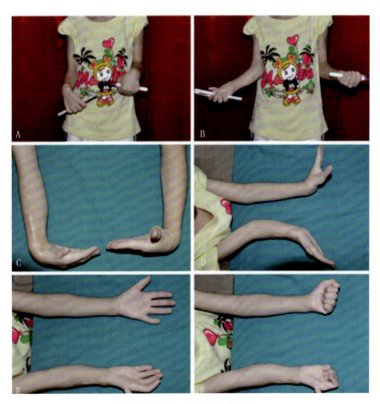

**病例 12 图 5 术后 72 个月随访**

注：A、B. 前臂旋前旋后功能；C、D. 腕关节屈伸功能；E、F. 手指屈伸功能。

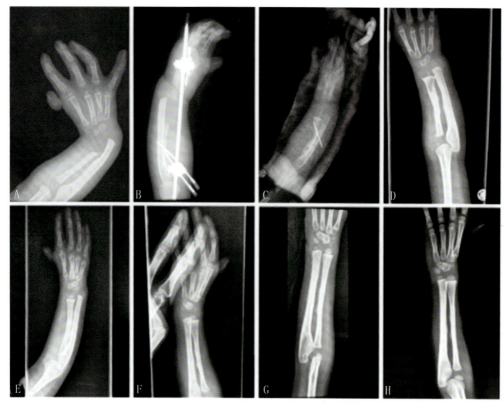

**病例 12 图 6　移植的腓骨小头骨发育 X 线片随访**

注：A. 术前；B. 外固定架牵引术后 3 周；C. 一期术后 3 个月行腓骨小头骨皮瓣移植，桡骨长度 5.3 cm，尺骨长度 7.5 cm；D. 腓骨小头骨皮瓣移植术后 3 个月，腓骨小头骨皮瓣和桡骨远端愈合；E. 腓骨小头骨皮瓣移植术后 10 个月，移植的腓骨发育良好，桡骨长度 7.4 cm；F. 腓骨小头骨皮瓣移植术后 24 个月，移植的腓骨发育良好，桡骨长度 8 cm；G. 腓骨小头骨皮瓣移植术后 44 个月，移植的腓骨发育良好，桡骨长度 10.2 cm；H. 腓骨小头骨皮瓣移植术后 56 个月，移植的腓骨发育良好，桡骨长度 11.2 cm，尺骨长度 12.8 cm。

## 三、疾病介绍

先天性桡侧纵列缺如是一种少见的上肢先天性畸形，属于上肢枝芽桡侧一部分受到损害产生的一组畸形，桡侧缺如的范围包括大鱼际、漂浮拇、拇指、掌骨、腕骨、桡骨。新生儿发病率为 1/300 000～1/100 000，男女发病比约为 1.5∶1.0。

典型临床表现为手及前臂桡侧骨与软组织发育不良，腕关节向桡侧偏斜，前臂短缩。Bayne 将先天性桡侧纵列缺如分为 4 型：Ⅰ 型为桡骨远端发育不全，比尺骨短缩 2 mm 以上；Ⅱ 型为桡骨远端及近端均发育不全；Ⅲ 型为桡骨远端部分缺如；Ⅳ 型为桡骨完全缺如。手术治疗的关键在于既要达到矫正腕关节桡偏畸形、稳定腕关节及恢复桡骨长度的目的，又要不影响患肢的功能和发育。

## 四、病例点评

先天性桡侧纵列缺如是上肢纵列缺如中最常见的一种，治疗非常具有挑战性，特别是Ⅲ型和Ⅳ型。治疗的目的主要是稳定腕关节、恢复桡骨长度、重建前臂及手的功能。传统的手术方式包括最常见的中央化手术及在此基础上改良的桡侧化手术，然而这种手术存在腕关节桡侧偏斜复发，骨骺损伤进而影响前臂的长度及腕关节僵硬等并发症。其他手术方式包括外固定架软组织牵拉及尺骨延长等，但也存在很多问题，包括多次手术、针道感染等。

随着显微外科技术的发展，手外科医生尝试采用吻合血管的骨骺移植来重建桡骨远端缺损，其特点主要是带骨骺移植骨可以生长。目前报道的方法包括吻合血管的腓骨近端骨骺和足第 2 跖趾关节移植重建桡骨远端缺损，后者由 Vilkki 在 1998 年报道并取得了良好的效果。然而，相较于第 2 跖趾关节，近端腓骨的优势在于与桡骨远端较好的解剖匹配性、稳定的血管蒂及足够的长度等。关于采用吻合血管的腓骨近端骨骺治疗先天性桡侧纵列缺如已有文献报道，但治疗效果并不理想。1986 年，Tsai 等以动脉和骨骺动脉为血管蒂，治疗了 2 例患者，但术后随访移植腓骨骨骺早闭而停止生长；另有报道，采用单纯腓动脉作为腓骨小头骨皮瓣的血管蒂，术后 12 个月随访，移植腓骨骨骺仅生长 0.4 cm。究其原因，我们认为可能与血管蒂的选择有关，因为足够的血运对维持骨骺的存活及生长至关重要。解剖学研究表明，膝下外侧动脉发自腘动脉，是腓骨近端骨骺主要的滋养动脉。相较于其他血管蒂，其特点主要是位置恒定、容易暴露、血管蒂足够长，且与腓骨头支吻合丰富，在成人身上其滋养范围达腓骨头下 11 cm。

本例患儿术前桡骨的长度为 5.3 cm，术后 3 个月，移植腓骨与桡骨远端骨性愈合。术后随访 56 个月，桡骨的长度为 11.2 cm，且腓骨近端骨骺仍然没有闭合，说明单一膝下外侧动脉可作为腓骨近端骨骺移植的滋养动脉。与正常发育的儿童相比，先天性桡侧纵列缺如患者的前臂长度较短。另外，有文献报道矫形手术比如中央化手术会进一步影响尺骨的发育，从而影响前臂的长度。Sestero 等人报道发现未经手术治疗患者的患侧前臂长度大约是健侧的 64%，而采用中央化手术后患侧前臂的长度为健侧的 48% ～ 58%。而本例患儿术后 56 个月随访时尺骨的长度为 12.8 cm，为健侧长度的 64%，优于中央化手术的效果，且该结果与 Vilkki 报道的相符。桡侧纵列缺如的主要治疗目的是纠正桡侧偏斜，稳定腕关节。传统的中央化手术可有效纠正腕关节桡侧偏畸形，但其主要并发症是桡偏畸形复发。Goldfarb 等报道显示中央化手术术后腕关节桡侧偏斜的平均角度为桡偏 80°到尺偏 35°。本例患儿术后随访，腕关节桡偏角度改善 40°，且与术后早期相比，没有明显畸形复发，优于该文献报道的结果。另外，本组患者术后前臂及手的功能恢复良好。根据 Bayne 报道的结果，中央化手术术后腕关节的活动度为40°。本例患儿术后随访，腕关节外值得注意的是该患儿前臂的旋转显著优于目前文献的报道。

（病例提供者：秦本刚　中山大学附属第一医院）
（点评专家：顾立强　中山大学附属第一医院）

# 参考文献

[1]James MA, Bednar MS.Deformities of the wrist and forearm[M].//Green DP, Hotchkiss RN, Pederson WC, et al.Operative hand surgery.5th ed.New York：Churchill Livingstone, 2005：1469-1506.

[2]Bayne LG, Klug MS.Long-term review of the surgical treatment of radial deficiencies[J].J Hand Surg Am, 1987, 12（2）：169-179. DOI：10.1016/s0363-5023（87）80267-80268.

[3]James MA, McCarroll HR Jr, Manske PR.The spectrum of radial longitudinal deficiency：a modified classification[J].J Hand Surg Am, 1999, 24（6）：1145-1155. DOI：10.1053/jhsu.1999.1145.

[4]Yang J, Qin B, Li P, et al.Vascularized proximal fibular epiphyseal transfer for Bayne and Klug type Ⅲ radial longitudinal deficiency in children[J].Plast Reconstr Surg, 2015, 135（1）：157e-166e.DOI：10.1097/PRS.0000000000000836.

[5]Menezes-Leite MC, Dautel G, Duteille F, et al.Transplantation of the proximal fibula based on the anterior tibial artery.Anatomical study and clinical application[J].Surg Radiol Anat, 2000, 22（5-6）：235-238. DOI：10.1007/s00276-000-0235-8.

[6]Anil K Bhat, Mithun Pai G, Ashwath M.Outcomes of radialization with ulnar cuff osteotomy for radial longitudinal deficiency：a medium-term follow-up study[J].J Hand Surg Eur Vol, 2023, 17531934231185024.

[7]Philipp Scheider, Sebastian Farr.Outcomes of soft tissue distraction prior to radialization of the hand in children with severe radial longitudinal deficiency[J].J Hand Surg Eur Vol, 2022, 47（11）：1174-1177.

[8]Sabharwal S, Finuoli AL, Ghobadi F.Pre-centralization soft tissue distraction for Bayne type Ⅳ congenital radial deficiency in children[J].J Pediatr Orthop, 2005, 25（3）：377-381. DOI：10.1097/01. bpo.0000152907.31293.00.

[9]Goldfarb CA, Murtha YM, Gordon JE, et al.Soft-tissue distraction with a ring

external fixator before centralization for radial longitudinal deficiency[J].J Hand Surg Am, 2006, 31 (6): 952-959. DOI: 10.1016/j.jhsa.2006.03.019.

[10]Vilkki SK. Vascularized joint transfer for radial club hand[J].Tech Hand Up Extrem Surg, 1998, 2 (2): 126-137. DOI: 10.1097/00130911-199806000-00007.

[11]Tsai TM, Ludwig L, Tonkin M.Vascularized fibular epiphyseal transfer.A clinical study[J].Clin Orthop Relat Res, 1986 (210): 228-234.

[12]Pho RW, Patterson MH, Kour AK, et al.Free vascularized epiphyseal transplantation in upper extremity reconstruction[J].J Hand Surg Br, 1988, 13 (4): 440-447. DOI: 10.1016/0266-7681 (88) 90175-1.

[13]Thammaroj T, Jianmongkol S, Kamanarong K.Vascular anatomy of the proximal fibula from embalmed cadaveric dissection[J].J Med Associ Thai, 2007, 90 (5): 942-946.

[14]Lamb DW.Radial club hand.A continuing study of sixty-eight patients with one hundred and seventeen club hands[J].J Bone Joint Surg Am, 1977, 59 (1): 1-13.

[15]Bora FW Jr, Osterman AL, Kaneda RR, et al.Radial club-hand deformity. Long-term follow-up[J].J Bone Joint Surg Am, 1981, 63 (5): 741-745.

[16]Sestero AM, Van Heest A, Agel J.Ulnar growth patterns in radial longitudinal deficiency[J]. J Hand Surg Am, 2006, 31 (6): 960-967. DOI: 10.1016/j.jhsa.2006.03.016.

[17]Matsuno T, Ishida O, Sunagawa T, et al.Radius lengthening for the treatment of Bayne and Klug type Ⅱ and type Ⅲ radial longitudinal deficiency[J].J Hand Surg Am, 2006, 31 (5): 822-829. DOI: 10.1016/j.jhsa.2006.01.017.

[18]Goldfarb CA, Klepps SJ, Dailey LA, et al.Functional outcome after centralization for radius dysplasia[J].J Hand Surg Am, 2002, 27 (1): 118-124. DOI: 10.1053/jhsu.2002.30078.

# 病例13 同种去细胞异体神经移植治疗上臂丛神经损伤

## 一、病历摘要

患者男性，44 岁，因"摩托车祸后右肩肘关节运动感觉障碍 3 个月"入院。

### （一）病史资料

3 个月前因摩托车祸致右肩肘关节运动及感觉障碍，在当地医院给予保守治疗后无好转，在我院行臂丛神经 MRI 检查示 $C_5$、$C_6$ 神经根撕脱伤，为进一步治疗以"右侧上臂丛神经损伤"收住我科。

### （二）体格检查

Horner 征阴性，右侧方肩畸形，胸大肌锁骨部肌力 0 级，胸大肌胸肋部肌力 3 级。三角肌、冈上肌、冈下肌萎缩，三角肌、冈上肌、冈下肌、大圆肌、小圆肌、肱二头肌、桡侧腕屈肌肌力 0 级，屈腕、屈指、伸腕伸指肌肌力 5 级。大小鱼际肌无萎缩，三角肌区皮肤感觉 S0（病例 13 图 1 A、B）。

### （三）辅助检查

臂丛神经 MRI 示：$C_5$、$C_6$ 根性撕脱伤，相应的椎管内可见假性撕脱囊肿（病例 13 图 1 C、D）。

### （四）入院诊断

右侧上臂丛神经损伤（A Ⅰ型，中山一院分型）

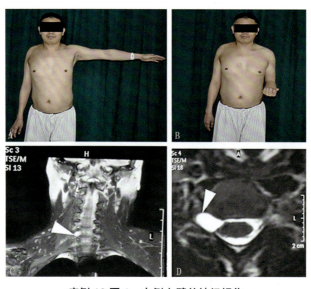

病例 13 图 1　右侧上臂丛神经损伤

注：A. 右肩关节不能外展；B. 右肘关节不能屈曲；C. 臂丛 MRI 冠状面扫描：白色箭头所示为 $C_5$、$C_6$ 根性撕脱后形成的假性囊肿；D. 臂丛 MRI 横断面扫描：白色箭头所示为 $C_5$、$C_6$ 根性撕脱后形成的假性囊肿。

## 二、诊治经过

1. 手术方法　患者全身麻醉，平卧位，锁骨上横切口，先探查右臂丛神经，发现 $C_5$、$C_6$ 神经根性撕脱，膈神经功能正常，之后取右锁骨上横切口，分离健侧 $C_7$ 神经，术中测量健侧 $C_7$ 神经长度为 7.5 cm，建立椎体前通道，将健侧 $C_7$ 神经在束支部切断后引导至患侧，测量神经缺损 3 cm，取 1 条去细胞异体神经移植，在手术显微镜下用 8-0 显微缝线缝合健侧 $C_7$ 去细胞异体神经上干，9-0 显微缝线缝合膈神经 - 肩胛上神经（病例 13 图 2）。术后右上肢屈肘内收位头 - 颈 - 上肢石膏固定 6 周，6 周后开始康复治疗。

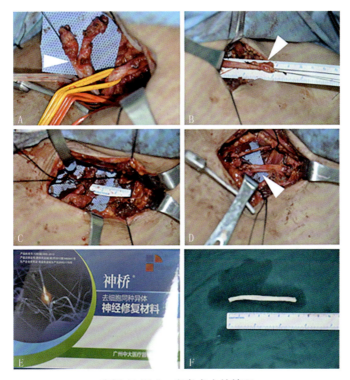

病例 13 图 2　患者术中的情况

注：A. 探查发现 $C_5$、$C_6$ 神经根性撕脱（白色箭头）；B. 提示为切断的健侧 $C_7$ 神经（白色箭头），在 $C_7$ 神经的前后股汇入外侧束和后束水平面切断，可切取的 $C_7$ 神经长度为 7.5 cm；C. 健侧 $C_7$ 椎体前移位后，与患侧撕脱的 $C_5$、$C_6$ 神经不能直接缝合，神经缺损 3 cm；D. 修复方法：健侧 $C_7$ 通过去细胞异体神经移植修复 $C_5$、$C_6$ 神经（白色箭头键所示），上方是膈神经移位修复肩胛上神经；E、

F. 去细胞异体神经外观，神经长度为 6 cm，由于神经缺损 3 cm，将移植的神经中间切断，健侧 $C_7$ 前股通过异体神经移植修复 $C_5$，后股通过异体神经移植修复 $C_6$。

2. 评价方法

肌力：肱二头肌和三角肌肌力（改良 BMRC 评分）。

肩关节肘关节活动度（range of motion，ROM）。

上肢功能（disability of arm shoulder and hand，DASH）评分量表评分。

感觉：BMRC（Highet）评价标准。

3. 术后 36 个月随访（病例 13 图 3）

肌力：肱二头肌 M4，三角肌 M3。

肩外展：120°，屈肘：140°。

上肢 DASH 评分：23.4。

三角肌区皮肤感觉：S3。

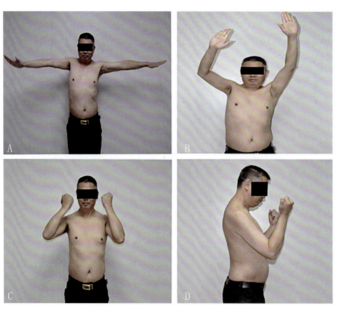

**病例 13 图 3　术后 36 个月随访**

注：A. 右侧肩外展功能恢复，右肩部三角肌可触及收缩，肌力 4 级；B. 右侧肩上举部分功能恢复；C、D. 右侧屈肘功能恢复，可触及肱二头肌收缩，肌力 4 级。

## 三、疾病介绍

随着社会发展，交通事故、工业伤、高处坠落伤等事故发生率也在逐渐上升，臂丛神经损伤的发生率随之也越来越高，因此臂丛损伤是一个亟待解决的重大难题。尽管、膈神经、副神经、肋间神经移位等术式的发明使臂丛根性损伤的治疗取得了很大的进步，但仍不能满足临床需要。1989 年，顾玉东首次报道了健侧 $C_7$ 椎体前移位术式，该术式已临床应用 30 余年，证实了该术式安全、有效。1992 年，Mcguness 改良的健侧 $C_7$ 椎体前移位的通道，将传统的颈部皮下通道改为椎体前通道，使得神经生长的距离大大缩短，尽管如此，仍然未解决健侧 $C_7$ 椎体前移位后神经缺损的问题。

自体神经移植虽然能部分解决该问题，但仍面临着神经来源有限、神经直径较细无法匹配、供区的感觉功能障碍等难题。异体神经为解决该难题提供了可能性。由于不可避免的免疫排斥反应，限制了异体神经的临床应用。2012 年，组织工程化异体神经应用于临床，由于去除了细胞，保留了神经外膜、束膜、神经内膜管及细胞外基质，可以有效避免免疫排斥反应。本课题组在前期研究的基础上，进行了去细胞异体神经的临床多中心研究，证实了去细胞异体神经的安全性及有效性。但是目前尚未见有报道将去细胞异体神经用于成人臂丛神经损伤的治疗。

## 四、病例点评

本病例通过健侧 $C_7$ 椎体前移位同时移植 3 cm 去细胞异体神经修复臂丛上干，患者恢复了肩外展及屈肘功能，证实了去细胞异体神经在臂丛损伤治疗中安全、有效，为进一步的临床应用提供了参考。菲尼克斯儿童医院对比了去细胞异体神经移植和自体神经移植在产瘫治疗中的效果，结果认为两组无明显差异。文献综述也认为，去细胞异体神经安全、有效，如果加入细胞能够增加修复的效果。

影响臂丛神经损伤疗效的因素很多，包括神经损伤的类型及严重程度、神经损伤的平面、修复时间、移植神经的长度、患者的年龄等。Monreal 认为神经移植的长度和年龄是影响预后的重要因素。本课题组的临床回顾分析认为，神经移植长度、患者年龄和手术时机是影响预后的独立因素，神经移植的最佳长度控制在 3 cm 内。本课题组的另一项回顾性研究对比了臂丛神经损伤健侧 $C_7$ 椎体前移位直接修复臂丛上干和通过去细胞异体移植修复臂丛上干的临床疗效，4 年随访结果显示直接修复组三角肌和肱二头肌的有效恢复率分别为 88.89% 和 85.19%，去细胞异体神经移植修复组为 70.83% 和 66.67%。

本研究未能对移植入体内的去细胞异体神经进行血管化及神经再生形态学方面的评估，另外缺乏足够的术后电生理评价，这是本研究的不足之处。

（病例提供者：秦本刚　中山大学附属第一医院）

（点评专家：顾立强　中山大学附属第一医院）

# 参考文献

[1]Zheng MX, Hua XY, Feng JT, et al.Trial of contralateral seventh cervical nerve transfer for spastic arm paralysis[J].N Engl J Med, 2017, 378 (1): 22-34.

[2]Terzis JK, Vekris MD, Soucacos PN.Outcomes of brachial plexus reconstruction in 204 patients with devastating paralysis[J].Plast Reconstr Surg, 1999, 104 (5): 1221-1240.

[3]Blair R Peters, Amelia C Van Handel, Stephanie A Russo, et al.Five Reliable Nerve Transfers for the treatment of isolated upper extremity nerve injuries[J].Plast Reconstr Surg, 2021, 147 (5): 830e-845e.

[4]Gu YD, Zhang GM, Chen DS, et al.Cervical nerve root transfer from the healthy side for treatment of brachial plexus root avulsion[J].Chin Med J, 1989, 69 (10): 563-565.

[5]Giusti G, Willems WF, Kremer T, et al.Return of motor function after segmental nerve loss in a rat model: Comparison of autogenous nerve graft, collagen conduit, and processed allograft (AxoGen) [J].J Bone Joint Surg Am, 2012, 94 (5): 410-417.

[6]Whitlock EL, Tuffaha SH, Luciano JP, et al.Processed allografts and type I collagen conduits for repair of peripheral nerve gaps[J].Muscle Nerve,2009,39 (6): 787-799.

[7]He B, Zhu Q, Chai Y, et al.Safety and efficacy evaluation of a human acellular nerve graft as a digital nerve scaffold: A prospective, multicentre controlled clinical trial[J].J Tissue Eng Regen Med, 2015, 9 (3): 286-295.

[8]Gu YD.Contralateral C7 root transfer over the last 20 years in China[J].Chin Med J (Engl.), 2007, 120 (13): 1123-1126.

[9]Chuang DC, Hernon C.Minimum 4-year follow-up on contralateral C7 nerve transfers for brachial plexus injuries[J].J Hand Surg Am, 2012, 37 (2): 270-276.

[10]Terzis JK, Kokkalis ZT.Selective contralateral C7 transfer in posttraumatic brachial plexus injuries:A report of 56 cases[J].Plast Reconstr Surg,2009,123(3): 927-938.

[11]McGuiness CN, Kay SPJ.The prespinal route in contralateral C7 nerve root transfer for brachial plexus avulsion injuries[J].J Hand Surg Br, 2002, 27 (2): 159-160.

[12]Mackinnon SE, Doolabh VB, Novak CB, et al.Clinical outcome following nerve allograft transplantation[J].Plast Reconstr Surg, 2001, 107 (6): 1419-1429.

[13]Mickey S Cho, Brian D Rinker, Renata V Weber, et al.Functional outcome following nerve repair in the upper extremity using processed nerve allograft[J].J Hand Surg Am, 2012, 37 (11): 2340-2349.

[14]Hu J, Zhu QT, Liu XL, et al.Repair of extended peripheral nerve lesions in

rhesus monkeys using acellular allogenic nerve grafts implanted with autologous mesenchymal stem cells[J].Exp Neurol, 2007, 204 (2): 658-666.

[15]Wang D, Liu XL, Zhu JK, et al.Bridging small-gap peripheral nerve defects using acellular nerve allograft implanted with autologous bone marrow stromal cells in primates[J].Brain Res, 2008, 1188: 44-53.

[16]Laura G Hamant, P David Adelson, Paul Kang, et al.Comparison of autograft versus allograft in the surgical repair of pediatric obstetrical brachial plexus injuries[J].J Neurosurg Pediatr, 2020, 12: 1-9.

[17]Francesca Alice Pedrini, Filippo Boriani, Federico Bolognesi, et al.Cell-Enhanced acellular nerve allografts for peripheral nerve reconstruction: A systematic review and a meta-analysis of the literature[J].Neurosurgery, 2019, 85 (5): 575-604.

[18]Ricardo Monreal.Restoration of elbow flexion by transfer of the phrenic nerve to musculocutaneous nerve after brachial plexus injuries[J].Hand (NY), 2007, 2 (4): 206-211.

[19]Liang Li, Jiantao Yang, Bengang Qin, et al.Analysis of human acellular nerve allograft combined with contralateral C7 nerve root transfer for restoration of shoulder abduction and elbow flexion in brachial plexus injury: a mean 4-year follow-up[J].J Neurosurg, 2019, 132 (6): 1914-1924.

[20]Liang Li, Wen-Ting He, Ben-Gang Qin, et al.Comparison between direct repair and human acellular nerve allografting during contralateral C7 transfer to the upper trunk for restoration of shoulder abduction and elbow flexion[J].Neural Regen Res, 2019, 14 (12): 2132-2140.

# 病例 14　健侧肢体供血、患肢原位寄养技术治疗上肢严重创伤合并感染

## 一、病历摘要

患者男性，18 岁，因"左肱骨中上段开放性骨折合并肱动脉损伤（Gustilo ⅢC 型骨折）"在外院行清创、骨折复位接骨板内固定、人造血管移植修复肱动脉术。

### （一）病史资料

患者术后 10 天因肱动脉破裂再次手术，术中探查见左臂屈肌群及部分伸肌群坏死、感染，人造血管远端吻合口撕裂，肱动脉糜烂，术中行坏死组织及人造血管清除，腋动脉及肱动脉断端结扎，肘关节以远肢体严重缺血。患者家属拒绝截肢，予敷料填塞伤口后转入我院，寻求保肢治疗。

### （二）体格检查

患者生命体征正常。患者左上肢外固定，远端皮肤苍白，温度低，肱动脉、桡动脉搏动消失，左上臂内侧伤口有渗液，皮肤感觉存在。

### （三）辅助检查

略。

### （四）入院诊断

左肱骨开放性骨折（Gustilo ⅢC 型）

## 二、诊治经过

为挽救患者肢体，手术分期进行，第一期：通过健侧肢体远端带蒂的血管桥接至左上肢远端血管恢复血运；第二期：左上臂伤口清创，控制感染；第三期：Flow-through 皮瓣修复肱动脉；第四期：腕部血管断蒂。

1. 健侧肢体远端血管转位至左上肢远端桡动脉，恢复左上肢血供（病例 14 图 1）。左上臂内侧清创，取出栓塞的人工血管，于右前臂远端设计带桡动脉、头静脉的前臂皮瓣，面积 6 cm×10 cm。沿设计线切开皮瓣远端及两侧切缘，掀起皮瓣，游离出桡动脉、静脉与头静脉，于腕部结扎、切断血管，将皮瓣卷成管状，于腹股沟切取皮肤，修成中厚皮片移植覆盖右前臂皮瓣供区，打包加压包扎。于左前臂远端掌桡侧设计舌形皮瓣，面积 3 cm×4 cm，掀起皮瓣后游离出桡动脉和头静脉，双前臂交叉，将右侧血管蒂转位至左侧前臂切口，采用外固定支架将双侧前臂连接固定，右侧桡动脉近心端与左侧桡动脉做端-侧吻合，右侧头静脉近心端与左侧头静脉远心端作端-端吻合。开放血管后，见吻合口通畅，患肢肢端血运改善，吻合口无张力，活动双侧腕、掌、指

关节对血管吻合口无影响，缝合关闭切口。

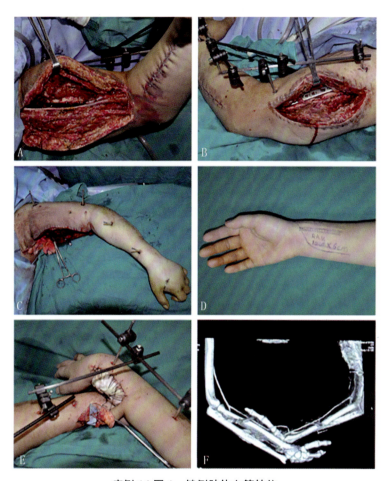

**病例 14 图 1　健侧肢体血管转位**

注：A、B. 左上臂内侧伤口感染，肱动脉及静脉缺损 15 cm；C. 肘关节远端完全缺血；D. 健侧桡动脉及静脉血管转位的设计；E. 健侧桡动脉和患侧的桡动脉吻合，外固定架固定；F. CTA 证实健侧血管供血至患侧肢体。

2. 一期术后左腋部、上臂经反复清创、VSD 处理及抗感染治疗 2 个月，臂外侧伤口愈合，内侧遗留小面积新鲜肉芽创面（病例 14 图 2 A、B）。

3. Flow-through 皮瓣修复肱动脉（病例 14 图 2 C、D、E）　待左臂创面基本愈合后，行带胫后动脉的小腿内侧皮瓣移植重建肱动脉，于右小腿切取带胫后动脉、胫后静脉和大隐静脉的小腿内侧皮瓣，移植至左臂（内侧），胫后动脉、胫后静脉及大隐静脉远端于肘部分别与肱动脉、肱静脉及头静脉吻合，近端于肩部分别与腋动脉、腋静脉及头静脉吻合；于右大腿切取大隐静脉，移植重建胫后动脉。

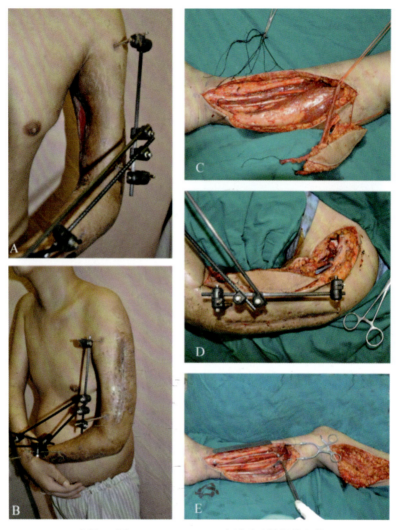

病例 14 图 2　Flow-through 皮瓣重建缺损的血管

注：A、B. 左上臂内侧创面经多次清创，伤后 2 个月感染控制，伤口愈合；C、D. 胫后动脉 Flow-through 皮瓣切取移位至左上臂内侧重建左侧肱动脉，覆盖创面；E. 大隐静脉移植重建供区的胫后动脉。

4. 血管断蒂　术后 1 个月皮瓣成活良好，CTA 显示重建的左侧肱动脉及右侧胫后动脉均通畅，行血管蒂阻断试验，血管 CTA 显示左前臂动脉通畅，阻断血管蒂后左上肢血供良好，经指端测血氧饱和度为 100%，遂行断蒂手术，剖开皮管，于远端结扎、切断转位的桡动脉和头静脉，缝合左腕部切口；展开皮管，形成舌形皮瓣，探查、游离出桡动脉及头静脉近心端；于右腕部鼻烟窝处切开，探查出桡动脉远端；切除供区植皮的皮片，展开的皮瓣可覆盖创面，切取头静脉，倒转后分别与桡动脉两断端行端－端吻合，开放血管见吻合口通畅。

5. 术后随访（病例 14 图 3） 术后随访 1 年，患肢成活，恢复肩外展、上举及部分伸肘、屈腕、屈指功能，屈肘、伸腕、伸指不能，手部尺侧恢复保护性感觉。健侧上、下肢均无功能障碍，右前臂及右大腿、小腿内侧遗留表浅瘢痕。X 线片显示左肱骨骨折愈合，CTA 显示重建的肱动脉通畅。

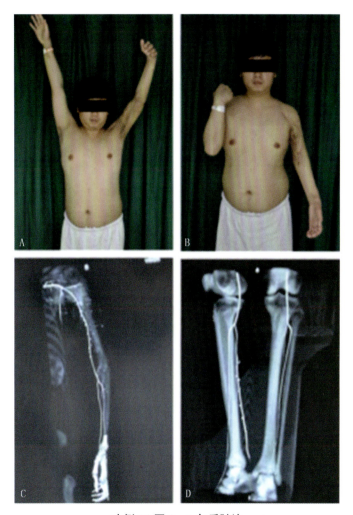

**病例 14 图 3　1 年后随访**

注：A. 左上肢功能恢复情况，肩外展功能恢复，由于肌肉缺损，屈肘功能未恢复，需功能重建；B. 左上臂内侧伤口感染，肱动脉及静脉缺损 15 cm；C.CTA 显示左肱动脉血流恢复；D.CTA 显示肱动脉和胫后动脉血流恢复。

# 三、疾病介绍

高能量外伤导致的复杂骨折及软组织损伤通常合并有血管损伤，对于上肢大动脉开放性损伤行血管修复后，一旦发生感染，修复的血管再次破裂出血，其后果将是灾难性的。即使结扎血管能控制出血，但会造成肢体急性缺血，在侧支循环尚未建立的情况下，肢体坏死风险高。文献报道，肢体异位寄养可用于治疗一期没有再植条件的肢体离断患者，这种技术可以保证肢体的成活，但再次手术时需要重建神经功能，文献报道功能恢复不理想。本例患者为高位的损伤且神经连续性存在，不适合本技术；健侧血管转位患肢原位寄养术适用于肢体近端大动脉损伤致远端急性缺血，同时因感染或软组织条件差等原因无法即时修复或重建近端血管的特殊情况，是不可修复性肢体血管损伤的一种挽救性手术，可为成功保肢创造条件。理论上，除了感染，对于肢体近端放射性损伤、节段性毁损伤、高位肢体离断再植后血管栓塞无法复通等，只要远端肢体结构仍完整，就有可能采用该技术在原位暂时性寄养患肢。

## 四、病例点评

本病例的特点：①创伤严重，左上肢为 Gustilo ⅢC 型损伤；②左肘关节远端缺血，需要立即重建血运；③左上臂内侧伤口合并严重的感染，无法Ⅰ期重建血运；④血管缺损较长且合并软组织缺损，左肱动脉及静脉缺损长达 15 cm。按照严重肢体创伤评分（MESS）评分，该患者达到截肢标准，但是患者比较年轻，上肢的功能相比下肢更为重要，截肢对于患者无论是身体上还是精神上都是一种巨大的打击。本例在取出人造血管、结扎血管断端后控制了出血，但肘关节以远肢体严重缺血。能否保肢，取决于能否尽快恢复患肢血供。因损伤部位的肱动脉糜烂，无法重新吻合血管来恢复血供；而跨越损伤区，移植更长的人造血管或自体血管，甚至通过血流桥接游离皮瓣移植来重建血管，虽可恢复远端肢体的血供但由于局部感染未控制，软组织条件差，再次失败的风险非常高。因此无法通过一次手术解决上述所有问题，为此我们设计了患肢原位寄养的手术方案。第一期行健侧血管转位，于腕部重新建立患肢动脉供血和静脉回流通路，在原位寄养患肢，避免肢体坏死；第二期行胫后动脉 Flow-through 皮瓣移植重建缺损的肱动脉；第三期行转位血管断蒂，完成保肢治疗。

（病例提供者：秦本刚　中山大学附属第一医院）

（点评专家：顾立强　中山大学附属第一医院）

# 参考文献

[1] Halvorson JJ, Anz A, Langfitt M, et al.Vascu- lar injury associated with extremity trauma：initial diagnosis and management[J].J Am Acad Orthop Surg, 2011, 19（8）：495-504.

[2] Paryavi E, Pensy RA, Higgins TF, et al.Salvage of upper ex- tremities with humeral fracture and associated brachial artery injury[J].Injury, 2014, 45（12）：1870-1875.

[3] Godina M, Bajec J, Baraga A.Salvage of the mutilated upper extremity with temporary ectopic implantation of the undamaged part[J].Plast Reconstr Surg, 1986, 78（3）：295-259.

[4] Wang JN, Tong ZH, Zhang TH, et al.Salvage of amputated upper extremities with temporary ectopic implantation followed by replantation at a second stage[J].J Reconstr Microsurg, 2006, 22（1）：15-20.

[5] Higgins JP.Ectopic banking of amputated parts：a clinical review[J].J Hand Surg, 2011, 36（11）：1868-1876.

[6] 朱庆棠，郑灿，戚剑，等．临时血管转流术在快速重建肢体血供中的应用 [J]．中国修复重建外科杂志，2012，26（2）：231-234.

[7] Yang J, Yang W, Cao S, et al.Local ectopic implantation for salvaging an amputated thumb：an anatomical study and a case report[J].Ann Plast Surg, 2013, 70（2）：187-191.

[8] Chan YW, Ng RWM, Wei WI.Anatomical study and clinical applications of free posterior tibial flap in the head and neck region[J].Plast Reconstr Surg, 2011, 128（3）：131-139.

[9] Kevin Casey, Jennifer Sabino, Jeffrey S Weiss, et al.Limb salvage after vascular reconstruction followed by tissue transfer during the Global War on Terror[J].J Vasc Surg, 2015, 61（3）：734-740.

[10] Tan TW, Joglar FL, Hamburg NM, et al.Limb outcome and mortality in lower and upper extremity arterial injury：a comparison using the national trauma data Bank[J].Vasc Endovasc Surg, 2011, 45（7）：592-597.

[11] Heather A McMahon, John T Stranix, Z-Hye Lee, et al.Management of Gustilo Type ⅢC Injuries in the Lower Extremity[J].Clin Plast Surg, 2021, 48（2）：267-276.

[12] Klocker J, Bertoldi A, Benda B, et al.Outcome after interposition of vein grafts for arterial repair of extremity injuries in civilians[J].J Vasc Surg, 2014, 59（6）：1633-1637.

[13] Zlotolow DA, Kozin SH.Advances in upper extremity prosthetics[J].Hand Clin, 2012, 28（4）：587-593.

[14] Cavadas PC, Landin L, Thione A.Secondary ectopic transfer for replantation

salvage after severe wound infection[J].Microsurgery，2011，31（4）：288-292.

[15]Hsu CC，Lin YT，Lin CH，et al.Immediate emergency free anterolateral thigh flap transfer for the mutilated upper extremity[J].Plast Reconstr Surg，2009，123（6）：1739-1747.

[16]Oscar J Manrique，Sarah N Bishop，Pedro Ciudad，et al.Lower Extremity Limb Salvage with Cross Leg Pedicle Flap，Cross Leg Free Flap，and Cross Leg Vascular Cable Bridge Flap[J].J Reconstr Microsurg，2018，34（7）：522-529.

# 病例 15　精确定位、精准匹配的小腿超级穿支皮瓣修复拇指软组织缺损

## 一、病例摘要

患者男性，29 岁，因"左拇指激光除痣术后软组织坏死并感染 3 个月"由外院转入我院。

### （一）病史资料

患者于转入我院前 4 个月，因"左拇指桡侧指骨间关节处一黑色素痣"到某医院皮肤科就诊，先后给予三次激光烧灼除痣治疗后，左拇指除痣区软组织出现坏死并感染，经换药及涂抹"促表皮生长因子"等药物后，迁延不愈，经与该医院相关部门协商后转我院治疗。

### （二）体格检查

患者左拇指桡侧指间关节处可见一大小约 1.0 cm×0.6 cm 凹陷性创面（病例 15 图 1），创面内软组织坏死，经挤压后有乳白色脓性分泌物渗出。

### （三）辅助检查

左手 X 线片示：左手骨质未见异常。血常规、生化未见异常。

### （四）入院诊断

左拇指指间关节桡侧软组织坏死并感染

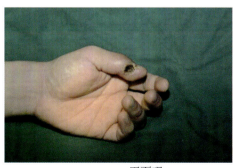 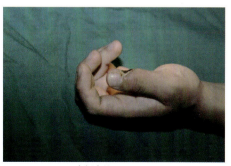

正面观　　　　　　　　　　　　　侧面观

病例 15 图 1　左手拇指创面外观

## 二、诊治经过

入院后积极完善相关辅助检查，患者有手术指征，无绝对手术禁忌证，拟行左拇指软组织坏死并感染清创、皮瓣覆盖术，经过详细介绍多种不同皮瓣受区修复效果及供区损伤情况后，患者及家属充分考量后决定行小腿游离穿支皮瓣修复术。首先行双侧腹主动脉下段至双侧胫前后动脉、腓动脉计算机断层扫描血管造影CTA检查，重点观察双侧腓骨头致双内踝远端区域，对双侧小腿CTA原始横切面图像进行分析和测量，根据患者受区需要，综合考察胫前后动脉、腓动脉的穿支血管的走行、可切取血管蒂长度、管径大小、皮肤至深筋膜厚度、有无毛发、术中切取是否需要变换体位等因素，最终选择右小腿1条胫后动脉肌间隔穿支（病例15图2）进行皮瓣设计，穿支最大可切取血管蒂长度1.5 cm，血管外径0.3 mm，皮肤至深筋膜厚度0.46 cm，体表基本无毛发，术中切取方便无需变换体位。将CTA数据以Dicom格式导入Mimics 15.0软件工作站，利用各种工具重建小腿供区三维可视化模型，重点对所选择的胫后动脉目标穿支、胫骨及皮肤进行重建（病例15图3）。利用软件测量工具测量出该胫后动脉穿支穿出深筋膜到达皮下的点距离内踝体表投影最薄处为7.5 cm，距离胫骨内后缘的距离为1.71 cm，距离腓骨头体表投影最薄处的距离为23.63 cm，并根据受区创面大小、形状设计出1.2 cm×0.8 cm游离皮瓣（病例15图4）。手术前根据Mimics软件设计的皮瓣及各项数据在右小腿上进行精确测量和绘制（病例15图5），并利用手持式彩色多普勒超声诊断仪对穿支点定位进行双重确认，打左上肢止血带，对左拇指创面进行彻底清创（病例15图6），测量创面大小为1.2 cm×0.8 cm，深0.45 cm，创面深达骨质、指间关节囊及侧副韧带完整，于距离创面近端约0.5 cm处分离解剖出左拇指桡侧指掌侧固有动脉及背侧2条指静脉，松止血带，见指动脉搏动良好、端口呈喷射状出血，用纱布行伤口包扎止血。以右小腿设计的皮瓣为中心做一长约3.0 cm切口，小心分离显露至深筋膜层，可见胫后穿支血管穿出深筋膜位置与标记点完全一致，定位精准（病例15图7），小心仔细地将皮瓣及穿支血管游离至胫后动、静脉主干（病例15图8），于距离胫后动、静脉主干约1.00 mm处将穿支血管结扎，注意勿损伤胫后动、静脉主干，切取皮瓣（病例15图9），测量皮瓣大小为1.2 cm×0.8 cm，厚0.46 cm，与受区创面精准匹配。将皮瓣转移至受区，胫后动脉穿支与左拇指桡侧指掌侧固有动脉进行吻合，两条伴行静脉与拇指背侧两条静脉吻合，见所吻合血管通畅性良好，皮瓣边缘有鲜红色血缓慢渗出，缝合皮缘，完成创面修复（病例15图10）。术后皮瓣完全成活（病例15图11），定期复查，规律随访，术后1个月起开始行左拇指屈、伸及对指、对掌功能锻炼，术后2个月皮瓣开始逐步恢复感觉，术后1年随访，左拇指皮瓣无明显臃肿，质地外观满意（病例15图12），感觉恢复致S3级，左拇指运动功能完全正常。右小腿皮瓣供区仅遗留长约3 cm线形瘢痕，无特殊不适，患者满意。

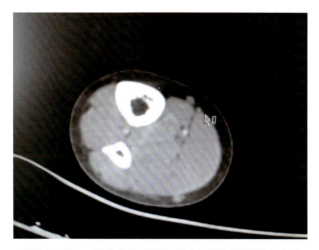

病例 15 图 2　选取的胫后动脉穿支穿出深筋膜的标记点

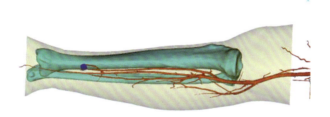

病例 15 图 3　利用 Mimics 软件重建小腿供区三维可视化模型

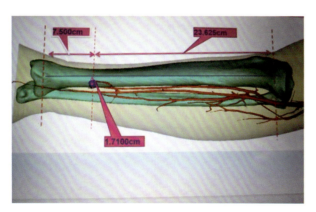

病例 15 图 4　利用 Mimics 软件测量工具对穿支点距离各体表投影标记点进行精确测量

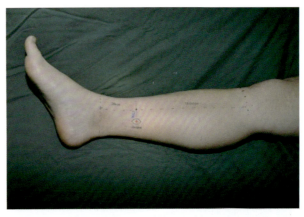

病例 15 图 5　根据 Mimics 软件设计的皮瓣及各项数据在右小腿上进行精确测量和绘制

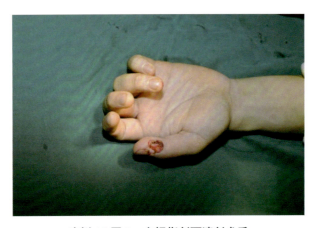

病例 15 图 6　左拇指创面清创术后

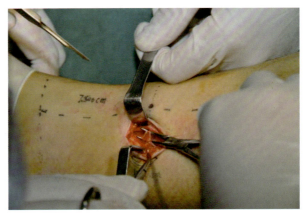

病例 15 图 7　术中精确找到胫后动脉穿支点，与术前设计定位点完全一致

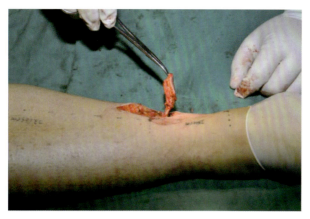

病例 15 图 8　游离出皮瓣及穿支

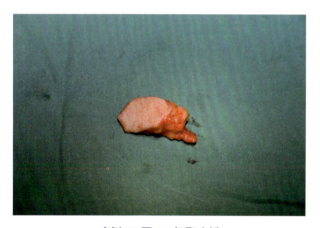

病例 15 图 9　切取皮瓣

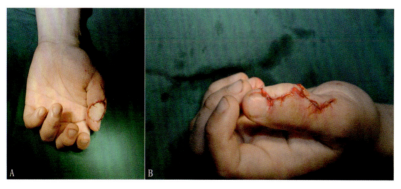

病例 15 图 10　左手拇指创面皮瓣修复术后外观

注：A. 侧面观；B. 正面观。

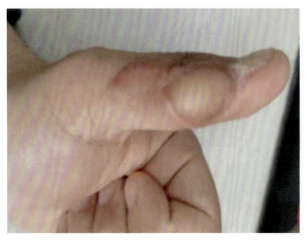

病例 15 图 11　术后 1 个月，皮瓣成活良好

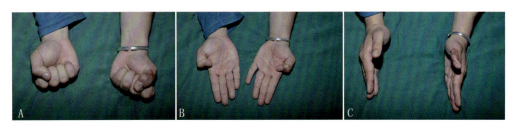

病例 15 图 12　术后 1 年随访，左拇指功能正常，皮瓣外观、质地良好

注：A. 拇指握拳功能；B. 拇指屈曲功能；C. 拇指侧面外观。

## 三、病例介绍

拇指软组织缺损是临床上常见的损伤，主要致伤因素包括利器切割伤、重物挤压伤、机器绞伤等，创面多伴有肌腱、骨、关节的外露，临床上往往需要行皮瓣修复，目前临床上可采用多种形式的皮瓣进行修复，比如局部带血管蒂皮瓣转位术、游离足趾趾腹皮瓣修复术、游离前臂背侧皮瓣修复术、游离小腿穿支皮瓣修复术等，均可取得比较满意的效果。该患者拇指致伤因素为激光烧灼伤，临床上少见，为医源性损伤，有其特殊性，其不但对受区修复效果期待极高，而且要求对供区损伤做到最小。如果最后效果不满意，很可能会和其前医疗机构一起卷入这场医疗纠纷中。所以，该患者入院后我们十分重视，为其提供了多种形式和部位的带蒂和游离皮瓣修复方案供其选择，并详细介绍了不同方案的优缺点、风险大小等。最终该患者及家属选择了行小腿穿支皮瓣修复术。随着社会的快速发展，患者对医疗效果的期望值必然逐步提高，根据患者的不同需求和意愿"私人订制"手术方案的病例有可能会逐渐增多。

　　确定手术方案后，为了将游离皮瓣"供区损伤小、受区修复好"的特点充分发挥，结合以往的经验和查阅资料，我们首先通过仔细观察和测量双侧小腿 CTA 数据，选择最合适的目标穿支，然后结合 Mimics 软件重建小腿供区三维可视化模型，并精确测量该穿支距离各体表标志的数据，并根据受区创面大小、形状设计出精准匹配的游离皮瓣，该种方法具有可以术前精准化和个体化设计皮瓣的优点，值得有条件的医院推广使用。

## 四、病例点评

　　超级显微外科提出者 Isao Koshima 教授对超级显微外科的定义为吻合管径小于 0.8 mm 的血管，随着显微外科技术及设备的发展，显微外科工作者不断取得更细小血管吻合的成功。本病例所取胫后动脉穿支的动脉管径不到拇指桡侧指固有动脉管径的 1/2，不足 0.3 mm，属于超级显微外科范畴。所切取的皮瓣大小 1.2 cm×0.8 cm，厚 0.46 cm，面积不足 1 cm$^2$，是真正的超级穿支皮瓣，完成此类手术对显微外科医生具有一定的考验和挑战性。

　　总之，本病例经过术前精心制订手术方案、精密进行手术设计、精确定位皮瓣穿支点、精准切取大小厚度合适的皮瓣，在精益求精的指导原则下达到了令患者和术者都满意的修复效果，如果哪一步做不到"精"，做此超级皮瓣的意义就会大打折扣。当然，最终皮瓣边缘的瘢痕还是有轻度的色素沉着，还是可以触摸到质地较正常组织偏硬的线形瘢痕，是美中不足之处，如果以后将整形美容医师的理念和方法运用到皮瓣修复中，将会取得更好的效果。

（病例提供者：王　腾　宗海洋　范新宇　何晓清　蔡兴博　吕黎明　李明军
　　　　　　　徐永清　中国人民解放军联勤保障部队第九二〇医院）
（点评专家：徐永清　中国人民解放军联勤保障部队第九二〇医院）

# 参考文献

[1] 孙海军，兰登哲，孙同新，等. 不同皮瓣修复拇指指端软组织缺损疗效观察 [J]. 中华手外科杂志，2018，34（1）：53-54. DOI：10.3760/cma. j. issn. 1005-054X. 2018.01.022.

[2] 龙航，黄银浩，徐佳丽，等. 拇指桡侧指掌侧固有动脉穿支大鱼际皮瓣修复拇指掌侧软组织缺损 [J]. 中华显微外科杂志，2019，42（3）：284-286. DOI：10.3760/cma. j. issn. 1001-2036. 2019.03.020.

[3] 朱卫，徐晓峰，周峰，等．带桡神经浅支的第一掌骨背逆行筋膜皮瓣修复拇指缺损 [J]．中华手外科杂志，2020（1）．DOI：10.3760/cma.j.issn.1005-054X.2020.01.012.

[4] 龙航，黄银浩，徐佳丽，等．第 2 掌背动脉穿支皮瓣接力第 1 掌背动脉尺侧支皮瓣修复拇指软组织缺损 [J]．遵义医科大学学报，2021，44（4）：508-513.

[5] 宿晓雷，余航，常文利，等．吻合掌侧静脉的游离第 2 足趾趾腹皮瓣修复手指指腹缺损 [J]．中华显微外科杂，2020，43（3）：254-256．DOI：10.3760/cma.j.cn441206-20200130-00030.

[6] 朱庆棠，戚剑，顾立强，等．前臂背侧终末穿支游离皮瓣修复指端缺损 [J]．中华显微外科杂志，2011，34（5）：410-411．DOI：10.3760/cma.j.issn.1001-2036.2011.05.022.

[7] 宗海洋，王腾，李阳，等．术前 CTA 精准定位胫后动脉穿支皮瓣修复手部创面的应用研究 [J]．创伤外科杂志，2021，23（9）：697-700．DOI：10.3969/j.issn.1009-4237.2021.09.014.

[8] 段家章，何晓清，徐永清，等．数字化技术在股前外侧皮瓣修复手足创面中的应用 [J]．中国修复重建外科杂志，2015，29（7）：807-811．DOI：10.7507/1002-1892.20150175.

[9] 何晓清，徐永清．超级显微外科介绍 [J]．创伤外科杂志，2017，19（1）：1-4．DOI：10.3969/j.issn.1009-4237.2017.01.001.

# 病例 16　预构皮瓣异位寄养再植治疗合并节段性软组织缺损的拇指旋转撕脱伤

## 一、病例摘要

患者女性，34 岁，主因"机器绞伤致左拇指离断 8 小时"入院。

### （一）病史资料

患者在工厂工作时，不慎被高速旋转的机器夹住左拇指并旋转，致其完全离断。

### （二）体格检查

患者生命体征平稳，一般情况可，心肺腹未见明显异常。

专科检查：患者左手敷料包扎状态，打开敷料见左拇指缺失，创面污染严重，缓慢渗血，拇指残端皮肤缺损并骨外露，皮肤缺损面积大小约 3 cm×4 cm。离断手指以纱布包裹保存，指体重度污染，受挤压严重，指腹及指甲发黑，拇指近节皮肤软组织撕脱至指间关节处，指间关节粉碎性骨折。拇长屈肌腱及拇长伸肌腱撕脱约 25 cm，双侧指神经撕脱约 8 cm。双侧指固有动脉撕脱约 4 cm，且撕脱的血管、神经、肌腱均污染严重（病例 16 图 1）。

### （三）辅助检查

入院 X 线片示：左拇指近节指骨中段以远缺失。

### （四）入院诊断

左拇指旋转撕脱伤并软组织缺损

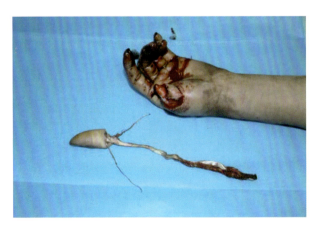

**病例 16 图 1　拇指严重旋转撕脱伤**

## 二、诊治经过

患者入院后积极完善术前准备，术前经过周密的方案设计并征求患者及家属意见后，决定一期将离断拇指的近端创面行清创、VSD持续负压吸引术，离断的指体经清创后，串联于预先构制的股前外侧穿支皮瓣上，完成异位寄养，寄养拇指成活后二期再将拇指−股前外侧复合组织瓣进行回植以修复拇指及软组织缺损。

全身麻醉后，取仰卧位，左上肢外展于上肢手术工作台上，经便携式超声定位，右侧旋股外侧动脉降支具有比较合适的穿支血管，遂决定将离断拇指寄养于右大腿外侧。设计手术方案并绘图（病例16图2）。常规消毒铺单，将左拇指近端和远端彻底清创（病例16图3），近端创面贴VSD装置。在显微镜下再次对离断的左拇指远端清创，并探查血管神经，见远端指固有动脉内膜挫伤严重，分离修剪至指间关节处才发现拇主要动脉内膜完整，予以标记。桡侧指固有动脉已不具备吻合条件。于手指背侧分离显露出两条可供吻合的静脉并予以标记。将离断指体以无菌生理盐水湿纱布包裹备用。

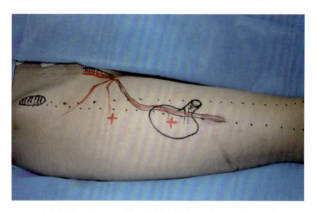

病例16图2　预构皮瓣异位寄养术前设计绘图

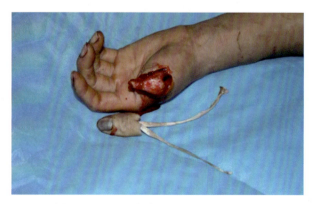

病例16图3　左拇指近端和远端清创术后

选择右大腿前外侧作为异位寄养受区，股前外侧皮瓣切取采用经典的方法。先从皮瓣内侧纵行切开皮肤、皮下组织、阔筋膜，暴露股直肌和股外侧间隙，暴露旋股外侧动脉降支系统。分离出第一穿支，并保留降支远端血管。以穿支为中心，切取 5 cm×4 cm 大小的股前外侧皮瓣，并于皮瓣远端显露股外侧皮神经予以切断并标记。于穿支点以远约 4 cm 处切断降支远端血管，动脉与拇指尺侧指固有动脉吻合，两根伴行静脉与拇指背侧静脉吻合，股外侧皮神经与拇指尺侧指神经残端吻合。松血管夹，见拇指血运循环良好（病例 16 图 4）。将修剪的拇长屈、伸肌腱固定于阔筋膜上，将创面缝合，无菌敷料包扎规定，术毕。手术时间 4.5 小时，拇指总缺血时间 13 小时。术后给予抗感染、活血、寄养手指保暖等治疗，并严密观察寄养手指血运。术后 14 天寄养手指成活，患者可下地活动。拇指残端每 14 天更换 1 次 VSD海绵敷料。

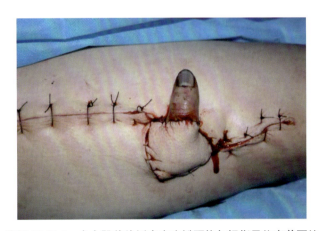

**病例 16 图 4　术中股前外侧穿支皮瓣预构与拇指异位寄养再植**

术后 6 周，寄养手指和预构皮瓣完全成活且稳定（病例 16 图 5），患者在全身麻醉下行二期回植手术，将拇指 - 股前外侧复合组织瓣切取，复合体中带旋股外侧动脉降支近端蒂长约 10 cm，带股外侧皮神经近端长约 8 cm（病例 16 图 6），以 1 枚1.2 mm 克氏针将离断拇指两端贯穿固定，于腕背侧将拇长伸肌腱与示指固有伸肌腱吻合以重建拇指背伸功能，于腕掌侧将拇长屈肌腱与掌长肌腱吻合以重建拇指屈曲功能，将皮瓣拇指复合体血管蒂的动脉与桡动脉深支吻合，两根伴行静脉分别与头静脉和桡动脉深支伴行静脉的优势一支吻合，将股外侧皮神经近端与桡神经浅支的分支吻合，松止血带，见皮瓣及拇指复合体恢复血运，并缝合各创面（病例 16 图 7）。手术顺利，耗时 4 小时。术后给予抗感染、抗凝、扩血管治疗。

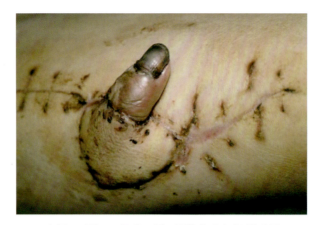

病例 16 图 5　术后 6 周，预构复合组织瓣成活

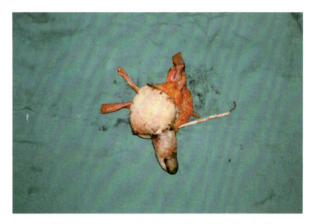

病例 16 图 6　二期术中切取的预构复合组织瓣

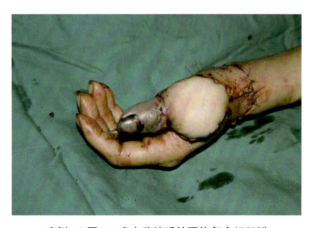

病例 16 图 7　术中移植后的预构复合组织瓣

　　术后拇指－股前外侧复合组织瓣顺利成活，连续随访，术后 6 周拔出克氏针行功能锻炼，术后 1 个月起拇指经多次蜕皮后开始有部分萎缩，术后 3 个月皮瓣开始恢复感觉，术后 6 个月拇指逐渐恢复感觉，术后 1 年拇指感觉恢复，有部分萎缩，背伸及外展轻度受限（病例 16 图 8），屈曲及拇对掌功能良好（病例 16 图 9），按照中华医学会手外科学会上肢部分功能评定试用标准评定为良。皮瓣外观可，无明显臃肿，寄养部位伤口愈合良好，仅遗留线性瘢痕，无特殊不适，患者及家属满意。

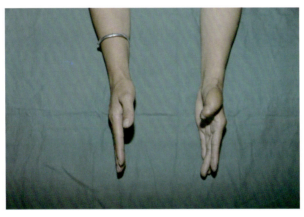

病例 16 图 8　术后 1 年，拇指末节轻度萎缩，背伸及外展稍受限

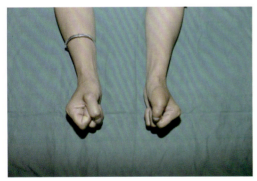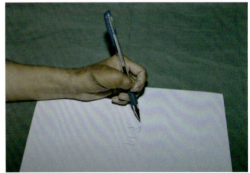

病例 16 图 9　术后 1 年，拇指屈曲及对掌功能良好

## 三、病例介绍

　　目前断指再植技术比较成熟，总体成活率在 90% 以上，但手指比较严重的旋转撕脱性离断再植仍是一个难点。特别是对于拇指旋转撕脱伤合并节段性软组织缺损病例，再植及修复重建难度极大，对众多外科医生来说仍是一个挑战。在应用和总

结以往常用方法的基础上，我们设计出一种新的方法，即一期利用旋股外侧动脉降支同时行股前外侧皮瓣预构和拇指异位寄养再植，二期行拇指－股前外侧复合组织瓣移植修复和重建拇指及软组织缺损。利用此方法，我们成功救治复杂拇指旋转撕脱性离断伤并软组织缺损一例，并取得良好效果。

## 四、病例点评

1. 拇指旋转撕脱伤的特点、传统常用的手术方式及优缺点　人的拇指是特异化的手指，与其他 4 个手指相对应，在手部对掌、对指拿捏、抓持等功能中均起到重要作用，其缺损将大大降低手的功能。因此，拇指受伤后应尽可能恢复拇指的形态和功能。拇指旋转撕脱性离断伤因手指血管、神经大段毁损，肌腱从近端撕脱，再植手术时需要血管移植或邻近手指血管转位、肌腱转位。其手术难度非常大，成功率较低，对于显微外科医生是很大的挑战。拇指旋转撕脱伤曾被认为是断指再植的禁忌证，但随着显微外科技术的发展与成熟，这种观点发生了转变，大家认为拇指旋转撕脱伤应尽量再植。而对于合并软组织节段性缺损的拇指旋转撕脱伤，需要同时修复软组织缺损和再植或再造手指，手术更为困难，更具挑战性且存在很大争论。其常用的手术方法大体可以分为两类。一类是一期行残端修整术，二期行足趾移植拇指再造和皮瓣移植或带蒂皮瓣转移术。这类手术应用相对较多，其优点是手术技术相对成熟，缺点是造成足趾和皮瓣供区缺损。当然，也有一期行足趾移植再造拇指旋转撕脱伤的罕见报道，但不建议作为常规方法；另一类是一期同时行断指再植和皮瓣移植或带蒂皮瓣转移术。此类手术报道非常少，优点是一次手术同时完成两种修复，但缺点是手术需要更多地吻合血管或局部皮瓣转移，手术时间长，难度增大，成功率相对较低。

2. 异位寄养再植的临床应用及适应证选择　1981 年，Rollin K.Daniel 首次提出了异位寄养再植的概念：在特殊情况下离断肢体寄养在身体其他部位，等残端愈合后，再将肢体回植到残端。Godia 等人在 1984 年首次应用异位寄养再植技术成功挽救了前臂毁损伤。之后，文献报道了异位寄养再植成功应用于手指、手、前臂、上臂、足、阴茎、睾丸、头皮等的离断/离体伤。既往文献报道的异位寄养部位主要有足背、小腿、前臂、大腿、腹股沟区、腹部等。关于异位寄养再植部位的选择，Wang 等人认为需要考虑以下 4 个方面：①寄养部位解剖结构要恒定，血管体容易解剖和显露；②可以提供较长的血管蒂；③寄养部位在寄养和回植时都操作容易，且不会带来生活不便；④是患者心理上容易接受的部位。我们选择以旋股外动脉降支为蒂，大腿外侧作为寄养部位，则完全符合以上标准。总体而言，异位寄养再植手术开展很少，其适应证较窄，主要包括断指/断肢合并节段性组织毁损；断端组织毁损严重合并节段性血管损伤；重要器官损伤、全身情况不稳定，不允许长时间手术等。

3．旋股外侧动脉降支的解剖学研究　股前外侧皮瓣是目前临床上的主力皮瓣，其切取和应用为广大显微外科医生熟悉。旋股外侧动、静脉降支出现稳定、血管蒂长、管径粗、管径下降慢。我们既往关于降支远端血管的研究发现，降支远端血管能发挥很多作用，包括携带额外组织，完成不同目的修复。本病例中，我们首先切取以旋股外侧动、静脉降支为蒂的股前外侧皮瓣行皮瓣预构，并巧妙应用了旋股外侧动脉降支远端血管吻合拇指动、静脉行异位寄养，达到用一个血管蒂供养拇指－股前外侧复合组织瓣的目的。

4．本手术方案设计时的思考及优缺点　在本病例中，我们也考虑到可以不进行异位寄养再植手术，利用旋股外侧动脉降支将离断拇指串联于股前外侧穿支皮瓣上，一期就切取拇指－股前外侧复合组织瓣进行再植以修复拇指及软组织缺损。这种手术方式在原理上具有可行性，如果成功，相对于寄养再植可以不行二次手术，减少了住院日和住院费用。但这种手术方式相对较复杂，血管需要两个吻合口，随之而来的是手术时间延长、离断拇指缺血时间延长、局部炎症反应重、血管危象可能性增大等，最后很可能坏死。与此相比，我们新的手术方式将手术分成两步。初次行异位寄养和皮瓣预构，缩短拇指缺血时间、降低手术难度；二期待创面良好后行拇指－股前外侧皮瓣复合组织瓣移植重建拇指功能，降低了风险，提高了成功率。

归纳起来本方法主要有以下几个优点：①初次手术异位寄养有利于离断拇指尽快恢复血供，有利于对残端进行彻底清创；②初次手术利用旋股外侧动脉降支特点将离断拇指和预构股前外侧皮瓣串联，形成拇指－股前外侧皮瓣复合组织瓣，二期回植时不需分离和显露一期手术时皮瓣和断指的血管吻合口，仅吻合降支近端既可同时完成软组织修复和拇指重建，缩短了二期手术的时间并增加了安全性；③大腿肌肉组织丰富，抗感染能力强，将污染比较重的断指寄养于大腿，大大降低了感染的风险，从而降低血管吻合口因感染而导致痉挛、血栓的风险；④股前外侧皮瓣组织量丰富，降支血管蒂长，切取方式非常灵活，且可携带一段股外侧皮神经用于神经的桥接，有利于拇指－股前外侧复合组织瓣的感觉恢复；⑤大腿外侧作为异位寄养受区，更为隐蔽，不牺牲主干血管，切取后能直接缝合，对供区损伤更小，且不影响活动；⑥股前外侧皮瓣是目前应用最广泛的皮瓣之一，大部分显微外科医生可以熟练切取，利于推广；⑦如果拇指异位寄养再植失败，预构的股前外侧皮瓣仍可以用来修复拇指残端创面的修复，增加了手术灵活性。

当然，这种新方法要求术者有高超的显微外科技术，熟悉股前外侧皮瓣的解剖与切取。另外，这种技术需要二次手术，增加患者住院日和费用，且存在坏死的风险等缺点，同时严格把握手术适应证非常重要。

总之，我们认为以旋股外侧动脉降支为蒂，一期行拇指寄养再植和皮瓣预构，二期行复合组织瓣移植是挽救复杂拇指旋转撕脱伤的新方法，拓宽了手指严重撕脱伤并软组织缺损的治疗方案和思路，有一定的特点和优势，适合在特殊情况下应用，并能获得较好疗效。

（病例提供者：王　腾　范新宇　何晓清　徐永清　杨　曦　段家章
中国人民解放军联勤保障部队第九二〇医院）
（点评专家：何晓清　中国人民解放军联勤保障部队第九二〇医院）

# 参考文献

[1]Wei FC, Jain V, Celik N, et al. Have we found an ideal soft-tissue flap ? An experience with 672 anterolateral thigh flaps[J]. Plast Reconstr Surg, 2002, 109 (7): 2219-2226; discussion 2227-2230. DOI: 10.1097/00006534-200206000-00008.

[2]潘达德, 顾玉东, 侍德, 等. 中华医学会手外科学会上肢部分功能评定试用标准 [J]. 中华手外科杂志, 2000, 16 (3): 4-9.

[3]张德辉, 王继翰, 熊明, 等. 旋转撕脱性离断拇指血供重建方法的探讨与选择 [J]. 实用手外科杂志, 2007, 21 (4): 230-231.

[4]Cheng GL, Pan DD, Qu ZY, et al. Replantation of avulsively amputated thumb: A report of 15 cases[J]. Ann Plast Surg, 1985, 15 (6): 474-480. DOI: 10.1097/00000637-198512000-00004.

[5]裴国献. 中国显微外科50年 [J]. 中华显微外科杂志, 2013, 36 (1): 4-6. DOI: 10.3760/cma.j.issn.1001-2036.2013.01.002.

[6]Aziz W, Noojin F, Arakaki A, et al. Avulsion injuries of the thumb: survival factors and functional results of replantation[J]. Orthopedics, 1998, 21 (10): 1113-1117. DOI: 10.3928/0147-7447-19981001-10.

[7]Sears ED, Chung KC. Replantation of finger avulsion injuries: a systematic review of survival and functional outcomes[J]. J Hand Surg Am. 2011, 36 (4): 686-694. DOI: 10.1016/j.jhsa.2010.12.023.

[8]Keramidas E, Miller G. The use of the reverse radial fasciosubcutaneous flap to provide soft tissue coverage and a distal recipient artery in a difficult case of toe-to-thumb transfer[J]. Br J Plast Surg, 2005, 58 (5): 728-731. DOI: 10.1016/j.bjps.2005.03.006.

[9]Chang TS, Wang W, Wu JB. Free transfer of the second toe combined with dorsalis pedis flap using microvascular technique for reconstruction of the thumb and other

fingers[J].Ann Acad Med Singapore, 1979, 8（4）: 404-412.

[10]Henry SL, Wei FC.Thumb reconstruction with toe transfer[J].J Hand Microsurg, 2010, 2（2）: 72-78. DOI: 10.1007/s12593-010-0017-4.

[11]Rose EH, Hendel P.Primary toe-to-thumb transfer in the acutely avulsed thumb[J]. Plast Reconstr Surg, 1981, 67（2）: 214-218.

[12]Chen HC, Tang YB.Replantation of the thumb, especially avulsion[J].Hand, Clin, 2001, 17（3）: 433-435.

[13]吴学建,崔永光,贺长清.伴软组织缺损的断指再植 [J].中华显微外科杂志,2004,27（1）: 65-66.

[14]Godina M, Bajec J, Baraga A.Salvage of the mutilated upper extremity with temporary ectopic implantation of the undamaged part[J].Plast Reconstr Surg.1986, 78（3）: 295-299. DOI: 10.1097/00006534-198609000-00003.

[15]Wang JN, Wang SY, Wang ZJ, et al.Temporary ectopic implantation for salvage of amputated lower extremities: case reports[J].Microsurgery, 2005, 25（5）: 385-389. DOI: 10.1002/micr.20135.

[16]何晓清,徐永清,朱跃良. 旋股外侧动脉降支远端血管在股前外侧皮瓣手术中的应用价值 [J].中华显微外科杂志,2014,37（6）: 521-523. DOI: 10.3760/cma. j.issn.1001-2036.2014.06.001.

[17]He XQ, Zhu YL, Wang Y, et al.The role of the distal runoff vessel of the descending branch of the lateral circumflex femoral system in anterolateral thigh flap surgery:A case series and literature review[J].Ann Plast Surg, 2016, 77（1）: 72-79. DOI: 10.1097/SAP.0000000000000351.

# 病例 17　股前外侧穿支嵌合阔筋膜皮瓣游离移植修复成人先天性脐膨出

## 一、病历摘要

患者刘某，女性，20岁。患者因"出生发现腹部缺损20年"入院。

### （一）病史资料

患者出生时即发现腹部中央部分缺损，透亮包膜包裹，内可见腹腔脏器，站立位时凸出体表。20年来患者凸出面积逐渐变大，未行手术治疗，为求进一步诊治来我院。

### （二）体格检查

患者上胸部可见双侧胸锁关节不对称，右侧凸起，左侧凹陷，无胸骨叩痛。双侧乳房发育欠佳且不对称，左侧较右侧饱满，双侧乳头基本等大等高，双侧乳房未及皮下肿块。双侧肋弓夹角偏小，呈倒"V"形凸起。腹部中央可见一椭圆形皮肤隆起，站立位时凸出体表高度约2.5 cm，面积大小约13 cm×9 cm（病例17图1），隆起皮肤表面明显色沉，质地皱褶，脐部缺如，隆起部分可见搏动，与呼吸及心跳活动无明显相关。余腹部平坦，对称，腹式呼吸存在，腹部柔软，无压痛、反跳痛，未及包块。肾区无叩击痛。无气过水音，无血管杂音，移动性浊音阴性。

### （三）辅助检查

见病例17图1。

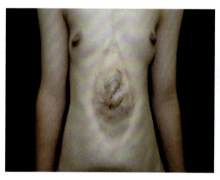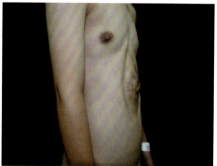

病例 17 图 1　术前

### （四）入院诊断

1. 先天性腹壁发育不全（先天性脐膨出）

2. 先天性胸廓畸形

3. 脊柱侧弯

## 二、诊治经过

患者入院后完善相关检查：胸部 CT 平扫＋三维重建示：双侧锁骨不等高，胸骨裂合并肋骨发育不全，脊柱侧弯畸形（病例 17 图 2）。腹部 CT 平扫示：双侧腹直肌分离最大宽度达 6.8 cm，腹部实质性脏器未见明显异常。心肺功能无特殊，无膈疝、心脏畸形、胃裂等其他畸形（病例 17 图 3）。

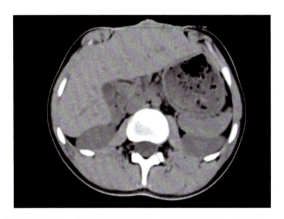

**病例 17 图 2　腹部 CT 提示腹部缺损最大直径为 6.8 cm**

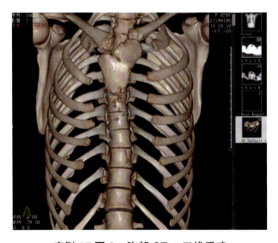

**病例 17 图 3　胸部 CT ＋三维重建**

术前排除手术禁忌证后，行"左侧携阔筋膜股前外侧皮瓣联合阔筋膜条，游离移植修复先天性脐膨出术"，具体术式如下。

1. 麻醉成功后，患者取仰卧位，常规消毒铺巾。触诊腹部薄弱处皮肤，标记预切除范围，大小约 10 cm×6 cm（病例 17 图 4）。

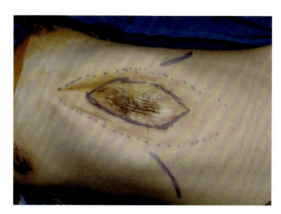

病例 17 图 4　术前体表标记

2. 供区准备　标记左侧髂前上棘与髌骨外缘连线的中点，术中根据超声多普勒定位左侧股前外侧皮瓣血管穿支体表投影点（2 处），设计大小约 10 cm×6 cm 皮瓣，同时设计皮瓣携带阔筋膜 10 cm×6 cm。切开皮瓣外侧缘至阔筋膜，切开外侧阔筋膜，于阔筋膜下仔细观察寻找皮瓣下穿支血管情况，于肌间隔发现一支较为粗大穿支为皮瓣的供血动脉，采用逆行分离，保护好穿支血管，用针式电极将血管蒂逐步游离至源动脉，仔细结扎分支，继续游离皮瓣其余部分，观察皮瓣血运可见皮瓣色红润，反流可，张力及皮温正常。用 2-0 线缝合固定皮瓣于供区原位备用，无菌敷料覆盖。

3. 受区准备　沿腹部标记的切除范围切开皮肤，见局部皮下无明显组织分层，腹膜与表面皮肤粘连紧密。使用针式电极将表面皮肤切除，暴露腹膜。再沿切缘向四周皮下分离约 5 cm，暴露两侧腹直肌，见肌肉分离明显，最宽处约 5 cm。

根据术前彩超定位的腹壁下动脉穿支，在右下腹设计斜行皮肤切口，切开皮肤分离显露腹直肌，沿腹直肌表面分离并探及腹壁下动脉穿支，沿穿支拟行分离至腹部下动脉，进一步游离腹壁下动脉主干备用，并测量受区血管至创面距离约 10 cm。同时，在创面与该切口处做皮下分离，形成皮下隧道备用。

4. 腹部术区无菌敷料覆盖后，将术区转至左大腿，用拉钩牵开两侧肌肉，充分显露皮瓣血管蒂，分离股前外侧皮神经，局部利多卡因封闭后近端切断，结扎皮瓣血管蒂其他分支后将皮瓣完全游离，保留皮瓣蒂部长度约 8 cm。血管蒂近端牢固结扎。另沿大腿外侧取一段大小约 10 cm×4 cm 阔筋膜备用（病例 17 图 5）。大腿供区 2-0 可吸收线减张缝合皮下组织，4-0 可吸收线再行皮下减张缝合，6-0 可吸收缝合线（PDS）缝合切口皮肤。

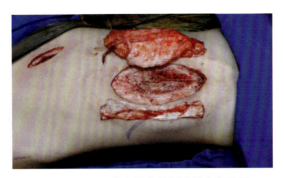

病例 17 图 5　游离股前外侧皮瓣和阔筋膜

5．在两侧腹直肌下段腹直肌前鞘上间隔打孔（左右各 2 孔），将阔筋膜条固定于左侧腹直肌后重复穿行于两侧孔洞并拉紧，调整局部张力，测量后拉紧约 2.5 cm，4-0 PDS 缝线行编织缝合（病例 17 图 6）。用 2-0 可吸收线临时拉拢腹直肌上段，调整张力至腹直肌分离间隙从 5 cm 缩小至 2.5 cm，将已游离好的皮瓣移至受区，将皮瓣携带的阔筋膜覆盖在腹直肌上段缺损区，两侧各覆盖腹直肌宽约 2 cm，用 2-0 可吸收线将阔筋膜与腹直肌前鞘行编织缝合，调整张力至阔筋膜无皱缩，缝合完成后拆除拉拢两侧腹直肌的 2-0 可吸收线，可见阔筋膜修复的腹部张力均匀。用 4-0 可吸收线将皮瓣固定于受区，检查血管蒂无扭转后，经皮下隧道将血管蒂转位至腹壁下动脉主干处，根据血管蒂长度，确定腹壁下动脉需要的长度，结扎血管蒂远端后，上血管夹夹闭血管蒂近端，切断并游离血管蒂。显微镜下肝素液冲洗血管吻合口，9-0 显微缝线将皮瓣血管蒂的动脉与腹壁下动脉两定点法端 - 端吻合（8 针），将皮瓣血管蒂的伴行静脉与腹壁下动脉伴行静脉用 9-0 显微缝线两定点法端 - 端吻合（8 针），松血管夹后见吻合血管通畅，皮瓣色转红，反流可（病例 17 图 7）。用 4-0 可吸收缝线间断缝合皮瓣皮下，6-0 PDS 对合皮肤。供区及腹部伤口各留置负压引流管 1 条（病例 17 图 8）。

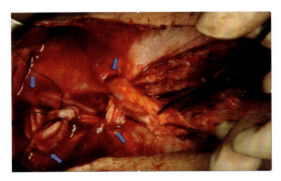

病例 17 图 6　腹直肌下端阔筋膜编织缝合

注：蓝色箭头所示为腹直肌鞘打孔处。

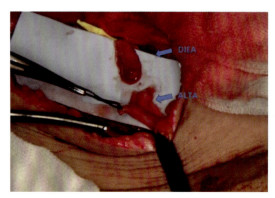

病例 17 图 7　腹部下动脉穿支动脉（DIEA）和股前外侧穿支动脉（ALTA）吻合口

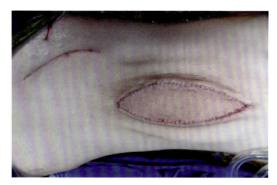

病例 17 图 8　腹部术后

随访：术后 1 个月、3 个月、6 个月分别随访。术后 6 个月随访见腹部外形较术前明显改善，皮瓣无明显臃肿，软组织厚度适中。站立位及俯卧位时前腹壁无脏器膨出（病例 17 图 9）。左大腿皮瓣供区外形良好，无明显并发症发生。由于患者瘢痕体质，需长期抗瘢痕治疗。

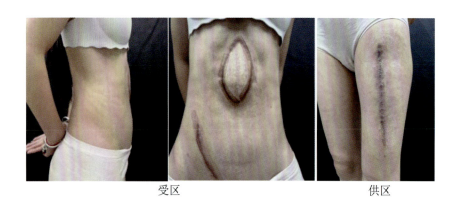

受区　　　　　　　　　　　供区

病例 17 图 9　术后 6 个月随访

## 三、疾病介绍

先天性脐膨出是一种严重的先天性腹壁缺陷，发病率为 1/7000 ～ 1/3000。它通常由妊娠期间胚胎头侧和尾侧不能正常融合而引起。出生后胎儿的腹腔内容物，被包裹在一层称为腹膜脐膨出囊的透明膜中，并常合并心肺器官畸形。临床上根据脐膨出类型可分为小型脐膨出（直径 ≤ 5 cm）、巨型脐膨出（直径 > 5 cm）及脐膨出囊破裂型脐膨出。脐膨出的治疗往往在患儿出生后即刻进行。目前，小型脐膨出的治疗相对较易，多数腹直肌可直接拉拢缝合。巨型脐膨出通常采用分期手术闭合创面，即一期修补囊膜，二期还纳腹腔组织，并行超减张缝合术关闭腹腔。临床上还可补片或皮瓣修补腹壁缺损。术中还需胃肠减压、留置导尿等措施减少腹腔容积。未经治疗的患儿一旦发生囊膜破裂，死亡率极高。截至目前，成人先天性脐膨出鲜有报道。

## 四、病例点评

本病例具有以下几个特点：

1. 皮瓣选择及优缺点　股前外侧穿支皮瓣作为临床应用最广泛的皮瓣之一，具有以下特点：①皮瓣供区隐蔽，大部分无需植皮，可直接拉拢缝合；②供给组织量多，可满足受区面积缺损要求；③本次手术中，可同时两组医师进行手术，节省手术时间，保证手术安全；④股前外侧皮瓣可联合阔筋膜同时移植，加强腹膜的同时避免脂肪组织直接接触菲薄腹壁，减少脂肪液化，导致腹腔内感染风险。

本例中将腹壁下动脉作为受区血管，通过皮下隧道与股前外侧穿支动脉穿支吻合，术中需充分游离软腹壁下软组织，防止卡压导致皮瓣血管危象。此外，腹壁下动脉管径与股前外侧穿支动脉相对较小（病例 14 图 9），对术者的显微缝合要求较高，对于大面积的供区皮瓣可能存在血供不足等问题。

2. 兼顾腹壁强度及生育要求　经多学科讨论（MDT），我团队术中仅对下段腹直肌鞘打孔，阔筋膜编织后拉拢缝合。主要考虑因素有以下几类：①加强下腹部和盆底载荷。由于重力作用，腹腔脏器的压力多集中于下腹部，手术方案应首先考虑加强下段腹壁张力。经随访证明，该患者术后内脏器官无膨出，手术效果满意；②腹直肌上段张力较小，以备患者怀孕后，子宫抬升所需空间。此患者生育能力仍需进一步随访。

（病例提供者：周丹亚　宁波市第六医院）

（点评专家：王　欣　宁波市第六医院）

# 参考文献

[1] 郑海清，徐素婷，黄紫君，等．多学科团队管理对先天性脐膨出结局的影响 [J]. 中华新生儿科杂志（中英文），2020，35（1）：25-28.

[2] 林海，李权，董琦，等．新生儿先天性巨型脐膨出诊治的探讨 [J]. 中国优生与遗传杂志，2012，20（1）：81-82.

# 病例 18　双侧旋髂浅动脉穿支螺旋桨皮瓣移植治疗男性会阴部大范围 Paget 病

## 一、病历摘要

本病案含有 2 例患者，为亲兄弟关系。

病例 1：

患者林某（兄），男性，77 岁，因"发现右腹股沟肿物进行性增大 10 余年"入院。

### （一）病史资料

患者于入院前 10 余年出现右侧腹股沟斑片状皮损，约硬币大小，略突出于皮面，伴明显瘙痒，予当地诊所局部激素类药膏涂抹无效。10 余年来皮损面积逐渐扩大，累及会阴三角区、阴囊和阴茎。6 个月前右腹股沟出现结节状肿块，明显凸起。活检病理示：考虑鳞状上皮原位癌，结合免疫组化标记结果 CK7（+），EMA（+），Ki-67（+40%），P53（+强弱不等），EA（Ber-EP4）（+弱），符合 Paget 病，为求进一步诊治来院。既往有高血压病、前列腺增生病史。

### （二）体格检查

右侧腹股沟、会阴部片状红色斑疹，略突出于皮面，累及阴毛分布区域、阴茎上 2/3、前半部分阴囊及右侧腹股沟部分皮肤，病灶区域可见脱屑。右腹股沟内侧上方可见一大小 2.5 cm×2.5 cm 大小棕色"C"形结节状隆起，质地较硬，不可推动，基底宽约 1 cm，与周围组织界限清晰。右侧腹股沟可及肿大淋巴结（病例 18-1 图 1）。

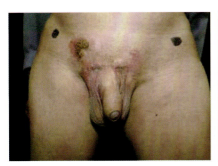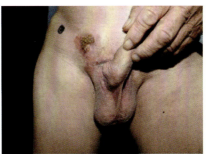

病例 18-1 图 1　术前肿瘤病灶

### （三）辅助检查

2022 年 9 月 8 日宁波市第六医院 MRI 示：右侧腹股沟区椭圆形异常信号灶，前列腺饱满、信号稍欠均匀。盆腔少量积液。

### （四）入院诊断

1. 右侧腹股沟、会阴部 Paget 病合并鳞状细胞癌
2. 前列腺增生
3. 高血压病

## 二、诊治经过

入院后完善术前检查，排除泌尿系手术禁忌证，患者在全身麻醉下行右侧腹股沟及会阴、阴囊 Paget 病扩大切除，右侧腹股沟淋巴结清扫，术中冰冻检查，双侧髂腹股沟带蒂皮瓣移植术。

1. 麻醉成功后，患者取平卧位，常规消毒铺巾。

2. 记号笔标记右侧腹股沟及会阴处红色皮损边界向外扩大约 2 cm，标记扩大切除范围，涉及右侧腹股沟、阴茎皮肤及约 2/3 阴囊皮肤，注意保护阴茎背神经。测量缺损创面面积：以前正中线为中线，分为左右两侧创面，将手套纸覆盖于左侧皮肤缺损创面，修剪成创面大小及形状。将纸片翻转后覆盖于左侧腹股沟皮肤供区（术前左侧旋髂前动脉穿支体表投影已定位），设计旋髂浅动脉为蒂的穿支皮瓣大小约 12 cm×8 cm。同法设计右侧旋髂浅动脉穿支皮瓣，大小约 11 cm×7 cm（病例 18-1 图 2）。

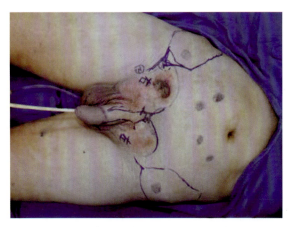

**病例 18-1 图 2　手术设计并标记范围**

3. 11 号尖刀片将皮肤病损完整切除，并术中送冰冻检查。根据术前磁共振检查结果，探及右侧腹股沟 1 枚肿大淋巴结，将其切除单独送病理。术中冰冻示：右侧腹股沟、会阴部 Paget 病，考虑鳞状细胞癌变，四周及基地切缘阴性。右侧腹股沟 1 枚淋巴结冰冻层未见转移（0/1）（病例 18-1 图 3）。

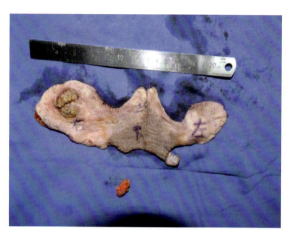

病例 18-1 图 3　切除病灶及右腹股沟肿大淋巴结

4. 切开皮瓣内侧缘，于深筋膜下仔细分离，找到体表定位血管并保护，游离其余部分的皮肤和皮下组织形成带蒂皮瓣，将左侧皮瓣旋转 180° 覆盖于左侧会阴及阴茎阴囊缺损创面，右侧同法（病例 18-1 图 4）。5-0 抗菌薇乔线固定，见皮瓣色红，反流良好。

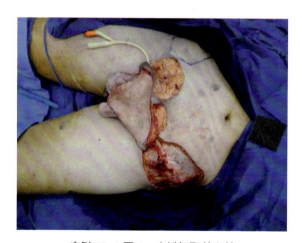

病例 18-1 图 4　皮瓣切取并翻转

5. 将供区皮缘向两侧皮下分离约 5 cm 形成推进皮瓣，2-0 抗菌薇乔直接拉拢供区缝合。留置负压引流管 2 条（病例 18-1 图 5）。

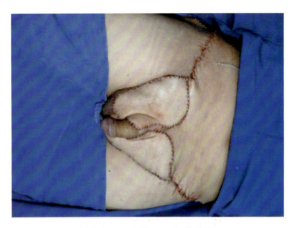

病例 18-1 图 5　术后术区

　　术后随访：术后 2 周随访见切口愈合满意（病例 18-1 图 6）。术后 1 年随访见双侧腹股沟瘢痕供区无明显增生。腰部活动无明显受限。Paget 病灶未见复发，阴茎勃起功能良好，排尿功能无障碍。复查下腹部磁共振未见异常皮下软组织病灶（病例 18-1 图 7）。

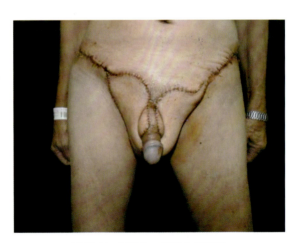

病例 18-1 图 6　术后 2 周随访

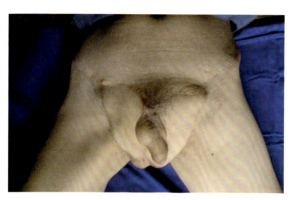

病例 18-1 图 7　术后 1 年随访

病例 2：

（一）病史资料

患者，林某（弟），男性，68 岁，因"发现会阴部肿物进行性增大 10 余年"入院。患者于入院前 10 余年出现会阴部斑片状皮损，约硬币大小，略突出于皮面，伴明显瘙痒，予当地诊所局部激素类药膏涂抹无效。10 余年来皮损面积逐渐扩大，累及会阴三角区、阴囊和阴茎。7 个月前阴茎上方出现结节状肿块明显突起，未予就诊。1 个月前肿块发生破溃、出血，至当地医院行"会阴部肿物切除术"。病理示：会阴部恶性肿瘤，建议加做免疫组化。术后创口红肿渗液，迁延不愈。患者为求进一步诊治来院。既往有高血压病病史。入院后完善检查，B 超示：睾丸鞘膜积液。

（二）体格检查

会阴部片状红色斑疹，略突出于皮面，累及阴毛分布区域、阴茎上 1/3、前半部分阴囊及右侧腹股沟部分皮肤，病灶区域可见黄色脱屑。阴茎上方可见一长约 5 cm 手术切口开裂，缝线未拆，可见黄色渗液流出，无明显异味。右侧腹股沟可触及肿大淋巴结（病例 18-2 图 1）。

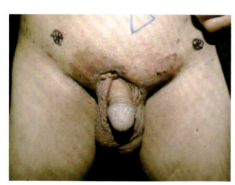
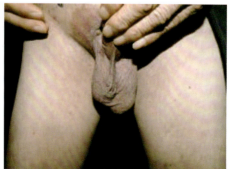

病例 18-2 图 1　术前病灶

**（三）辅助检查**

2023年3月7日宁波市第六医院MRI示：会阴部软组织隆起影，右侧腹股沟淋巴结肿大，周围结构紊乱。

**（四）入院诊断**

1. 会阴部Paget病伴局部恶变

2. 会阴部软组织感染

3. 高血压病

## 二、诊治经过

入院后完善术前检查，排除泌尿系手术禁忌，患者在全身麻醉下行会阴、阴囊Paget病扩大切除，右侧腹股沟淋巴结清扫，术中冰冻检查，双侧髂腹股沟带蒂皮瓣移植术（病例18-2图2）。

术中切除病灶后，见双侧睾丸鞘膜积液明显，睾丸异常增大（同术前检查）。在右侧腹股沟区分离深浅两组肿大淋巴结，术中冰冻切片示：病灶Paget病，可见腺癌分化，周围及基地切缘阴性，淋巴结见肿瘤细胞转移（1/4），遂术中予右侧腹股沟淋巴结清扫（病例18-2图2至病例18-2图4）。

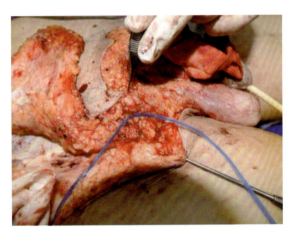

病例18-2图2　肿大淋巴结（浅组）及引流淋巴管

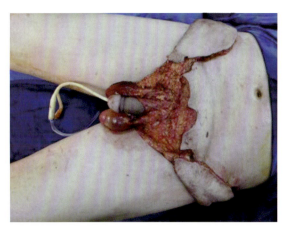

病例 18-2 图 3　供区皮瓣切取

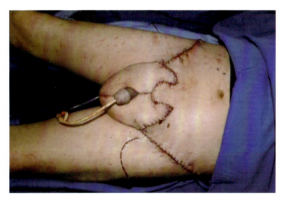

病例 18-2 图 4　术后会阴部术区

术后随访：术后转至肿瘤放化疗科，予"顺铂＋多西他赛针"化疗 6 次，术后半年病情平稳。腰骶部活动不受限，会阴部未见 Paget 病灶复发（病例 18-2 图 5）。

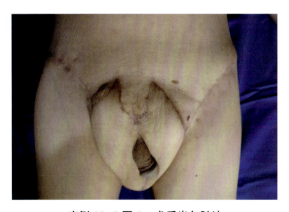

病例 18-2 图 5　术后半年随访

## 三、疾病介绍

乳腺外湿疹样癌（extramammary Paget's disease，EMPD）即乳腺外 Paget 病，是一种罕见的皮肤恶性肿瘤，多见于人体大汗腺分布区，如外阴、肛周、腋窝等处。EMPD 的起源存在争议，可分为以下几种学说：①起源于大汗腺或前庭汗腺，然后沿导管到达表皮。Paget 细胞与汗腺细胞在超微结构和免疫组化表达具有相似性，该病多发于汗腺分布较多的区域，国内学者多倾向于此学说；②起源于原位上皮干细胞，这种学说可以解释潜在癌肿和表皮之间的跳跃现象。该疾病好发于 50～80 岁的中老年人群体，起病隐匿且缺乏特异性。其一般表现为边界明显的红色斑块，早期无自觉症状，随病情发展可伴明显瘙痒。临床上容易被误诊为"湿疹"进行治疗。EMPD 以浸润深度 1 mm 作为分界点（即≤ 1 mm 和＞ 1 mm）。肿瘤的临床生物学行为有显著差异，随着疾病发展可表现为腺癌化及鳞癌化，进而浸润间质，侵犯淋巴管发生转移。

## 四、病例点评

本病案 2 例具有以下几个特点：

1. 肿瘤累及范围广，缺损面积大　常见的会阴部 Paget 病一般较为局限，术中可以充分利用剩余的阴茎和阴囊皮肤做局部皮瓣，一期覆盖创面。本案中 2 例患者创面缺损面积大，无法行局部皮瓣或拉拢缝合，且腹股沟和会阴区创面覆盖的常见方法包括髂腹股沟穿支皮瓣、股前外侧穿支皮瓣、股前内侧穿支皮瓣、腓肠内侧穿支皮瓣等。本案两例患者均为老年男性，均具有多年的高血压病史，血管条件差，行游离皮瓣移植术风险高，且单块游离皮瓣无法满足受区要求。我团队考虑到老年男性对生产生活要求相对较低，且腹股沟区供区组织量较多，遂采用髂腹股沟带蒂皮瓣行手术治疗。

2. 旋髂浅动脉穿支皮瓣的特点及应用　旋髂浅动脉通常起自股动脉外侧壁，于腹股沟韧带中点下方发出，行于腹壁浅筋膜的深、浅两层之间，向髂前上棘走行。旋髂浅动脉穿支皮瓣近年来广泛应用于各类肿瘤整形创面的修复，其具有以下优点：①旋髂浅血管的血管恒定，术前血管彩超可准确定位，且皮瓣解剖层次表浅，可节约手术时间；②供区隐蔽，宽度＜ 10 cm 的创面一般可直接缝合；③皮瓣薄，不臃肿，外形相对美观；④供血面积大。本案例中最大单侧缺损面积最大可达 12 cm×8 cm，皮瓣中旋髂浅静脉回流通畅，不易发生静脉危象。其仍需注意以下几点：①部分患者穿支血管较细，术前彩超需充分探查；②术中需仔细并充分游离血管蒂，手术难度较大，皮瓣旋转 180°后应避免扭转血管蒂，导致血运障碍；③受区两部分皮瓣进行对合时，将会完全包绕阴茎。术者需充分预留阴茎勃起周径范围，并采用褥式外翻缝合法，以免后期瘢痕增生，造成阴茎卡压；④此皮瓣不带有神经，需告知移植后感觉差等缺点。

3. 肿瘤患者的多学科合作和后续治疗

（1）与泌尿外科的合作：会阴部 Paget 病常累及泌尿生殖系统。患者容易出现阴茎勃起障碍、阴囊水肿、睾丸鞘膜积液、前列腺功能异常等并发症。术前需与泌尿外科合作，排除泌尿系禁忌。

（2）与肿瘤放化疗科的合作：对于有腹股沟区淋巴结及远处淋巴结转移的 Paget 病患者，术后建议化疗治疗。目前，对于进展期会阴部 Paget 病的化疗方案多参照于乳腺 Paget 病。既往文献报道的化疗方案内包括丝裂霉素、多柔比星、氟尿嘧啶、紫杉醇、铂类等单药，但疗效报道不一。多西他赛为新一代化疗药物，其药理机制与紫杉醇类似，但无交叉耐药。本案使用"多西他赛＋铂类"行 6 周期化疗，术后 6 个月无复发，其远期效果还有待观察。

（病例提供者：胡瑞斌　宁波市第六医院）

（点评专家：王　欣　宁波市第六医院）

# 参考文献

[1] 徐向明，张国良，徐加鹤，等. 肛周 Paget 病的临床诊治 [J]. 中华外科杂志，2010，48（12）：0529-5815.

[2] 袁传涛，韩庶勇，李磊，等. 乳腺外浸润性 Paget 病累及双侧腹股沟淋巴结的临床病理观察 [J]. 诊断病理学杂志，2014，21（1）：51-53.

[3] 高子煦，高璐，王璐，等. 基于旋髂浅动脉穿支皮瓣超显微外科技术在肿瘤整形外科中的应用进展 [J]. 中国临床医学，2023，30（1）：154-158.

[4] 瞿元元，朱耀，戴波，等. PSA 筛查在会阴 Paget 病中的价值 [J]. 临床泌尿外科杂志，2014，29（2）：150-151、155.

[5] 齐晓光，胡毅，汪进良，等. 多西他赛联合替吉奥治疗术后复发阴囊 Paget 病一例 [J]. 中华临床医师杂志，2013，7（15）：7310-7311.

# 病例 19　游离股前外侧穿支分叶皮瓣修复右手 2 ～ 5 指高温热压伤

## 一、病历摘要

患者男性，43 岁，患者因"热压伤致右手 2 ～ 5 指皮肤焦黄 3 小时"入院。

### （一）病史资料

患者入院前 3 小时，在工厂被机器压伤，机器表面温度达 93℃，致右手剧烈疼痛，右手 2 ～ 5 指皮肤焦黄，在地方医院简单包扎后急送我院。

### （二）体格检查

患者痛苦面容，对答切题，查体合作。一般情况尚可，生命体征平稳。血压 120/80 mmHg，心率 100 次 / 分，体温 36.4℃，心率 18 次 / 分。头颅及面部无损伤，瞳孔对光反射可，伸舌居中，鼓腮示齿正常。胸、腹无压痛，骨盆挤压分离阴性，左上肢及双下肢活动自如，无损伤。

专科检查：患者右手 2 ～ 5 指背侧自近节近端至指尖皮肤焦黄，广泛痂皮，局部发黑，皮肤血运差，毛细血管反流无，指端感觉差，活动受限（病例 19 图 1）。

### （三）辅助检查

本院 X 线片示右中指近节指骨骨折。

### （四）入院诊断

1. 右手 2 ～ 5 指热压伤（Ⅲ度）
2. 右手中指近节指骨骨折

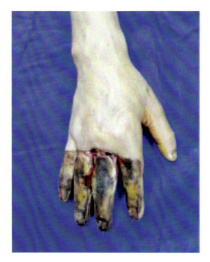

病例 19 图 1　右手 2～5 指热压伤术前

## 二、诊治经过

一期急诊手术：麻醉完成后，气囊止血带止血。反复用生理盐水、双氧水及碘伏冲洗创面。消毒铺巾后首先行彻底清创，切除部分坏死痂皮（病例 19 图 2）。清创后专科情况如下。

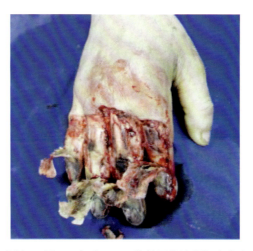

病例 19 图 2　右手 2～5 指热压伤清创切痂术中

右手 2～5 指指背皮肤及 2～5 指 1～3 区伸指肌腱均坏死，中指近节指骨骨折（病例 19 图 3）。手术方案：切除明显坏死组织，其余待二期处理。术后管理：抗感染，局部换药。

二期手术：右手中指近节骨折复位内固定，游离股前外侧分叶皮瓣修复右手皮肤缺损。分叶皮瓣分别覆盖示指、中指、无名指、小指（病例 19 图 4），后期再行分指手术（病例 19 图 5），分指术后 3 个月，皮瓣无臃肿（病例 19 图 6）。

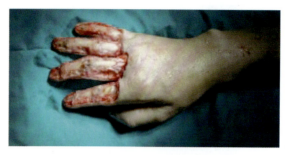

病例 19 图 3　右手 2 ～ 5 指热压伤清创切痂术后

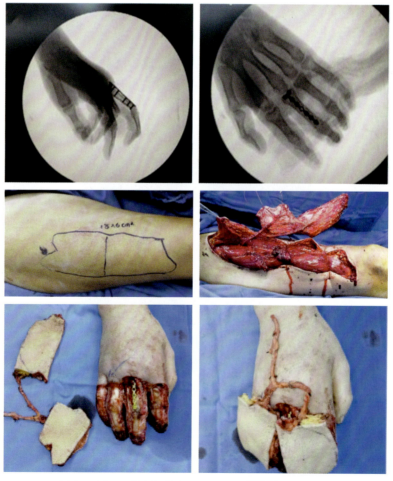

病例 19 图 4　游离股前外侧分叶皮瓣修复右手皮肤缺损

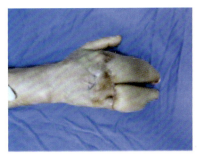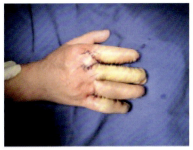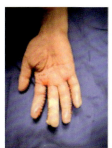

病例 19 图 5　后期分指手术

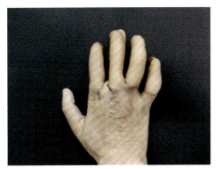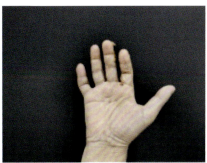

病例 19 图 6　分指术后 3 个月

## 三、疾病介绍

手部热压伤是一种严重的手外伤，早期清创手术、后期选用适宜的创面修复方法是争取良好愈合与功能恢复的关键。尤其是Ⅲ度烫伤，易伤及肌腱和骨骼，致深层组织暴露，对指体血运存在影响，需早期彻底清创。多手指热压伤清创后的创面覆盖是一个难点，分叶皮瓣适合修复多指创面缺损，减少手术次数。

## 四、病例点评

本例病例具有以下几个特点：

热压伤创面较深，Ⅲ度烫伤。甲床、指背皮肤及伸指肌腱均坏死变性，近节指骨背侧骨皮质也变焦黄色。坏死组织的存在容易出现继发性坏死或并发感染，同时可能对指体血运产生影响，应尽早进行切痂减压，减少对指体血运的影响，防止指体组织继发性坏死。早期彻底切除坏死组织，控制感染和正确判断这些受损组织的活力并处理对愈后功能恢复而言十分重要。多次负压封闭引流导致创面炎性肉芽的大量生长，影响关节活动，早期彻底切除坏死组织，能减少负压封闭应用的时间。

切痂后 2～5 指指骨及中指近节钢板外露，采用股前外侧皮瓣进行修复。股前外侧皮瓣血管蒂较长，近端口径较大，与鼻咽窝处桡动脉口径匹配度较好，同时主干动脉发出穿支较多，皮瓣设计灵活。为了减少后期分指手术次数，考虑采用股前外侧分叶皮瓣修复，示指、中指共一个叶，无名指、小指共另一叶，这样仅需一次就将 2～5 指分离。

（病例提供者：肖栋超　李斯宏　宁波市第六医院）

（点评专家：王　欣　宁波市第六医院）

# 参考文献

[1] 刘宏君,王天亮,张文忠,等.手部热压伤的治疗及疗效分析[J].中华手外科杂志,2016,32(3)：176-176.DOI：10.3760/cma.j.issn.1005-054X.2016.03.009

[2] 中国老年医学学会烧创伤分会,中国生物材料学会烧创伤创面修复材料分会,中国医师协会创面修复专业委员会.热压伤创面临床诊疗全国专家共识（2023版）[J].中华烧伤杂志,2023,39（3）：201-208.DOI：10.3760/cma.j.cn501225-20220608-00227

[3] 叶小宾,罗元章,谢运煌,等.游离旋股外侧动脉皮瓣修复前臂热压伤[J].中华手外科杂志,2021,37（2）：111-111.DOI：10.3760/cma.j.cn311653-20200421-00183

[4] 邹国平,金光哲,李建宁,等.多种游离皮瓣修复手背侧热压伤27例[J].中华烧伤杂志,2012,28（4）：312-312.DOI：10.3760/cma.j.issn.1009-2587.2012.04.029

[5] Hultman CS, Erfanian K, Fraser J, et al.Comprehensive management of hot-press hand injuries：long-term outcomes following reconstruction and rehabilitation[J].Ann Plast Surg, 2010, 64（5）：553-558.DOI：10.1097/SAP.0b013e3181bffc7f

[6] 丁桂友,董中洋,王斌,等.游离股前外侧穿支分叶皮瓣修复四肢复杂皮肤软组织缺损[J].中华手外科杂志,2022,38（5）：432-434.DOI：10.3760/cma.j.cn311653-20210818-00257

[7] 张艳茂,刘会仁,曹磊,等.游离分叶股前外侧肌皮瓣修复前臂软组织缺损与功能重建[J].中华创伤杂志,2011,27（5）：463-463.DOI：10.3760/cma.j.issn.1001-8050.2011.05.024

[8] 张伟,谢卫国,杨飞,等.游离股前外侧穿支皮瓣分叶移植在四肢电烧伤治疗中的临床应用[J].中华烧伤杂志,2019,35（11）：790-790.DOI：10.3760/cma.j.issn.1009-2587.2019.11.005

# 病例 20　右臂丛神经炎腋神经沙漏样狭窄，臂丛神经松解显微修复成功

## 一、病历摘要

患者男性，51 岁，因"外伤致右肩外展活动受限 1 个月"入院。

### （一）病史资料

患者 1 个月余前摔倒后右肩着地，倒地时右肩触及硬物，导致右肩剧烈疼痛，伴肩外展活动受限，右手及右肘活动可。隧至当地医院就诊，予 X 线检查示：右肩未见明显骨折脱位。当地医院予止痛、消肿等对症处理。患者症状未见好转，右肩肌肉逐渐出现萎缩，伴三角肌区麻木，屈肘乏力，前来我院就诊。肌电图示：右臂丛神经上干损伤。磁共振示：右 $C_5$ 神经根起始部一处及腋神经多处狭窄改变。为求进一步诊治，门诊拟"右臂丛神经上干损伤，臂丛神经炎"收住入院。既往有高血压史，否认高血糖、肿瘤、使用免疫抑制剂、慢性传染病等病史。

### （二）体格检查

外观：右肩外形正常。右手色红润，血运良好。肌肉萎缩情况：右三角肌三度萎缩，余右上肢肌群未见明显萎缩。肌力：右侧三角肌肌力 2 级，肱二头肌肌力 3 级。手内肌肌力 5 级。对掌及分并指活动良好。关节活动度：右肩、肘、腕关节被动活动范围正常。右肩主动外展不能（病例 20 图 1），肩关节外展角度 20°左右，主动屈肘受限，伸肘正常。腕关节以下主被动活动正常。感觉：右三角肌区感觉减退，余部位感觉无特殊。其他：Horner 氏征（−）、Hoffman（−）。

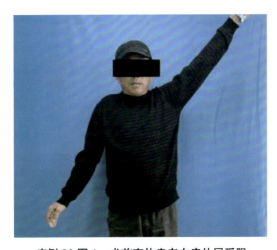

**病例 20 图 1　术前查体患者右肩外展受限**

**（三）辅助检查**

2021 年 2 月右臂丛肌电图（病例 20 表 1）：肌电图（electromyogram，EMG）示：右臂丛上干部分支配肌见自发电活动，主动募集反应减弱，余臂丛支配肌未见自发电活动，运动单位电位（MUP）形态正常，主动募集反应正常。神经传导速度（nerve conduction velocity，NCV）：右臂丛上干支配肌复合型肌肉动作电位（compound muscle action potentialz，CMAP）波幅降低，余所检运动神经传导速度（motor nerve conduction velocity，MNCV）、感觉神经传导速度（sensory nerve conduction velocity，SNCV）正常。提示：右臂丛神经上干部分损伤电生理表现，请结合临床。

臂丛神经增强磁共振示：考虑右 $C_5$ 节后神经损伤，神经根起始部一处及腋神经多处狭窄改变（病例 20 图 2）。

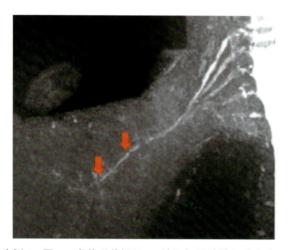

病例 20 图 2　术前磁共振示 $C_5$ 神经根及腋神经狭窄表现

病例 20 表 1　肌电图检查结果

| 肌肉名称 | 静息纤颤 | 静息正尖波 | 重收缩波形 |
| --- | --- | --- | --- |
| 右肱二头肌 | + | + | 单纯相 |
| 右肱三角肌 | + | + | 少量 MUP |
| 右冈下肌 | + | + | 单纯相 |

**（四）入院诊断**

1．右臂丛神经上干损伤

2．臂丛神经炎

## 二、诊治经过

患者入院后完善血常规，血生化，凝血功能，大、小便常规。术前抗体检查未见明显异常。

手术方案：排除手术禁忌证后，患者在全身麻醉下行"右臂丛神经松解，斜角肌切除，腋神经修复"。

1. 麻醉成功后，患者取平卧位，常规消毒铺巾。

2. 术中设计右侧锁骨上缘横形 7 cm 长切口并切开，分离皮下组织，切开颈阔肌，显露颈外静脉，两把 Allice 钳开颈阔肌，并向两侧潜行分离，显露胸锁乳突肌后侧缘，将颈外静脉牵向外侧，沿胸锁乳突肌后侧缘分离，电凝止血。显露肩胛舌骨肌，分离后牵向外侧，进一步显露深层脂肪垫，纵行分离，并找出深层的颈横动、静脉，牵引动、静脉，此时，前斜角肌及臂丛神经上干已经显露，沿斜角肌表面找到膈神经，见膈神经连续，神经拉钩轻轻牵开膈神经，以电刀切断前斜角肌，暴露下方臂丛神经中干及下干。见臂丛神经连续，$C_5$ 神经根起始段有一不全缩窄环，肩胛上神经局部质地硬。松解上干的外膜组织后，外膜下注射复方倍他米松（得宝松）0.5 mL。

3. 于锁骨下方沿胸大肌三角肌间隙设计斜行约 12 cm 长切口，依次切开，分离皮下组织，经胸大肌三角肌肌间隙进入，牵引头静脉，结扎小分支后见头静脉牵向外侧，继续向深层分离显露臂丛神经束支部，可触及后束腋神经长段神经组织质地硬纤维化改变，腋神经其中一束有三个缩窄环，其中两个为不全缩窄，一个为完全缩窄（病例 20 图 3），松解神经外膜，切断完全缩窄环，修剪神经断端可见正常神经乳头，9-0 可吸收线外膜法 4 针缝合，修复后神经张力适中。外膜下注射得宝松 0.5 mL。

4. 生理盐水冲洗创面后，电凝彻底止血，留置负压引流 2 路，3-0/4-0 可吸收线逐层关闭创面。无菌敷料包扎，术毕。

术后管理：术后予帕瑞昔布止痛、更昔洛韦针抗病毒、地塞米松针静脉滴注抑制免疫反应。

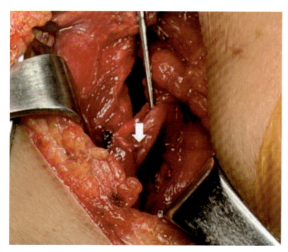

病例 20 图 3　术中显示腋神经完全狭窄处（箭头）

术后半年随访，右肱二头肌肌力 4+ 级，右肱三头肌肌力 4 级，肩关节外展角度由术前 20°增加至 80°（病例 20 图 4），三角肌区麻木好转。

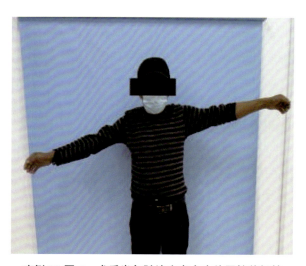

病例 20 图 4　术后半年随访患者右肩外展较前好转

### 三、疾病介绍

Parsonage 和 Turner 首次报道了神经痛性肌萎缩，又称 Parsonage-Turner 综合征（PTS），特点是肢体剧烈疼痛后出现肌无力，肌肉萎缩。一直以来 PTS 被认为是相对罕见的，每 100 000 人中有 2～3 例，然而传统的观点受到了挑战，最近的报道显示，PTS 发病率呈逐年升高趋势，van Alfen 在一项前瞻性队列研究中发现，初始症状为颈部和上臂疼痛的 492 名患者中有 14 名患者确认患有 PTS，年发病率为1/1000。大多数患者的 PTS 病程为 6 个月至 3 年，该疾病引起的疼痛和肌无力会极大地影响患者的工作和生活。研究表明，早期诊断、早期治疗可以促使更快的康复。

PTS 的病因尚未阐明，在大约 50% 的受影响患者中，可以从各种易感事件和条件中得出可能的相关因素，其中包括感染、剧烈运动、手术、围产期和疫苗接种。然而，主流观点主要基于免疫学和病毒理论。有学者发现淋巴细胞炎性浸润会导致神经内水肿和神经肿胀，降低神经束的灵活性，因此附近关节的运动会导致扭转。反复扭转后，神经的旋转可导致收缩和神经束缠绕。周围神经病变的诊断主要依据临床表现和电生理检测，由于失神经支配在肌电图中可能需要 4 周才能完全显现，因此早期测量的价值有限。并且对于 PTS 患者，这些检查无法提示可能存在的沙漏样狭窄，更无法定位和明确病变的形态及与周围组织结构之间的解剖关系。高分辨率周围神经成像极大地扩展了 PTS 的诊断可能性。有一些早期报道通过超声和 MRI 发现 AIN 和 PIN 自发性麻痹中的沙漏样狭窄。最近，Sneag 等人描述了 6 名 NA 患者的 MRI 发现，在 10 根神经中确定了 23 处狭窄部位。在一个更大的队列研究中发现，38 根受影响的神经中有 32 根出现局部狭窄。核磁共振成像和高分辨率超声成像能更加清晰地显示出 NA 的沙漏样狭窄，为疾病提供了更准确的诊断。

PTS 的治疗选择非常有限，现有的随机试验中没有证据支持任何特定形式的治疗。van Eijk JJ 在 2009 年进行的皮质类固醇治疗的病例对照研究表明，治疗后的短期恢复率达到 18%，证实非皮质类固醇可以缩短疼痛间隔，加速康复。除了皮质类固醇治疗外，其他还包括诱因治疗、疼痛管理、彻底的患者教育和物理治疗，以支持应对肌无力。然而，对于已经出现完全收缩和旋转现象的患者，保守治疗效果不佳，表明需要手术干预。在最近的一个较大的队列中，对 31 名患者进行了长期随访，所有手术治疗中的大多数神经显示出良好的再生。Wu 等人提出如果保守治疗 3 个月后没有恢复，手术治疗比继续保守治疗更有效。他们根据神经 / 束变薄的百分比确定收缩的严重程度，提出神经松解术对所有轻度和中度狭窄均显示良好效果，但对于严重狭窄的患者需行神经缝合或移植，Sunagawa 等人也进一步证实了神经松解术可能不足以治疗严重挛缩的观点，他们还报道了在神经松解术后所有神经都会再次出现一定程度的收缩，尽管程度低于手术前，并且不会妨碍成功的神经再支配。

## 四、病例点评

本例患者在外伤后出现右肩剧烈疼痛，随后逐渐出现三角肌、肱二头肌肌力下降，三角肌区域感觉麻木，因此主要考虑 PTS，经过激素保守治疗，未有进一步好转后予增强磁共振检查，发现有多处狭窄改变，术中予切除后神经修复，术后短期随访效果满意。

因此我们的经验是，在 PTS 患者症状出现后，应给予 1 ～ 3 个月的时间进行保守治疗，包括在急性期，主要给予疼痛管理和（或）皮质类固醇药物治疗，同时结合诱发因素，必要时予抗病毒治疗。期间或者 3 个月后没有出现临床再生迹象，则需要对受影响的神经进行磁共振或者超声成像检查。如果发现狭窄，则应进行外科探查；若没有发现，继续保守治疗，并注意随时进行重新检查评估。当需要手术干预时，根据神经狭窄的严重程度，决定实行束内神经松解术或神经缝合术，甚至移植重建术。

（病例提供者：李苗钟　宁波市第六医院）
（点评专家：李学渊　宁波市第六医院）

# 参考文献

[1] Davidson C, Gordon N. Shoulder-Girdle Syndrome[J]. The Lancet, 1948, 252 (6524): 433. DOI: 10.1016/s0140-6736 (48) 91006-x.

[2] Hosey RG, Rodenberg RE. Brachial neuritis: an uncommon cause of shoulder pain [J]. Orthopedics, 2004, 27 (8): 833-836.

[3] Van AN, Van EJ, Ennik T, et al. Incidence of neuralgic amyotrophy (parsonage turner syndrome) in a primary care setting——a prospective cohort study[J]. PLoS One, 2015, 10 (5): e0128361. DOI: 10.1371/journal.pone.0128361.

[4] Seror P. Neuralgic amyotrophy. An update[J]. Joint bone spine, 2017, 84 (2): 153-158. DOI: 10.1016/j.jbspin.2016.03.005.

[5] Van AN, Van EB. The clinical spectrum of neuralgic amyotrophy in 246 cases[J]. Brain, 2006, 129: 438-450. DOI: 10.1093/brain/awh722.

[6] Ortiz TM, Mesfin FB. Brachial plexitis (parsonage turner syndrome, brachial neuropathy, brachial radiculitis) [M]. StatPearls. Treasure Island (FL); StatPearls Publishing, 2020.

[7] Gstoettner C, Mayer J, Rassam S, et al. Neuralgic amyotrophy: a paradigm shift in diagnosis and treatment[J]. 2020, 91 (8): 879-88. DOI: 10.1136/jnnp-2020-323164.

[8] Klein C, Dyck P, Friedenberg S, et al. Inflammation and neuropathic attacks in hereditary brachial plexus neuropathy[J]. J Neurol Neurosurg Psychiatry, 2002, 73(1): 45-50. DOI: 10.1136/jnnp.73.1.45.

[9] 许娅莉, 白江博, 于亚东, 等. 上肢神经沙漏样狭窄的临床诊治[J]. 中华手外科杂志, 2018, 34 (3): 202-205. DOI: 10.3760/cma.j.issn.1005-054X.2018.03.016.

[10] 吴可晚, 陈德松, 陈琳, 等. 桡神经自发性缩窄病变的诊断与治疗[J]. 中华外科杂志, 2012, 50 (3): 283-284. DOI: 10.3760/cma.j.issn.0529-5815.2012.03.026.

[11]Nakashima Y, Sunagawa T, Shinomiya R, et al. High-resolution ultrasonographic evaluation of "hourglass-like fascicular constriction" in peripheral nerves：a preliminary report[J].Ultrasound Med Biol, 2014, 40（7）：1718-1721. DOI：10.1016/j.ultrasmedbio.2013.12.011.

[12]Sneag D, Saltzman E, Meister D, et al.MRI bullseye sign：An indicator of peripheral nerve constriction in parsonage-turner syndrome[J].Muscle Nerve, 2017, 56（1）：99-106. DOI：10.1002/mus.25480.

[13]Sneag D, Rancy S, Wolfe S, et al.Brachial plexitis or neuritis？MRI features of lesion distribution in parsonage-turner syndrome[J].2018, 58（3）：359-366. DOI：10.1002/mus.26108.

[14]Van EJ, Groothuis JT, Van AN.Neuralgic amyotrophy：An update on diagnosis, pathophysiology, and treatment[J].Muscle & nerve, 2016, 53（3）：337-350. DOI：10.1002/mus.25008.

[15]Van EJ, Van AN, Berrevoets M, et al.Evaluation of prednisolone treatment in the acute phase of neuralgic amyotrophy：an observational study[J].Journal of neurology, neurosurgery, and psychiatry, 2009, 80（10）：1120-1124. DOI：10.1136/jnnp.2008.163386.

[16]Arányi Z, Csillik A, Dévay K, et al.Ultrasonography in neuralgic amyotrophy：Sensitivity, spectrum of findings, and clinical correlations[J].Muscle Nerve, 2017, 56（6）：1054-1062. DOI：10.1002/mus.25708.

[17]Pan Y, Wang S, Zheng D, et al.Hourglass-like constrictions of peripheral nerve in the upper extremity：a clinical review and pathological study[J].Neurosurgery, 2014, 75（1）：10-22. DOI：10.1227/neu.0000000000000350.

[18]Wu P, Yang J, Chen L, et al.Surgical and conservative treatments of complete spontaneous posterior interosseous nerve palsy with hourglass-like fascicular constrictions：a retrospective study of 41 cases[J].Neurosurgery, 2014, 75（3）：250-257；discussion 7. DOI：10.1227/neu.0000000000000424.

[19]Sunagawa T, Nakashima Y, Shinomiya R, et al.Correlation between "hourglass-like fascicular constriction" and idiopathic anterior interosseous nerve palsy[J].Muscle Nerve, 2017, 55（4）：508-512. DOI：10.1002/mus.25361.

# 病例21　右手全手脱套伤多组织瓣显微重建再造成功

## 一、病历摘要

患者男性,26岁,因"右手不慎被滚筒卷伤而致出血,全手皮肤撕脱2小时"入院。

### (一)病史资料

患者入院前2小时在工厂工作时被滚筒卷伤右手,当即感右手出血,剧烈疼痛,查看伤处见右手全手皮肤软组织脱套,骨外露,指体屈曲畸形。在当地行简单包扎治疗,患者为求进一步治疗特来我院就诊。

### (二)体格检查

患者痛苦面容,对答切题,查体合作。一般情况尚可,生命体征平稳。血压100/70 mmHg,心率80次/分,体温37.0℃,呼吸18次/分。头颅及面部无损伤,瞳孔对光反射可,伸舌居中,鼓腮示齿正常。胸、腹无压痛,骨盆挤压分离阴性,左上肢及双下肢活动自如,无损伤。

专科检查:患者右手自腕管平面以远的全手皮肤脱套,脱套皮肤重度碾轧碎裂,毁损状(病例21图1),右手自腕关节以远掌侧及背侧皮肤缺损,右手1~5指末节指骨及肌腱等深部组织外露,右手创面可见较多活动性出血点,右手各指伸屈肌腱挫伤,未见明显断裂,大鱼际及小鱼际肌肉部分损伤,活动性尚可,色红,电刀刺激可见收缩,掌腱膜完整。

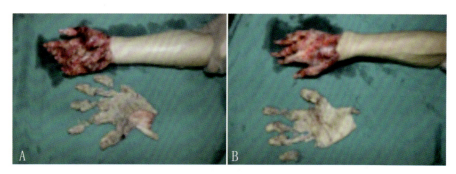

病例21图1　右手受伤时的外观

### (三)辅助检查

右手正斜位X线片示:右手部分软组织缺损,软组织积气;右手中、无名指远节指骨及第5掌骨基底部旁小片骨样密度影分离。

左、右第1跖背动脉彩色超声:双侧第一跖背动脉(Ⅰ型)血流通畅。

下肢动脉 CTA 示：下肢动脉 CTA 未见明显异常征象。

### （四）入院诊断

右全手皮肤软组织缺损

## 二、诊治经过

完善术前常规检查，排除手术禁忌证，加强换药，待创面清洁后，择期安排手术治疗。

择期手术：

1. 患者麻醉成功后，先取左侧卧位，术区常规消毒铺巾。

2. 右侧背部设计皮瓣，以右侧腋窝中点到右侧髂后上棘的连线为轴，设计皮瓣大小约 27 cm×9.0 cm，沿腋下及皮瓣前侧切开，在背阔肌前缘解剖，显露胸背动脉，顺行解剖胸背动脉，切取胸背动脉穿支皮瓣（病例 21 图 2），并携带部分背阔肌，背侧供区直接缝合关闭创口。

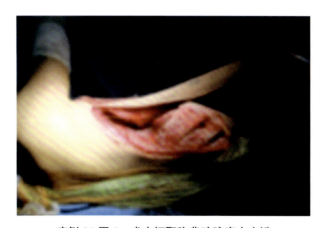

病例 21 图 2　术中切取胸背动脉穿支皮瓣

3. 更换体位为平卧位，术区消毒铺巾，上止血带。清理右手创面，去除陈旧性、坏死组织，截短拇指末节指骨至末节基底，示指、中指、无名指指骨至中节中段，胸背动脉穿支皮瓣缝合于右手，覆盖手掌、手背及虎口区（病例 21 图 3）。

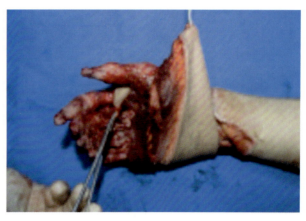

病例 21 图 3　胸背动脉穿支皮瓣缝合于右手，覆盖手掌、手背及虎口区

4．在右足姆趾及二趾设计皮瓣，皮瓣携带趾末节部分趾骨，形成以足背动、静脉为共同血管蒂的姆甲瓣和足二趾甲皮瓣。将此皮瓣移植至右手拇指、示指（病例21图4），分别用1.0 mm、0.8 mm克氏针各1枚交叉固定（趾）指骨，将此皮瓣的足背动脉与鼻烟窝动脉远断端吻合，姆趾回流的足背静脉与头静脉吻合，示指、跖背静脉与手背桡侧静脉吻合，姆趾1根趾神经与拇指指神经吻合，足二趾双侧趾神经与示指双侧指神经吻合。

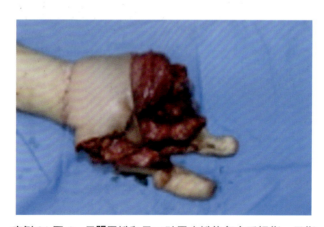

病例 21 图 4　足姆甲瓣和足二趾甲皮瓣修复右手拇指、示指

5．同法切取左足姆甲瓣及足二趾甲皮瓣，携带的足背皮瓣，共用一血管蒂的足背动、静脉。将该二皮瓣移植于右手中指、无名指（病例21图5），同法克氏针固定（趾）指骨，用第一指总动脉与足背动脉吻合，足背静脉与手背静脉吻合，足姆趾趾神经与中指神经吻合，足二趾双侧趾神经与中指、无名指指总神经吻合修复。

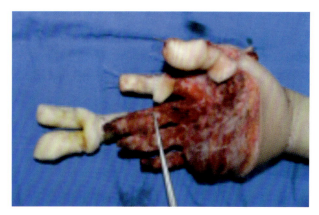

病例 21 图 5　左足踇甲瓣及足二趾甲皮瓣修复右手中指、无名指

6. 在双侧股前外侧设计皮瓣，以髂前上棘到髌骨外侧缘连线的中点到股动脉搏动点的连线为轴，设计相应大小皮瓣，游离切取皮瓣，将此二皮瓣分别移植覆盖双足供区创面（病例 21 图 6），双侧大腿供区直接缝合。

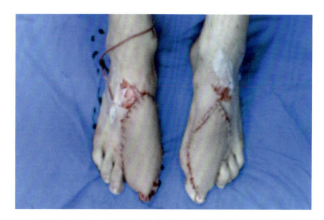

病例 21 图 6　双侧股前外侧皮瓣修复双足供区创面

术后管理：术后绝对卧床 1 周，红外线照射保暖，常规抗感染、抗痉挛、抗凝治疗 1 周。待再造指体及皮瓣成活后转康复科进行理疗和功能锻炼。

后期随访：术后再造指体及游离皮瓣全部成活（病例 21 图 7）。术后半年重回工作岗位，术后 6 年零 3 个月的随访：右手 DASH 评分为 18 分，再造指体的两点辨别觉平均为 13 mm，皮瓣供区仅留线性瘢痕（病例 21 图 8），双足 Maryland 足功能评分标准为 90 分。手部功能恢复良好，足部无疼痛等不适，外观良好，不影响行走及跑步，患者对供、受区的外观和功能感到满意。

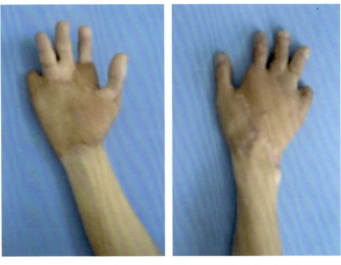

病例 21 图 7　术后再造指体及游离皮瓣全部成活（正、背侧面观）

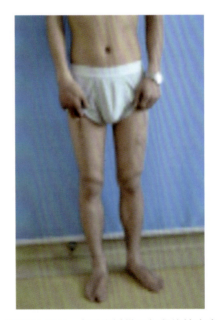

病例 21 图 8　术后皮瓣供区仅留线性瘢痕

## 四、病例点评

　　当手遭受外来暴力或碾压时，身体产生保护性反射并强烈收缩，导致手部皮肤和软组织脱套损伤。手部软组织包括皮肤、皮下组织筋膜、血管、神经、肌腱。其表现为皮肤边缘不规则的挫伤和撕脱，同时血管内膜严重挫伤，甚至动脉和神经被拉出。手部脱套损伤后，皮肤的浅静脉全部受损。在大多数情况下，脱套伤的皮肤无法行再植术，在脱套损伤时，趾末节指骨有很少的软组织覆盖，除非早期皮瓣覆盖，否则这些部位容易缺血坏死。

传统的治疗方式包括皮下包埋后游离植皮的方式，该术式简单、风险小，但病程长，需要二期分指植皮，该术式虽然保留了伤手，但关节僵硬，既无感觉，又不能活动，且外形也很不满意。另外是前臂逆行岛状皮瓣与下腹部皮瓣联合应用修复全手脱套伤，该术式虽然也安全有效，但要牺牲前臂一条主干动脉，对供区损伤大，而且也需要二期断蒂，病程长，手部的感觉及功能恢复也不佳。

游离的双瓣或嵌合瓣的瓦合修复与传统的带蒂皮瓣相比，缩短了治疗周期，也可以解决皮肤覆盖问题，但同样也是导致手部臃肿、出现类似戴手套一样感觉的问题，并且感觉及功能也不佳。

为了克服皮瓣在覆盖手指感觉及外观差的缺点，部分学者采用了一期游离皮瓣加足趾组织组合移植修复手部创面，该术式的特点是手部的外形和功能、感觉都得到了明显的改善，但缺点对供区的创伤大，足部的功能影响也较大。所以术者进一步改良了这个术式，在足趾组织瓣联合穿支皮瓣修复右手皮肤缺损的同时，行游离双侧股前外侧皮瓣移植修复双足供区。术者不仅重建了手部的外形、感觉和活动功能，而且也减少了供足的病损。

该术优点：①用含足背皮瓣的足拇甲瓣分别重建桡侧 4 指和手背创面，使患者脱套手最大程度恢复手部外形、感觉和活动功能；②用穿支皮瓣重建虎口，对手功能的术后恢复至关重要；③用皮瓣修复供区，避免了传统植皮磨损、挛缩和疼痛等并发症，尽可能保留了供足骨关节和韧带结构，减少了供足病损。

缺点：供区多，术式复杂，风险高，术前要做好精确的评估。

总之，对于全手脱套伤来说，采用一期足部组织瓣联合穿支皮瓣治疗，虽然手术复杂、难度大、供区多，但受区可获得满意的外观，感觉及功能恢复，供区的功能影响小，术后半年重回工作岗位。

（病例提供者：潘佳栋　宁波市第六医院）

（点评专家：王　欣　宁波市第六医院）

# 参考文献

[1]Arnez ZM, Khan U, Tyler MP.Classification of soft-tissue degloving in limb trauma[J].J Plast Reconstr Aesthet Surg, 2010, 63（11）:1865-1869.

[2]Krishnamoorthy R，Karthikeyan G.Degloving injuries of the hand[J].Indian J Plast Surg，2011，44（2）：227-236.

[3]Adani R，Busa R，Castagnetti C，et al.Replantation of degloved skin of the hand[J].Plast Reconstr Surg，1998，101（6）：1544-1551.

[4]Pshenisnov K，Minachenko V，Sidorov V，et al.The use of island and free flaps in crush avulsion and degloving hand injuries[J].J Hand Surg Am，1994，19（6）：1032-1037.

[5]Tang L，Pafitanis G，Yang P，et al.Combined multi-lobed flaps：A series of 39 extensive hand and multi-digit injuries one-staged reconstructions using modified designs of ALT，DPA and chimeric linking flaps[J].Injury，2017，48（7）：1527-1535.

[6]寿奎水.手部皮肤套脱伤的手术选择[J].中华手外科杂志，2006，22（2）：65-66.

# 病例 22　右手中指近节指背复合组织缺损，尺动脉远端穿支嵌合肌腱皮瓣移植成功

## 一、病历摘要

患者男性，20岁，因"外伤致右手中指背皮肤缺损伴伸指不能2天"入院。

### （一）病史资料

患者入院前2天，在工厂工作时被机器卷入右手，当即感右手中指剧烈疼痛，查看伤处见右手中指近中节指背皮肤软组织缺损、骨外露，伤口流血，指体屈曲畸形，不能伸指（病例22图1）。在当地医院行简单包扎治疗，患者为求进一步治疗特来我院就诊。

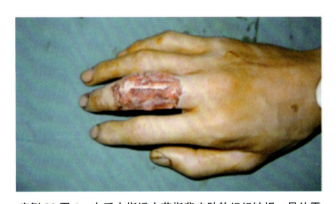

病例22图1　右手中指近中节指背皮肤软组织缺损、骨外露

### （二）体格检查

患者痛苦面容，对答切题，查体合作。一般情况尚可，生命体征平稳。血压100/70 mmHg，心率80次/分，体温37.0℃，呼吸18次/分。头颅及面部无损伤，瞳孔对光反射可，伸舌居中，鼓腮示齿正常。胸、腹无压痛，骨盆挤压分离阴性，左上肢及双下肢活动自如，无损伤。

专科检查：患者右手中指近中节指背皮肤软组织缺损，面积约2.5 cm×5.5 cm，创缘不齐，少量渗血，可见伸肌腱缺损，断端外露，骨质外露，指体屈曲畸形，主动伸指不能，指端血运及感觉好。

### （三）辅助检查

右手X线片示：右手未见明显骨折及脱位。

### （四）入院诊断

右手中指近中节指背皮肤软组织缺损伴伸指肌腱缺损

## 二、诊治经过

患者完善术前常规检查，排除手术禁忌证，加强换药，待创面清洁后，择期安排手术治疗。

择期手术：清创，取右腕部携带部分尺侧屈腕肌腱的尺动脉腕上穿支复合皮瓣游离移植，修复右手中指指背皮肤软组织及伸肌腱缺损。

麻醉完成后，右上臂扎气囊止血带止血。反复用生理盐水、双氧水及碘伏冲洗创面。消毒铺巾后首先行彻底清创，清除一切失活及坏死组织。彻底清创后专科情况如下：

右手中指近中节指背皮肤软组织缺损，面积约 2.5 cm×5.5 cm，近节伸肌腱Ⅳ区大部分缺损长约 5.5 cm，仅尺侧宽约 0.3 cm 伸肌腱残留相连，骨质外露（病例 22 图 1）。

手术方案：

1. 找出中指近节指背动脉及皮下浅静脉，待吻合。

2. 设计尺动脉腕上穿支皮瓣 3.0 cm×6.0 cm。①轴心线：右手肱骨内上髁至豌豆骨桡侧连线；②动脉入皮点：豌豆骨向近端连线上 4 cm 左右处为动脉穿支入皮点；③皮瓣切取：先切开皮瓣桡侧缘，在深筋膜层游离，保护好皮瓣两端皮下浅静脉，找出尺动脉主干及掌侧皮穿支，保护好皮穿支。切开皮瓣尺侧缘，在同一平面切取浅层 1/2 厚度的尺侧屈腕肌腱并使其借腱膜保留在皮瓣内不分离，保持移植肌腱的血供，切取长度 6.0 cm。复合皮瓣移植修复右手中指指背皮肤软组织及伸肌腱缺损。具体如下（病例 22 图 2）。

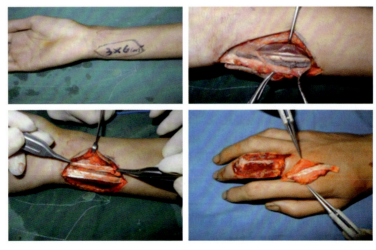

病例 22 图 2　手术过程

3. 右手中指 PIP 关节伸指位用 1 枚克氏针固定，皮瓣所含尺侧腕屈肌与中指伸肌腱两断端"8"字缝合，皮瓣的尺动脉腕上穿支动脉与中指尺侧指背动脉吻合，皮瓣皮下浅静脉与中指近端皮下浅静脉吻合，皮瓣覆盖中指皮肤缺损，对位缝合（病例 22 图 3）。

4. 腕部供区直接缝合。

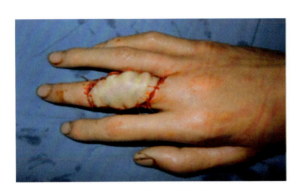

病例 22 图 3　缝合后

术后管理：①卧床，烤灯保暖，抬高患肢；②预防感染、抗凝、抗痉挛、镇痛等药物治疗；③石膏托固定。

后期随访，患者皮瓣成活好，右手中指伸屈活动度良好，腕部供区线性瘢痕形成（病例 22 图 4）。

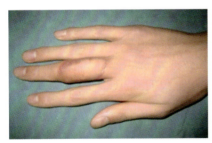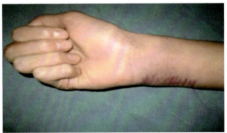

病例 22 图 4　皮瓣成活好、右手中指伸屈活动度良好

## 三、疾病介绍

手指皮肤软组织缺损是一种常见的手部损伤，通常涉及手指部位皮肤软组织的部分或完全缺失，且会伴有皮肤软组织合并肌腱、韧带、骨质的复合缺损。这种情况可能由多种原因引起，包括但不限于外伤、皮肤干燥、接触性皮炎及皮肤再生不良等。

外伤是导致手指皮肤软组织缺损的常见原因，包括切割伤、挤压伤、卷扎伤、热烧伤和化学灼伤等。这些伤害可能导致皮肤及深部组织受到破坏，形成不同程度的缺损。

对于手指皮肤缺损的治疗方案会因具体原因和缺损程度而异。轻微的缺损可以通过消毒、保持清洁和涂抹药膏等方式进行保守治疗，等待伤口自行愈合。对于较大的缺损，需要进行植皮手术治疗。当合并肌腱、韧带、骨质的复合缺损，则需要进行游离皮瓣及游离复合组织皮瓣移植修复。

在日常生活中，我们应注意保护手部皮肤，避免受伤和接触有害物质，以预防皮肤缺损的发生。

## 四、病例点评

本例病例具有以下几个特点：

1. 手指被工作中机器卷扎伤后　①损伤重：往往会伴有皮肤软组织合并肌腱、韧带、骨质的复合缺损；②污染：创面布满污物及机油。因此，初次处理，需仔细清创，彻底去除微小异物及失活组织。只有真正做到清创彻底，才能避免后期的严重感染。

2. 皮肤软组织缺损合并伸肌腱缺损　该病例近中节指背皮肤软组织缺损，伸肌腱Ⅳ区大部分缺损。可用于修复创面的皮瓣包括掌背岛状皮瓣、骨间背动脉游离穿支皮瓣等，但都需另外切取肌腱移植修复伸肌腱缺损。游离携带部分尺侧屈腕肌腱的尺动脉腕上穿支皮瓣，一次性移植修复伸指肌腱及皮肤软组织的缺损。它具有以下优势：①该皮瓣血管解剖恒定，切取方便，指背皮肤缺损宽度较小，＜4 cm术后供区均能直接缝合；②切取皮瓣不损伤前臂主要血管，供区可以直接缝合，位置隐蔽，瘢痕较小，对前臂外观影响小；不牺牲尺动脉主干。符合"受区修复重建好，供区破坏损伤小"的显微修复原则；③皮瓣携带部分尺侧屈腕肌腱可同时修复伸肌腱缺损。移植肌腱和皮瓣一个供区完成，利于操作；尺侧屈腕肌腱浅层1/2厚度切取，不影响屈腕肌力，而移植肌腱因为与皮瓣有腱膜相连，得到血液供应，断端愈合快，早期即能做功能训练，后期伸屈功能达到或接近正常；④该皮瓣属于同源皮瓣，质地良好，色泽好，厚薄适中，术后臃肿不明显。

（病例提供者：孙斌鸿　宁波市第六医院）

（点评专家：戚建武　宁波市第六医院）

# 参考文献

[1]Dou H，Zhang X，Chen Y，et al.Resurfacing the complex finger defect and sensation reconstruction with the free distal ulnar artery perforator flap：a self-controlled case series study[J].Ann Transl Med，2022，10（10）：543.DOI：10.21037/atm-22-1975.PMID：35722405；PMCID：PMC9201136.

[2]Qi JW，Ding MC，Zhang H，et al.Repair of complex digital soft-tissue defects using a free composite ulnar artery perforator flap from the volar wrist[J].Int Wound J，2023，20（5）：1678-1686.DOI：10.1111/iwj.14029.　Epub 2022 Dec 19.PMID：36536506；PMCID：PMC10088816.

[3]薛成龙，耿士亮，王志红，等.尺动脉源穿支皮瓣组合移植在手指创面修复中的临床应用[J].实用手外科杂志，2023，37（02）：155-158.

[4]郭俊建，朱创新，胡前平.游离尺动脉近端穿支皮瓣修复手部创面[J].中华手外科杂志，2020，36（06）：439-440.DOI：10.3760/cma.j.cn311653-20191217-00343

[5]Morimoto Y，Sogabe Y，Kawabata A，et al.Ulnar artery perforator adiposal flap for paraffinoma treatment in a patient with leprosy：A Case Report[J].J Hand Surg Glob Online，2021，10；4（3）：172-175.DOI：10.1016/j.jhsg.2021.11.002.PMID：35601513；PMCID：PMC9120782.

# 病例 23  左手 2 ~ 5 指 9 节段完全离断再植成功

## 一、病历摘要

患者男性，54 岁，因"左手 2 ~ 5 指被机器切割伤，呈 9 节段完全离断 2 小时"入院。

### （一）病史资料

患者入院后进行伤指 X 线及血常规、凝血功能、心电图等检查，明确无手术禁忌证。左手 2 ~ 5 指离断平面分别为：示指末节，中指、无名指近侧指间关节（proximal interphalangeal point，PIP）、中节中段和末节，小指近侧指间关节、远侧指间关节（distal interphalangeal point，DIP）；水平，呈斜形切断。

### （二）体格检查

略。

### （三）辅助检查

略。

### （四）入院诊断

左手 2 ~ 5 指离断伤（病例 23 图 1）

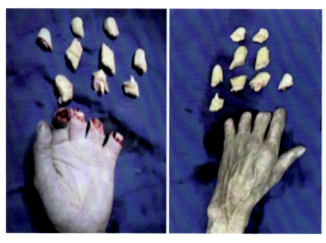

病例 23 图 1  左手 2 - 5 指离断伤

## 二、诊治经过

1. 一期急诊手术

（1）臂丛神经阻滞麻醉后，刷洗患肢，冲洗创面，理清离断指，在显微镜下从外到内依次清创，尽可能多保留健康的软组织、血管、神经束等重要部位，同时避免医源性损伤。

（2）标记血管、神经，评估两侧软组织断端及骨折断端长度，进行短缩指骨及关节融合。

（3）清创完成后，用双氧水、聚维酮（含碘消毒液）、大量生理盐水冲洗伤口。先行骨折端修整、克氏针贯穿内固定和关节融合，修复屈指浅肌腱；融合 2～5 指 DIP 关节和 3～5 指 PIP 关节，并分别用 2 枚克氏针固定，吻合优势侧的指动脉，修复指神经、缝合伸肌腱，并吻合指背静脉。每个节段吻合 1 条动脉及 1 条静脉，除 2～4 指末节指体缝合掌侧静脉外，其余节段均吻合背侧中间主要静脉（病例 23 图 2）。

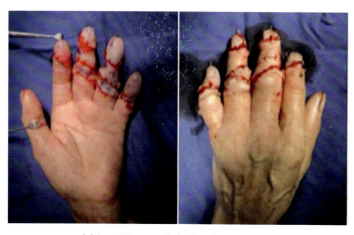

病例 23 图 2　一期急诊手术正反面图片

2. 术后管理

（1）术后 1 周内绝对卧床，室温控制在 24～26℃，应用抗凝、解痉、抗感染、扩容等药物治疗。严密观察，注意补充血容量，必要时纠正贫血。

（2）对患者的体位、疼痛进行护理，对创伤后心理进行疏导，密切观察再植指体血液循环情况，发现血管危象，及时通知医生处理。期间，中指、无名指各出现明显动脉危象一次，均予以局部罂粟碱注射，按摩伤口近端后恢复血运。

（3）中指、无名指末节于术后第 2 天出现静脉危象，行末节小切口放血，分别于第 9 天和第 18 天停止渗血，出现指尖部分坏死，小指近端断指部分皮肤组织坏死。

经换药、保守治疗，完全愈合。其余各指均成活。中指、无名指末节坏死部分行残端修整术。

术后恢复期间正反面图片，如病例23图3所示。

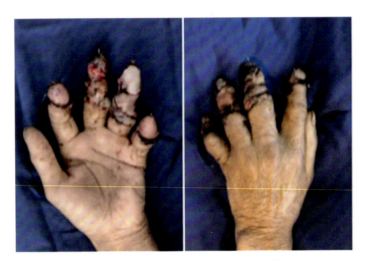

病例23图3　术后恢复期间正反面图片

3．出院随访

（1）术后10周拔出克氏针，行康复锻炼（病例23图4）。

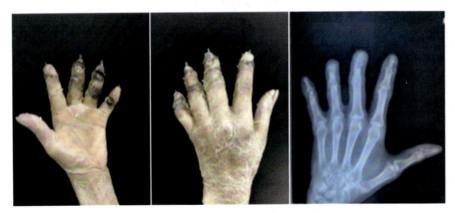

病例23图4　术后10周拔出克氏针及影像检查

（2）患者术后6个月随访，外观良好，可进行屈伸，骨折愈合佳，患者对外观、功能及感觉满意（病例23图5）。

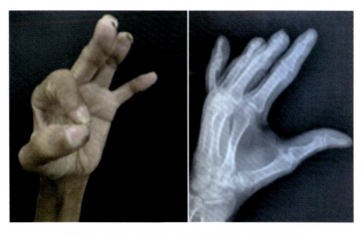

病例 23 图 5　术后 6 个月外观及功能恢复良好

## 三、疾病介绍

断指（肢）再植是将完全或不完全断离的指（肢）体在光学显微镜的助视下重新接回原位，将骨折、肌腱、血管、神经重新吻合，使之成活并恢复其一定功能的精细手术。不同国家与地区，不同的时间与人群，手外伤的发生率是不同的。欧美发达国家的手外伤占急诊创伤的 15.0%～28.8%，我国最早成立手外科的北京积水潭医院在急诊创伤 11 192 例中，手外伤占 26.8%，上海交通大学医学院附属第六人民医院 20 世纪 60—70 年代，手外伤占该院急诊创伤的一半左右。1986—1990 年，浦东新区人民医院手外伤占该院骨科同期急诊的 43.03%。不同地域的手外伤患者中，断指、断肢的发病率也不尽相同。上海浦东新区人民医院 1986—1990 年在 6456 例手外伤中，断指占 19.3%，烟台地区 1989—1997 年在 4239 例手外伤中，断指、断肢占 31.4%。在特殊区域如矿区的手外伤发病率占四肢损伤的 50% 以上，且以开放伤为主，其中断指、断肢患者占据 27.2%。对 1958—2006 年发表的相关文献进行分析，在 4088 位上肢损伤患者中，22.8% 的患者进行了断指、断肢再植手术，9.8% 的患者进行了截指或截肢手术，尽管大部分文献来自东部相对发达地区医院，存在地区差异的偏倚，但断指、断肢的发病率可见一斑。

20 世纪 70 年代以来，显微外科技术发展特别快，不少手术学科的各专业都先后采用显微外科技术进行该专业范围的精细手术，不断提高手术疗效。我国是进行断指（肢）再植手术最早的国家，1963 年陈中伟的第一例断臂再植成功，1966 年杨东岳完成世界首例足趾移植。此后，显微外科技术发展迅速，断指（肢）再植技术得到了有效推广，在质量和数量上，我国一直居世界首位。随着我国经济快速发展和人民群众生活质量逐步提高，对手的要求也越来越高，尤其是复杂指（肢）体离断术后的外观及功能，也越来越受到患者及临床医生的重视。

## 四、病例点评

1. 多指多平面离断再植的临床应对窗口期比理论上要长。多手指多平面离断的再植是一项精细复杂的外科手术，手术难度大，而指体再植窗口期一般在 6～8 小时，因此快速高效的手术处理是尤其重要的，因而绝大多数医院均采用多组医生分组作业的手术模式；然而，分组作业对医院的人员储备要求较高，对于医生数量有限的基层医院或遇到多个急诊手术需要同时开展的突发情况，这类患者往往无法得到有效救治，只能被迫接受截肢或转院治疗。在本案例中，由于医院同时接收多个急诊，再植术全程由一名有经验的医师带领助手完成，共用时 12 小时，按照"先近端，后远端"的再植次序，由助手完成清创、骨固定等技术要求较低的工作，主刀医师进行指动脉、指神经等关节部位缝合，也取得了满意的手术效果。这提示我们多指多平面离断再植的临床应对窗口期在正常情况下可能可以延长至 10～12 小时，在不能满足分组作业的情况下，可由有经验的单组医生配合助手合作完成。

2. 多平面指体离断的无静脉吻合的末节静脉重建时间可能要比单一末节指体离断更久。手指末节离断指体静脉解剖位置不恒定、数量少、管腔细小。因此，在行末节再植中如何解决静脉回流问题是影响术后指体成活的重要因素。在现有末节断指再植方法中，生理性静脉回流方式主要是采用指腹静脉或指背侧静脉进行吻合，在此方法指导下，只要具备可供吻合的指掌侧或背侧静脉，即被作为末节再植静脉回流的首选方法。由于末节静脉血管分布的特点，当末节离断指体无可供吻合的指腹、指背侧静脉时，放血疗法是临床较为常用的一种治疗方法，其对应的末节静脉重建时间一般在 3～5 天。然而在本案例实践中，中指、无名指末节于术后第 2 天出现静脉危象，行末节小切口放血，分别于第 9 天和第 18 天停止渗血，出现指尖部分坏死。这提示我们多平面指体离断的无静脉吻合的末节静脉重建与一般的单一末节指体离断不同，术后通过放血处理，至少 9 天内很难重建回流，可能需要一种更加高效便捷的疗法，在临床应对上应格外加以关注；当出现伤口结痂或流血凝固时，可减少拨血间隔时间或重新开口拨血。

3. 在进行创面清理时应尽可能保留分支。清创彻底是保证再植指体成活的基石，但清创过多，容易使指动脉成为过路动脉，使得中间节段的断指无法接受到动脉的足够营养而出现发黑坏死。在本案例中、小指近端离断组织部分皮肤曾出现发黑坏死，经综合分析认为是离断指体短，指动脉实际进入组织的分支较少，不足以营养指体导致。这提示我们即使一些微小的血管组织缝合会提高手术难度，增长手术时间，但在条件允许的情况下，应尽可能予以保留。

4. 充分的术前、术后沟通是康复成功的基石。中老年患者依从性相对较差，受伤患者往往是手工劳动者，一般学历较低，沟通相对较难，配合治疗程度较低。在本案例中，由于患者年龄较大，情绪控制能力、理解能力均有所下降，而当患者发生疼痛刺激及紧张情绪时，血管危象极易发生。这提示我们应当尤其注重术前、术后护理配合，通过对患者的体位、疼痛进行护理，对创伤后心理进行疏导，引导患者有一个积极乐观的治疗恢复心态；并且密切观察再植指体血液循环，发现血管危象，及时通知医生处理，可有效增加再植成活率。

（病例提供者：杨科跃　宁波市第六医院）

（点评专家：王　欣　宁波市第六医院）

# 参考文献

[1] 侯明钟 . 必须重视手外伤的流行病学调查研究 [J]. 实用手外科杂志，2004，18（4）195-197.

[2] 宋艺，李兰芝 . 烟台市手外伤流行病学特征及预防对策 [J]. 实用手外科杂志，2001，15（4）：214-215、226.

[3] 白庆法，彭忠，陈永霞 . 矿区 5167 例手外伤患者发病率分布的调查分析 [J]. 实用手外科杂志，2005，（2）：111.

[4] 顾伟，何永华，陈琳，等 . 中国急性职业手外伤的发生和结局 [J]. 中国工业医学杂志，2009，22（5）：353-355.

[5] 王剑利，王成琪 . 显微外科十年历程 [J]. 中国矫形外科杂志，2022，30（24）：2209-2212.

[6] 费佳佳，雷钧，吴婷婷，等 . 断指再植术后发生血管危象的相关危险因素分析 [J]. 浙江创伤外科，2022，27（3）：529-530.

[7] 李平，刘云江，李智勇，等 . 末节及指尖断指再植的血管处理 [J]. 实用手外科杂志，2004，1（2）：107.

[8] 郭文城，黄加张，朱小明，等 . 糖尿病足坏疽伴软组织感染的多学科团队协作诊疗一例 [J]. 上海医学，2022，45（10）：669-676. DOI：10.19842/j.cnki.issn.0253-9934.2022.10.004.

[9] 滕志成，王凯，刘跃飞，等 . 大肢体离断再植的研究进展 [J]. 实用手外科杂志，2023，37（2）：251-254.

[10] 薛建波，竺枫，黄剑 . 多手指多平面离断再植 186 例的临床分析 [J]. 全科医学临床与教育，2012，10（1）：72-73. DOI：10.13558/j.cnki.issn1672-3686.2012.01.038.

# 病例 24　左手多节段完全离断再植成功

## 一、病历摘要

患者男性，22 岁，因"左腕完全离断，1～5 指完全离断 4 小时余"入院。

### （一）病史资料

患者自诉于入院前 4 小时在工厂不慎被冲床压伤致左腕及左手 1～5 指完全离断。伤后无神志丧失，无恶心、呕吐，无面色苍白，无大汗淋漓，即至当地医院予简单包扎止血后，为求进一步治疗来我院急诊就诊。

### （二）体格检查

患者痛苦面容，对答切题，查体合作。一般情况尚可，生命体征平稳。体温 37.4℃，心率 121 次/分，呼吸 18 次/分，血压 143/80 mmHg。头颅及面部无损伤，瞳孔对光反射可，伸舌居中，鼓腮示齿正常。胸、腹无压痛，骨盆挤压分离阴性，右上肢及双下肢活动自如，无损伤。

专科检查：患者左腕部完全离断，左手拇指末节 3 型离断，示指 DIP 关节离断，中指、无名指中节离断，小指 PIP 关节离断，创缘不齐，污染较重，指骨骨折外露，离断的指体尚完整，色苍白、冰凉，可见广泛淤斑形成。

### （三）辅助检查

左手 X 线片（正斜位）示：左侧掌、腕部离断，离断端多发骨折，部分骨质缺如，周围软组织肿胀、破损，离断处可见细线形致密影。检查结论：左掌腕部离断。

### （四）入院诊断

左腕离断，左手 1～5 指离断伤（病例 24 图 1）

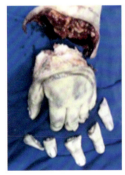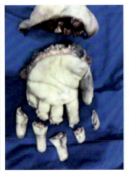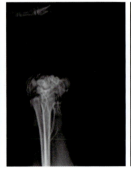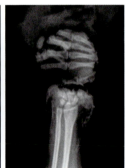

病例 24 图 1　左腕离断，左手 1～5 指离断伤

## 二、诊治经过

1. 一期急诊手术

（1）麻醉成功后，患者取平卧位，患肢外展，常规消毒铺巾，上止血带。

（2）术中见左腕部完全离断，左手拇指末节 3 型离断，示指 DIP 关节离断，中指、无名指中节离断，小指 PIP 关节离断，创缘不齐，污染较重，指骨骨折外露，伸肌腱、屈肌腱断裂，离断的指体尚完整，色苍白、冰凉，可见广泛淤斑形成。

（3）术中予清除创面内异物、污染组织及失活组织，摘除远排腕骨，用咬骨钳稍短缩指骨骨折端约 0.3 cm（示指 DIP，小指 PIP 关节融合），修整伸、屈肌腱断端。显微镜下剪除修整动脉、神经。双氧水及生理盐水冲洗 2 遍，聚维酮碘液浸泡 10 分钟，更换手套及手术器械。直视下将腕掌关节及 2～5 指复位并用克氏针固定。将断裂的伸、屈肌腱调整张力，再植指微屈位并予 4-0 普迪斯肌腱线进行修复。显微镜下9-0、10-0 无创缝线吻合血管神经，拇指原位回植缝合，双层人工真皮覆盖缺损皮肤区域，4-0 线间断松松缝合创口皮肤（病例 24 图 2），无菌敷料包扎。

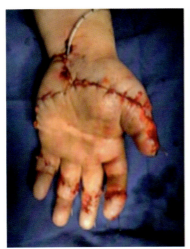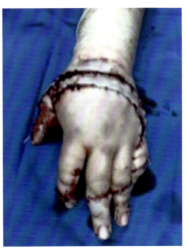

病例 24 图 2　左手腕、左手 1～5 指再植术后

2. 术后管理

（1）术后绝对卧床 7 天，Ⅰ级护理，烤灯保暖、吸氧、每小时观察再植指体血运情况以便及时处理血管危象。

（2）注射用头孢美唑钠 1.0 g，每日 2 次，预防感染；盐酸罂粟碱注射液 30 mg解除血管痉挛；低分子肝素钙注射液 4100 U 抗凝；七叶皂苷钠消肿；甲钴胺营养神经；奥美拉唑钠预防应激性溃疡；帕瑞昔布钠镇痛；钠钾镁钙葡萄糖注射液 500 mL 补液等对症治疗。

（3）术后7天，患者再植肢体血运稳定，毛细血管反流可，张力、皮温正常，可予下床活动，复查X线片（病例24图3），择期出院门诊定期复查。

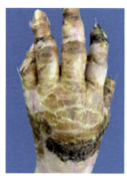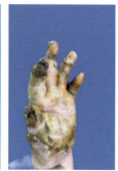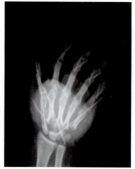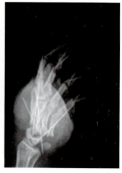

病例24图3　患者术后再植肢体成活良好，骨折对线对位可

3．出院随访

（1）患者术后2个月随访，予切痂、拔克氏针（病例24图4）。

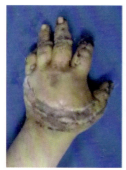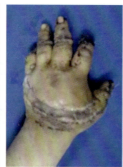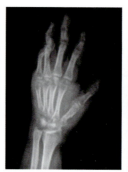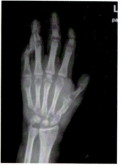

病例24图4　术后2个月左腕及左手1～5指拔除克氏针，再植指体血运良好

（2）患者术后2年随访，外观良好，抓握功能满意，持物功能良好，骨折愈合佳（病例24图5）。

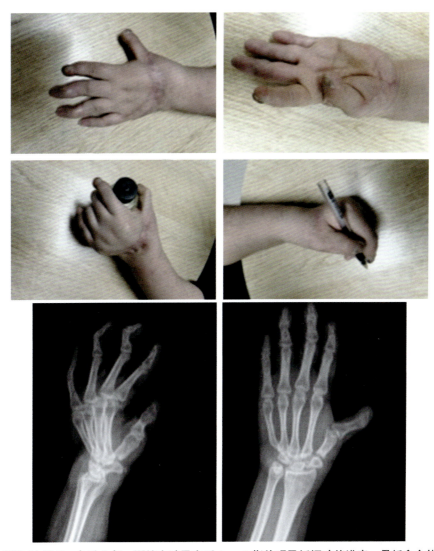

病例 24 图 5　术后 2 年，再植左腕及左手 1 ~ 5 指外观及抓握功能满意，骨折愈合佳

## 三、疾病介绍

同"病例 23：左手 2 ~ 5 指 9 节段完全离断再植成功"。

## 四、病例点评

本病例属于复杂指（肢）体离断中的多平面离断，临床医生对于患者生命体征全面评估、离断肢体的评估、手术指征的把握、手术方案的制订及手功能康复方案的制订是决定患者预后的关键。

1. 离断肢体保存及生命体征监测　急诊创伤患者伤后一般对伤口简单包裹后

至就近医院就诊，再转院至上级医院进一步治疗。断掌合并断指的患者相对创伤较重，部分可能还合并全身多发伤，相对病情较重、出血较多，因此，离断肢体的保存、生命体征的监测是术前保证再植率及再植存活率的关键。一般建议转运途中及术前对离断肢体进行低温保存，并可用灌注液对离断肢体动脉进行保护，来院后需立即用快速有效的方法控制出血、补充血容量，监测患者生命体征及血象指标，必要时予以输血治疗。在处理患者全身状况的同时，积极完善术前准备工作。

2. 细菌学监测及伤口彻底清创  手外伤多为工伤，工作环境布满灰尘及油污，充斥大量且多样的菌群，因此，对创面进行细菌学监测十分必要。清创术是降低开放性手外伤创面细菌感染的有效方法。术前用肥皂水对患肢进行清洗，并用双氧水及生理盐水冲洗创面，术中利用碘液浸泡进行充分消毒，术后根据细菌学监测结果针对性使用抗生素预防感染，可有效降低术后感染率，从而提高再植存活率。

3. 制订手术方案及缩短缺血再灌注时间  断掌合并断指属于复杂性离断中的多平面离断，创伤重，再植部位多，技术要求高，手术时间相对较长，因此，需要手术团队提前制订手术方案，优化人员搭配，分组协调进行。分别由经验丰富及血管吻合技术高超的医生担任清创组和血管吻合组的主刀医生，这样不仅加快手术进程、减少创面开放时间、缩短肢体缺血再灌注时间，相对也能保证手术医生的合理体力分配，同时也提高了再植的成活率。

4. 围手术期管理及快速康复  专业的护理及陪护团队，能根据患者的病情变化及时发现问题，早期的处理和对症治疗，减少并发症的发生，同时减少手术探查的次数，一定程度上提高了患者的再植成活率。术后早期专业康复团队介入治疗，2周后开始在石膏保护下适度主动屈、伸锻炼，防止肌腱的粘连。术后4周去除石膏，逐步加强功能锻炼，并最大程度的恢复手功能。

（病例提供者：李基民  宁波市第六医院）

（点评专家：薛建波  宁波市第六医院）

# 参考文献

[1] 侯明钟. 必须重视手外伤的流行病学调查研究 [J]. 实用手外科杂志，2004, 18（4）: 195-197.

[2] 宋艺，李兰芝. 烟台市手外伤流行病学特征及预防对策 [J]. 实用手外科杂志，2001, 15（4）: 214-215、226.

[3] 白庆法，彭忠，陈永霞. 矿区5167例手外伤患者发病率分布的调查分析 [J]. 实用手外科杂志，

2005，19（2）：111.

[4] 顾伟，何永华，陈琳，等. 中国急性职业手外伤的发生和结局 [J]. 中国工业医学杂志，2009，22（5）：353-355.

[5] 王剑利，王成琪. 显微外科十年历程 [J]. 中国矫形外科杂志，2022，30（24）：2209-2212.

# 病例 25  右旋肩胛动脉穿支皮瓣游离移植修复右踝部皮肤软组织缺损

## 一、病例摘要

患者男性，17岁，因"右小腿开放性损伤2周"入院。

### （一）病史资料

患者2周前因外伤导致右小腿开放性损伤，伴右下肢出血、肿胀、疼痛，右下肢活动受限，受伤时无昏迷、恶心、呕吐，无明显头、胸、腹部疼痛，无呼吸困难、头晕、心悸等不适，外院予以"右下肢清创＋VSD术＋人工真皮植入术＋夹板固定"，现为进一步治疗收入我科。患者发病以来食欲正常，睡眠、精神一般，大小便正常，体重未见明显下降。

### （二）体格检查

患者神志清楚，精神欠佳，生命体征平稳，推入病房，被动体位。皮肤黏膜无黄染、无皮下出血。无头颅畸形。正常呼吸音，心率80次/分，心律齐。腹部平坦，无腹式呼吸，腹壁柔软，无腹部压痛。未合并其他部位损伤。

专科检查：患者右踝前覆有人工真皮，伤口局部红肿，有脓性渗出，局部有软组织创面，右小腿夹板外固定位置良好。

### （三）辅助检查

右踝X线片示：右踝关节骨折伴脱位。

右下肢血管超声示：右下肢动脉搏动良好，静脉未见明显血栓形成。

### （四）入院诊断

右侧开放性胫腓骨下段骨折伴皮肤软组织缺损

## 二、诊治经过

入院后积极完善相关检查，予以抗炎及对症支持治疗。右踝关节CT检查结果示：①右腓骨远端及内外、后踝粉碎性骨折，关节半脱位，周边软组织开放性损伤；②右后踝三角副骨撞击可能；③右足Lisfranc损伤可能，第2跖骨基底撕脱骨折。

结合病史、体格检查及影像学检查结果，该患者诊断为右侧开放性胫腓骨下段骨折伴皮肤软组织缺损，诊断明确，无明显手术禁忌证。经患者及家属知情同意后，在全身麻醉下行"右踝部骨折切开复位内固定术＋右踝部清创VSD覆盖术"。

术前及术后影像学检查，如病例25图1所示。

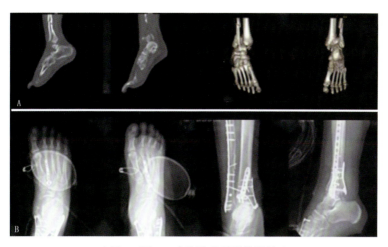

**病例 25 图 1　术前及术后影像学检查**

注：A. 术前右踝关节 CT 检查及三维重建；B. 术后 X 线检查。

　　为进一步修复右踝部软组织缺损，进行有效的创面修复，经患者及家属知情同意后，在全身麻醉下行"右旋肩胛穿支皮瓣转移术修复右踝部皮肤软组织缺损＋右踝部肌肉清创术"。术前进行右旋肩胛动脉穿支超声定位检查，结果示：右侧旋肩胛动脉穿支近体表内径 1.3 mm，距皮肤层深 11 ～ 20 mm，并进行体表定位（病例 25 图 2）。

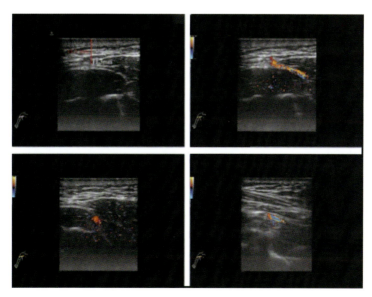

**病例 25 图 2　术前利用超声对右旋肩胛动脉穿支进行定位**

注：结果示右侧旋肩胛动脉穿支近体表内径 1.3 mm，距皮肤层深 11 ～ 20 mm。

手术经过：患者俯卧位；铺单：不包裹上臂，使之能全幅度活动，特别是内收和外展，方便血管蒂的解剖。根据创面的形状和大小设计皮瓣，并做好标记，该病例设计切取右侧大小 14 cm×8 cm 的旋肩胛穿支皮瓣。依次切开皮瓣的外侧缘、上缘和下缘。向上牵开三角肌，辨别组成三边孔的小圆肌、大圆肌和肱三头肌长头。向外牵开肱三头肌的长头，向上牵开小圆肌，向下牵开大圆肌。在小圆肌筋膜的表面间隙内，沿小圆肌的下缘解剖显露旋肩胛动脉及其伴行静脉。完全切开并游离皮瓣使之仅与血管蒂相连，确定受区准备完毕后，向近端解剖血管蒂，结扎近端血管后切断血管；游离皮缘，关闭供区；将皮瓣游离移植覆盖创面（病例 25 图 3）。

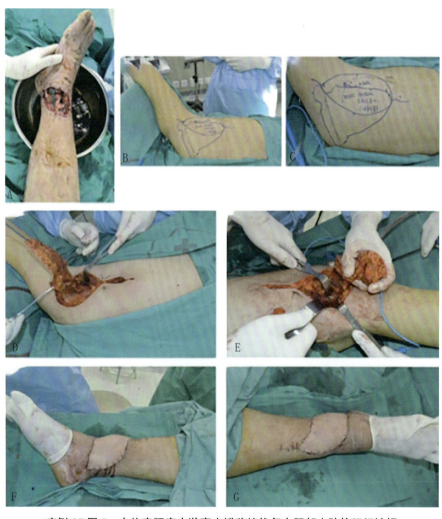

病例 25 图 3　右旋肩胛穿支游离皮瓣移植修复右踝部皮肤软组织缺损

注：A. 右踝部术前创面情况；B、C. 右旋肩胛皮瓣设计；D、E. 游离切取右旋肩胛穿支皮瓣；F、G. 右旋肩胛穿支皮瓣游离移植术后。

术后密切监测皮瓣存活情况。术后皮瓣顺利成活，术后 3 个月随访发现皮瓣色泽、质地良好（病例 25 图 4）。

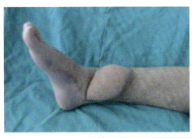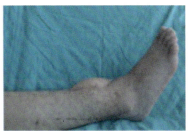
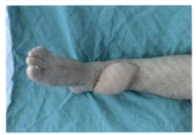

**病例 25 图 4　术后随访**

注：术后 3 个月随访发现皮瓣色泽、质地良好。

## 三、疾病介绍

外伤导致的骨折合并软组织缺损是临床十分常见的情况。结合病史、体格检查及相应的辅助检查，该病例可明确诊断为右侧开放性胫腓骨下段骨折伴皮肤软组织缺损，在经过积极进行右侧胫腓骨骨折切开复位内固定后，如何对创面进行有效的修复是治疗中的难点和重点。

伤口感染是影响组织愈合的最常见原因，在进行创面修复时，要求彻底清除感染病灶，待炎症控制后再进行创面覆盖。该病例入院时受伤时间已达 2 周，在入院时伤口局部红肿并伴有脓性渗出，考虑到该病例右踝部位创面面积较大，同时伴有组织感染坏死，因此，在手术时机的选择上，我们首先进行右侧胫腓骨骨折切开复位内固定，创面进行清创 VSD 覆盖术，积极应用抗生素，待炎症控制后再进行创面的修复。

对于创面的修复，需要对创面部位、大小、深度、重要结构暴露的情况及损伤的严重程度进行全面细致的检查和功能评估。创面覆盖的常用方式包括有直接缝合、皮片移植、皮瓣移植和皮肤牵张等。在选择修复方法时应遵循由简至繁的原则，选择简单、安全、有效的修复方法，同时需兼顾外形和功能。其中，皮瓣是一种由自身血液供应的组织瓣，它具有多方面的优点，一方面皮瓣因其自身有血供，抗感染能力强，有利于创面的修复；另一方面，皮瓣具有一定的厚度，在修复创面的同时，可以有效地消灭无效腔。因此，对于创伤所致的大面积软组织缺损的情况，在无法直接闭合创面时，进行皮瓣移植进行创面的有效覆盖是最佳选择。

目前临床常用的游离皮瓣包括股前外侧皮瓣、胸脐皮瓣、背阔肌肌皮瓣等。相比较于传统的肌皮瓣（如背阔肌肌皮瓣），穿支皮瓣保留了供区肌肉的功能，在修复创面、恢复受区功能的同时，能够最大限度地减轻皮瓣切取对供区外观与功能所造成的影响，应用穿支皮瓣游离移植修复四肢皮肤软组织缺损越来越受到临床医生的关注。旋肩胛动脉穿支皮瓣是以旋肩胛动脉穿支供血，仅包括皮肤和浅筋膜组织的皮瓣。从解剖结构上讲（病例 25 图 5），肩胛皮瓣的血液循环来自旋肩胛动脉及其伴行静脉的横行皮支。旋肩胛动脉是肩胛下动脉的一个主要分支，沿小圆肌下缘走形，经由三边孔（由上方的小圆肌、下方的大圆肌和外侧的肱三头肌长头组成），在肩胛骨腋缘分为深支和浅支。深支为肌支，浅支为旋肩胛皮动脉。旋肩胛皮动脉旋绕肩胛骨腋缘后分为升支、横支和降支。升支向内上斜行，横支横向脊柱中线，降支沿肩胛骨腋缘下降。两条静脉与旋肩胛动脉相伴行。旋肩胛动脉穿支皮瓣具有多方面的优点，包括：①旋肩胛动脉相对恒定，部位表浅，易于显露；②皮瓣切取相对容易；③肩胛区皮肤无毛，真皮较厚，质地良好，皮下脂肪组织较薄，厚度适中；④肩胛部供区相对隐蔽。其中，旋肩胛动脉穿支游离移植适用于修复颌面、颈部及四肢浅表创面。

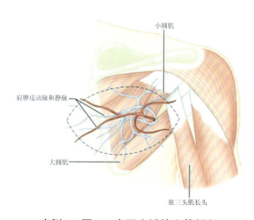

**病例 25 图 5　肩胛皮瓣的血管解剖**

注：肩胛皮动脉及其 2 条伴行静脉由三边孔（上方的小圆肌、下方的大圆肌和外侧的肱三头肌长头组成）穿出［图片来源：坎贝尔骨科手术学（第 12 版）第 6 卷——创伤骨科］。

旋肩胛动脉穿支皮瓣游离移植的手术要点与难点：①术前以多普勒超声血流探测仪探测并标记旋肩胛动脉穿出三边孔位置，明确降支、升支和横支的走行；②患者俯卧或侧卧位，铺单时注意不包裹上臂，使之能全幅度活动，特别是内收和外展，以方便血管蒂的解剖；③根据创面的大小和形态，以肩胛骨为中心画出皮瓣的轮廓；④依次切开皮瓣内侧缘、外侧缘、上缘和下缘，向上牵开三角肌，注意辨别组成单边孔的小圆肌、大圆肌和肱三头肌长头；⑤向外牵开肱三头肌长头，向上牵开小圆肌，向下牵开大圆肌，小心解剖暴露旋肩胛动脉及其伴行静脉；⑥游离皮瓣使之与血管蒂相连，向近侧解剖血管蒂，切断血管。

旋肩胛动脉穿支皮瓣游离移植的注意事项：①旋肩胛皮动脉穿出三边间隙后分支较多，此处皮下组织较致密，解剖分离容易损伤血管；②三边间隙内脂肪纤维组织较疏松，通过钝性分离容易显露血管束，因此切取皮瓣应先在三边间隙内显露血管蒂，然后再从远端向蒂端掀起皮瓣；③如果需要更长的血管蒂，可在三边间隙内循肩胛下动脉追寻解剖到腋动脉；④供区修复如能拉拢以直接缝合为好，尽量避免植皮，因为肩胛区诸多肌肉活动会影响皮片成活；⑤如需植皮覆盖创面，术后宜行供瓣侧上肢制动，减少肩胛区肌肉活动，以利于成皮存活。

## 四、病例点评

骨折合并皮肤软组织缺损是临床十分常见的情况。首先，对于手术时机的选择，该病例在入院时距离受伤已有 2 周时间，在入院时伤口局部红肿并伴有脓性渗出，考虑到该病例右踝关节部位创面面积较大，同时伴有组织感染坏死，因此，我们首先进行右侧胫腓骨骨折切开复位内固定，创面进行清创 VSD 覆盖术，积极应用抗生素，待炎症控制后再进行创面的修复。

如何进行创面的有效修复是该病例治疗中的难点和重点。该患者为 17 岁青少年男性，对外观有着更高的要求。在综合考虑功能和外观的情况下，我们选择了旋肩胛动脉穿支皮瓣游离移植对创面进行了修复。旋肩胛动脉皮瓣具有供区隐蔽，供血动脉解剖稳定、皮瓣血供可靠等方面的优点，不仅能有效修复四肢皮肤软组织损伤，同时对外观也能取得较为满意的效果。手术操作中，在术前进行超声定位确定并标记旋肩胛动脉穿三边孔的位置及其升、横、降支体表走行线，能够很好地减少手术的盲目性，从而增加手术安全性。采用逆行四面解剖法对皮瓣进行游离，自内向外进行解剖，能够更好地保障手术的安全性。

皮瓣术后监测是皮瓣手术的重要内容。临床常用的监测指标主要是皮肤温度、皮肤颜色、肿胀程度和毛细血管回流测定等 4 项血循环观察指标。该病例术后监测发现游离移植的旋肩胛动脉穿支皮瓣存活，术后随访发现，皮瓣色泽、质地良好。该病例通过采用右旋肩胛穿支皮瓣游离移植修复右踝部皮肤软组织缺损取得了较为理想的效果。

（病例提供者：宋家林　上海交通大学医学院附属第六人民医院）

（点评专家：郑宪友　上海交通大学医学院附属第六人民医院）

# 参考文献

[1]Dabernig J, Ong KO, McGowan R, et al.The anatomic and radiologic basis of the circumflex scapular artery perforator flap[J].Ann Plast Surg, 2010, 64 (6): 784-748.

[2]Dabernig J, Sorensen K, Shaw-Dunn J, et al.The thin circumflex scapular artery perforator flap[J].Journal of plastic, reconstructive & aesthetic surgery, 2007, 60 (10): 1082-1096.

[3]Qing L, Wu P, Zhou Z, et al.A design for the dual skin paddle circumflex scapular artery perforator flap for the reconstruction of complex soft-tissue defects in children: anatomical study and clinical applications[J].Annals of Plastic Surgery, 2019, 83 (4): 439-446.

[4]Pang X, Cao Z, Wu P, et al.Anatomic study and clinic application of transverse circumflex scapular artery perforator flap repair of lower limb soft tissue defects in children[J]. Annals of Plastic Surgery, 2020, 84 (5S): S225-S229.

[5]Sui X, Cao Z, Pang X, et al.Reconstruction of moderate-sized soft tissue defects in foot and ankle in children: Free deep inferior epigastric artery perforator flap versus circumflex scapular artery perforator flap[J].Journal of Plastic, Reconstructive & Aesthetic Surgery, 2019, 72 (9): 1494-1502.

[6]Dabernig J, Sorensen K, Shaw-Dunn J, et al.The thin circumflex scapular artery perforator flap[J].Journal of plastic, reconstructive & aesthetic surgery, 2007, 60 (10): 1082-1096.

[7]Zheng HP, Lin J, Xu YQ, et al.Circumflex scapular artery perforator flap[J].Atlas of Perforator Flap and Wound Healing: Microsurgical Reconstruction and Cases, 2019: 69-73.

[8]吴攀峰, 唐举玉, 周征兵, 等. 旋肩胛动脉穿支皮瓣游离移植修复儿童四肢皮肤软组织缺损 [J]. 中华整形外科杂志, 2018, 34 (9): 698-704.

[9]陈星隆, 高伟阳, 洪建军, 等. 游离肩胛皮瓣修复手腕部软组织缺损 [J]. 中华手外科杂志, 2004, 20 (2): 77-78.

# 病例 26　双侧股前外侧穿支皮瓣组合移植修复足踝部 大面积环形组织缺损

## 一、病历摘要

患者男性，38 岁，因挖土机砸伤致左足疼痛、流血 4 小时入院。

### （一）病史资料

4 小时前，挖土机砸伤左足。既往体健。

### （二）体格检查

患者神志清楚，生命体征平稳。左足明显畸形。

专科检查：患者左足背及足底大面积皮肤软组织撕脱缺损，足部骨、肌腱外露，部分趾伸肌腱断裂缺损，跗跖关节脱位，距骨多发骨折。趾端苍白，感觉减退，足趾活动障碍。创面内泥沙污染严重，创缘不齐，渗血活跃。

### （三）辅助检查

影像学检查：左足 X 线片示左足跗跖关节骨折脱位（Lisfranc 损伤）、左距骨多发开放骨折、左足舟骨骨折、内侧及中间楔骨骨折。下肢 CTA 示左足背及足底血管远段未见显示，余双侧髂总动脉、髂外髂内动脉、双侧股动脉、腘动脉、胫前胫后腓动脉管腔无明显狭窄及扩张，管壁光滑，血管走行未见明显异常。

### （四）入院诊断

左足部碾压伤：

1. 左足跗跖关节骨折脱位（Lisfranc 损伤）
2. 左距骨多发开放骨折
3. 左足舟骨骨折、内侧及中间楔骨骨折
4. 左足脱套伤并足部皮肤软组织环形缺损
5. 左足背及足底神经血管损伤

## 二、诊治经过

患者入院后评估病情，抗感染、止痛、补液等对症治疗，创面清洗后加压包扎，完善相关检查。急诊行"左足部清创、跗跖关节复位克氏针固定、距骨骨折克氏针固定、趾伸肌腱修复"。探查修复足底血管、神经后足趾血供恢复正常。创面内彻底止血后予以 VSD 覆盖创面，持续负压引流。术后予以消肿止痛、三抗（抗感染、抗痉挛、抗凝）等对症支持治疗。急诊手术 4 天后再次清创，彻底清除坏死组织和残余异物，1 周后创面肿胀渗出明显减少，设计双侧旋股外侧动脉降支穿支皮瓣组合移植修复足部创面。

拆除创面 VSD 材料，未见明显脓性分泌物，予以再次彻底清创止血，双氧水、生理盐水及碘伏反复清洗创面后重新铺无菌巾单。近端正常组织内游离胫前血管及腓深神经备用。清创后检查创面见足部自内踝后方至跖趾关节骨肌腱外露，皮肤软组织环形缺损创面大小约 30 cm×17 cm（病例 26 图 1 A～E）。

根据足部皮肤缺损形状剪取纸样，将纸样纵斜向剪开，分成两叶狭长纸样，并于拼接处标记。在右侧大腿的股前外侧区，以髂髌线中点稍偏外下方按纸样设计旋股外侧动脉降支穿支皮瓣，皮瓣大小为 8 cm×21 cm，同样的方法在左侧大腿外侧按第二叶纸样设计皮瓣，大小为 9 cm×21 cm（病例 26 图 1 F～G）。分别标记好两叶皮瓣的拼接处。先切取左侧皮瓣，在大腿外侧皮瓣下缘切开皮肤至深筋膜浅层，向上掀起皮瓣沿途探查穿支，见有两个可靠穿支进入皮瓣中上段，分别沿穿支剪开深筋膜，见两穿支穿股外侧肌而出，分别逆行分离两穿支，见两穿支在股外侧肌内行走后共干，由旋股外侧动脉降支发出，以"逆行四面解剖法"完全游离出血管蒂至旋股外侧动脉降支起始处，降支起始以下约 2 cm 处有一较粗大的分支分出进入股外侧肌，游离该分支长约 3 cm 后，结扎离断备用于串联右侧另一叶皮瓣。切开皮瓣上缘并于深筋膜浅层完全游离皮瓣，保留皮瓣内的股外侧皮神经，检查皮瓣皮缘渗血活跃。创面内止血后将皮瓣缝合两针临时固定在创缘。同样的方法，切取右侧皮瓣，见皮瓣两穿支同样来源于旋股外侧动脉降支，分离血管蒂至所需长度，保留股外侧皮神经，皮瓣完全游离后检查皮缘渗血良好，断蒂前以血管穿支为中心，修整薄皮瓣周围皮下脂肪，将两侧皮瓣断蒂（病例 26 图 1 H）。供区彻底止血，深部放置引流管，逐层缝合阔筋膜及皮下组织，皮肤直接拉拢缝合。

两叶皮瓣断蒂后按技术前裁剪设计拼接缝合在一起，一并转移至足部创面，近端皮瓣血管蒂引至踝前胫前血管附近，远端皮瓣绕足部一周后，血管蒂从近端皮瓣下引出也拉至踝前，分别将皮瓣动静串联至胫前动脉，吻合伴行静脉和浅静脉。松血管夹后皮瓣红润，毛细血管反应良好（病例 26 图 1 I～L）。术后消肿止痛及三抗治疗 1 周。术后 2 周皮瓣存活良好，伤口拆线，逐步行踝关节及足趾功能康复训练。术后 3 个月复查，左足骨折脱位愈合良好，患者踝关节功能正常，行走步态正常，无不适（病例 26 图 1 M～R），踝关节功能评分（AOFAS）为优。

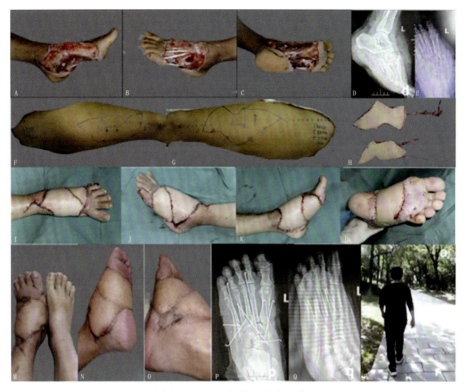

**病例 26 图 1　术前、术中、术后**

注：A、B、C. 左足部环形创面；D、E. 术前左足侧位、正位 X 线片；F、G. 双侧旋股外侧动脉降支穿支皮瓣设计；H. 双侧皮瓣切取后；I、J、K、L. 双侧皮瓣组合移植修复左足部创面；M、N、O. 术后 3 个月复查，皮瓣完全存活，踝关节功能良好；P. 骨折内固定术后左足 X 线片；Q. 术后 3 个月拆除内固定后左足 X 线片；R. 术后 3 个月，左踝关节功能良好，步态正常。

### 三、疾病介绍

足部开放性、多发骨折脱位合并皮肤软组织缺损骨外露常引起损伤部位严重的感染，外露的骨、肌腱坏死，造成后期严重的足踝部功能障碍甚至截肢。本患者为挖土机挖斗砸伤，损伤暴力大且泥沙污染严重，跗跖关节开放脱位，多发距骨和楔骨骨折。足部神经血管损伤，前足部血供障碍。该患者为中年男性、生命体征平稳，创面污染严重，肢体血运障碍，完善必要检查后需尽快手术。急诊手术以彻底清创、骨折脱位固定和恢复前足血供为重点，以控制感染并保肢体。彻底清创是成功治疗所有类型开放性骨折的基础，建议由经验丰富的高年资医师完成清创术。术中彻底清除创内异物及污染坏死组织，大量液体反复冲洗创面，手术切除结合物理冲刷来清除异物和细菌污染。另外，采用简便、可靠、快速的方法恢复骨结构的完整和关节的稳定，本例中以克氏针将复位的开放关节脱位和骨折固定。足底内外侧血管、神经损伤，分别予以显微镜下修复后用临近残余的肌肉覆盖保护。松止血带后足趾血供恢复，创面彻底止血。创面巨大，且污染严重，一期以 VSD 负压引流装置覆盖，并控制吸引负压在 100 mmHg 以下。严重开放性骨折（如 Gustilo Ⅲ型）无法一期闭合创面时，彻底清创条件下可使用负压封闭引流等临时覆盖，但不应长时间甚至反复应用。负压封闭引流的临床效果目前尚存在争议。多项临床研究表明，负压封闭引流技术可明显缩短开放性骨折创面愈合时间、降低感染风险，并减轻全身炎症反应。同时，也有大型临床试验发现负压封闭引流技术与常规治疗方法相比并无显著疗效差异。同时需要注意负压封闭引流技术在治疗过程中存在创面大出血及厌氧菌感染的风险。本病例中使用邻近残余的肌肉组织覆盖保护修复后的足底血管神经，并控制吸引负压在 100 mmHg 以下，以避免血管损伤。

患者外伤导致足部皮肤撕脱缺损，大面积的足踝部环形组织缺损临床修复困难。软组织覆盖方法包括游离皮片移植、皮肤牵张术、局部（肌）皮瓣、游离（肌）皮瓣等。如无深部组织外露且不在足跟等负重部位，对于彻底清创后的新鲜创面或 VSD 覆盖后肉芽组织生长良好的创面，可考虑游离植皮。近年来有研究报道，应用皮肤牵张技术修复创面。通过牵张器牵拉创缘两侧皮肤，利用皮肤弹性及再生形成额外的皮肤关闭缺损。再生皮肤与缺损周围组织相似，同时避免了供区损伤，但存在疼痛、皮肤坏死风险及张力性瘢痕等不足。皮瓣移植包括随意皮瓣、轴型皮瓣、游离皮瓣等，一个创面可以选择多种皮瓣来修复，应该选择方法简单、成功率高、效果满意、对供区影响小的皮瓣。皮肤缺损修复方案应综合考虑缺损情况（大小、部位、深度、重要组织损伤程度、感染、病因、病程等）及患者因素（年龄、全身状况、功能要求等），遵循由简至繁、兼顾功能和外观的原则，制订个性化治疗方案。本病例中缺损大而宽，且不规则，单个皮瓣无法完全覆盖创面，强行切取超大的单叶皮瓣修复，超过其穿支的潜力供区容易出现皮瓣远端的部分坏死，而且供区往往无法直接闭合，需要植皮造成第二供区损伤。根据患者具体情况（中年男性，皮肤软组织环形缺损创面大小约 30 cm×17 cm，骨关节及肌腱外露），选择双侧旋股外侧动脉降支穿支皮瓣组合移植修复足部创面。尽管该方案增加了手术时间和难度，但具有供区可直接缝合且隐蔽、可切取皮瓣面积大的优点。术后皮瓣完全存活，供区仅遗留线性瘢痕，随访期间未发生感染等并发症。

临床治疗提倡早期的良好软组织覆盖以减少感染相关并发症的发生，同时也有利于肢体尽早功能康复锻炼。中国开放性骨折诊断与治疗指南（2019 版）推荐在创面彻底清创基础上同期覆盖创面，无法同期覆盖时可使用负压封闭引流等临时覆盖，但不应长时间甚至反复应用，尽量在 72 小时内完成最终软组织覆盖，最迟不应超过 7 天。延期关闭创面可能会带来许多问题：①增加创面感染的风险；②创面及周围组织纤维化增加软组织重建手术难度及并发症；③暴露的骨、软骨及肌腱组织缺少覆盖，坏死风险增加；④增加治疗周期及治疗费用。本病例在病情及创面稳定后，早期行双侧旋股外侧动脉降支穿支皮瓣组合移植修复创面。双侧皮瓣宽度控制在术前评估的可切取宽度 9 cm 以内，术后双侧供区直接闭合。皮瓣血管蒂与足背血管近端吻合，股外侧皮神经与腓深神经分支吻合促进皮瓣的感觉恢复，术后皮瓣顺利存活，半年复查皮瓣，无压疮，感觉恢复 S3 级。步态恢复正常，AOFAS 评分为优。近年来，"骨整形重建"（orthoplastic peconstruction）治疗开放性骨折的理念逐渐受到重视并在临床中推广开来。国外多中心前瞻性队列研究结果表明，与传统手术治疗相比"骨整形重建"方案能显著减少手术次数和治疗周期，降低感染等并发症发生率，并促进患肢功能恢复。国内相关专家呼吁采用"骨整形重建"策略处理严重下肢开放性骨折。对于严重的开放性骨折（如 Gustilo Ⅲ型）患者，建议直接或急诊处理后转送到能同时处理骨折和软组织缺损的创伤中心进行治疗。

## 四、病例点评

本病例特点：①损伤重。患者直接高能量暴力损伤导致足部多发骨折脱位，神经血管损伤，足部血供障碍。患者跖趾关节及以远足趾结构完整，术前评估具有保肢的条件和价值，因此为了保肢首要的就是尽快恢复前足部血供，在探查修复损伤的神经血管之前，将脱位的跗跖关节和骨折的距骨、楔骨等分别复位，克氏针固定是快速、有效恢复骨性结构完整的最好方式。尽快修复足底血管并为其建立好可靠的软组织床对其进行保护，是防止后期血管栓塞的必要处理手段。前足部的存活是保肢成功的第一步；②污染重。足部创伤是挖土机挖斗压砸所致，创内泥沙污染重，土壤内细菌复杂，一期需要耐心仔细地彻底清创，反复创面内冲洗尽可能地清除异物和坏死组织，但仍有可能有部分泥沙等异物残留。另外直接的高能量损伤也导致足内在肌的严重损伤，有些肌肉挫灭或部分坏死，或后期继发坏死，无法一期过度的清除间生态组织，因此本患者 4 天后再次清创，将残存的异物和坏死组织清除后继续 VSD 负压引流。虽然皮瓣早期覆盖固然重要，但我们也必须确保创面清洁后再行皮瓣修复，防止皮瓣覆盖后创内继发严重感染，给患者造成更大的损伤；③创面大。足部环形缺损且创面大，给皮瓣覆盖带来了一定挑战。选择双侧旋股外侧动脉降支穿支皮瓣组合移植虽然手术操作稍复杂，但是能达到供区损伤小而受区修复好的目的，创面不规则且宽，通过创面分割成两块，分区修复使每一侧大腿外侧的皮瓣切取宽度都在能直接闭合的范围内，第二供区损伤小。两个皮瓣剪裁交错设计，即在创面最宽大处两叶拼接，狭窄处单叶覆盖，有效平衡了环形缺损创面的宽度与长度问题，两侧皮瓣组合完全覆盖创面，皮瓣血供良好，术后完全存活。

（病例提供者：周征兵　贾亚超　程　媛　上海交通大学医学院附属第六人民医院

邓名山　丁红龙　江西嘉佑曙光骨科医院）

（点评专家：郑宪友　张长青　上海交通大学医学院附属第六人民医院）

# 参考文献

[1] Edelstein DA, Florescu I.Crushing injuries of the foot and ankle, with complex open fractures：result of a prospective study with a 3 year follow-up[J].J Med Life, 2016, 9（3）：255-258.

[2] Manway J, Highlander P.Open fractures of the foot and ankle：an evidence-based review[J].Foot Ankle Spec, 2015, 8（1）：59-64. DOI：10.1177/1938640014557072. Epub 2014 Nov 14. PMID：25398852.

[3] 中华医学会骨科学分会创伤骨科学组, 中华医学会骨科学分会外固定与肢体重建学组, 中国医师协会创伤外科医师分会创伤感染专业委员会, 等. 中国开放性骨折诊断与治疗指南（2019 版）[J]. 中华创伤骨科杂志, 2019, 21（11）：921-928. DOI：10.3760/cma. j. issn. 1671-7600. 2019. 11. 001.

[4] Minehara H, Maruo A, Amadei R, et al.Open fractures：Current treatment perspective[J].OTA Int, 2023, 6（3 Suppl）：e240. DOI：10.1097/ OI9.0000000000000240.

[5] 中华医学会显微外科学分会, 中国医师协会骨科医师分会创伤学组, 中国医师协会骨科医师分会外固定学组, 等. 中国下肢软组织损伤修复指南（2023）[J]. 中华创伤骨科杂志, 2023, 25（3）：193-201.

[6] 王翔, 杨帆, 解杰. 负压封闭引流技术在多发伤合并 Gustilo ⅢC 型开放性骨折患者保肢治疗中的应用 [J]. 中华创伤杂志, 2019, 35（7）：6. DOI：10.3760/cma. j. issn. 1001-8050. 2019. 07. 012.

[7] Robert N.Negative pressure wound therapy in orthopaedic surgery[J].Orthop Traumatol Surg Res, 2017, 103（1S）：S99-S103. DOI：10.1016/j.otsr.2016.04.018. Epub 2016 Dec 30. PMID：28043851.

[8] Costa ML, Achten J, Bruce J, et al.Effect of negative pressure wound therapy vs standard wound management on 12-Month disability among adults with severe open Fracture of the Lower Limb：The WOLLF Randomized Clinical Trial[J].JAMA, 2018, 319（22）：2280-2288. DOI：10.1001/jama.2018.6452.

[9] Clark N, Sherman R. Soft-tissue reconstruction of the foot and ankle[J]. Orthop Clin North Am, 1993, 24（3）：489-503. PMID：8101986.

[10] 井万里, 胡茂忠, 许东浩, 等. 负压封闭引流技术在 Gustilo ⅢB 型骨折创面覆盖中的应用 [J]. 中华创伤骨科杂志, 2011, 13（9）：890-892. DOI：10.3760/cma. j. issn. 1671-7600. 2011. 09. 019.

[11] 陈全贵, 苏伟. 应用张力 - 应力法则牵张再生治疗皮肤缺损 [J]. 中华创伤骨科杂志, 2018, 20（6）：537-540. DOI：10.3760/cma. j. issn. 1671-7600. 2018. 06. 014.

[12] 宋文超, 吴学建, 唐举玉, 等. 可调节牵张力的皮肤牵张闭合器在小腿和足踝部创面修复中的应用 [J]. 中华创伤骨科杂志, 2023, 25（3）：226-232. DOI：10.3760/cma. j. cn115530-

20230130-00057.

[13] 周征兵，唐举玉，吴攀峰，等. 双侧旋股外侧动脉降支穿支皮瓣组合移植修复下肢大面积软组织缺损 [J]. 中华显微外科杂志，2020，43（6）：535-539. DOI：10.3760/cma. j. cn441206-20200314-00150.

[14] 周征兵，唐举玉，吴攀峰，等. 双侧旋股外侧动脉降支穿支皮瓣组合移植治疗上肢大面积组织缺损 [J]. 中华手外科杂志，2019，35（3）：183-185. DOI：10.3760/cma. j. issn.1005-054X.2019.03.008.

[15] Cao Z, Li C, He J, et al. Early reconstruction delivered better outcomes for Severe Open Fracture of Lower Extremities：A 15-Year Retrospective Study[J]. J Clin Med, 2022, 11（23）：7174. Published 2022 Dec 2. DOI：10.3390/jcm11237174

[16] Godina M. Early microsurgical reconstruction of complex trauma of the extremities[J]. Plast Reconstr Surg, 1986, 78（3）：285-292. DOI：10.1097/00006534-198609000-00001

[17] Boriani F, Ul Haq A, Baldini T, et al. Orthoplastic surgical collaboration is required to optimise the treatment of severe limb injuries：A multi-centre, prospective cohort study[J]. J Plast Reconstr Aesthet Surg, 2017, 70（6）：715-722. DOI：10.1016/j.bjps.2017.02.017

[18] Al-Hourani K, Stoddart M, Khan U, et al. Orthoplastic reconstruction of type ⅢB open tibial fractures retaining debrided devitalized cortical segments：the Bristol experience 2014 to 2018[J]. Bone Joint J, 2019, 101-B（8）：1002-1008. DOI：10.1302/0301-620X.101 B8. BJJ-2018-1526. R2

[19] 赵广跃. 严重开放性骨折治疗的新理念——骨整形 [J]. 中华显微外科杂志，2019，42（6）：521-523. DOI：10.3760/cma. j. issn.1001-2036.2019.06.001.

[20] 赵广跃，祝勇刚，杨照. 严重下肢开放性骨折治疗存在的问题和骨整形新策略 [J]. 中华创伤杂志，2020，36（12）：4. DOI：10.3760/cma. j. cn501098-20200118-00059.

# 病例 27　前臂严重毁损的早期修复重建

## 一、病历摘要

患者男性，45 岁，因"机器碾压致左前臂、左手疼痛流血伴功能障碍 3 小时急诊"入院。

### （一）病史资料

患者工作中不慎被机器碾压左前臂及左手部，移除机器后见前臂及手部组织碎裂，疼痛出血并活动障碍。现场简易包扎后急诊转入我院。既往体健。

### （二）体格检查

患者神志清楚，检查合作，生命体征尚平稳，血压稍偏低 98/60 mmHg，心率 100 次／分。

专科检查：患者左前臂为损伤严重的离断伤，损伤范围自上臂下段到手掌中部，手部苍白、干瘪，指端未检查到毛细血管反应。前臂远端仅有部分屈肌腱和正中神经与近端相连，桡骨远端长段粉碎性骨折并上尺桡关节脱位、骨间膜撕裂。桡骨近端几近游离，桡腕关节、下尺桡关节脱位，近排腕骨脱位紊乱，腕骨间韧带缺损。桡动脉、尺动脉断裂缺损，尺神经断裂缺损。前臂及腕部皮肤撕脱，尺侧大部分皮肤软组织缺损。尺侧腕屈肌自起点撕脱，环小指屈肌腱自肌腹撕脱。前臂近端部分肌肉挫伤坏死。创面污染中等，创缘不齐，创口内渗血。

### （三）辅助检查

影像学检查：X 线片示上尺桡关节脱位，桡骨远端长段粉碎性骨折，桡腕关节、下尺桡关节脱位。多发腕骨骨折伴脱位。

### （四）入院诊断

1. 左上肢碾压毁损伤
2. 左前臂不全离断
3. 左尺桡骨开放骨折并脱位
4. 左腕关节开放性骨折并脱位
5. 左前臂尺动脉及桡动脉断裂并缺损
6. 左前臂尺神经断裂并缺损、正中损伤挫伤
7. 左前臂、腕部皮肤撕脱伤并缺损
8. 左前臂肌肉软组织挫裂伤并部分屈伸肌腱缺损

## 二、诊治经过

入院完善相关检查，术前评估为 Gustilo ⅢC 型损伤，MESS 评分 8 分。患者虽然损伤严重但有部分屈指和伸指肌腱存留，各手指及手掌前半部分完整，如保肢成功，手部会有相对较好的功能，且患者有强烈的保肢意愿。手术组医生共同讨论并与患者及家属充分沟通后决定急诊实施保肢手术。

采用气管插管及全身麻醉，麻醉起效后患者取右侧卧漂浮体位，常规消毒铺巾，左上臂近端扎无菌气囊止血带。先以双氧水和生理盐水反复冲洗创口，创面内探查见桡动脉在腕关节水平缺损约 3 cm，尺动脉自前臂发出部位到掌深支长段撕脱缺损。正中神经挫伤，尺神经断裂并缺损约 8 cm，前臂屈伸指肌腱损伤并部分缺损，拇指伸、屈肌及大鱼际肌挫灭缺损。示指伸肌、尺侧腕屈肌及环小指深浅屈肌撕脱坏死。手掌部碾压伤，手部大鱼际肌、骨间肌和部分蚓状肌等内在肌挫伤缺损。桡神经浅支缺损。前臂其余肌肉不同程度挫伤。前臂及手掌手背和上臂外侧皮肤广泛挫伤脱套并部分缺损（病例 27 图 1A、B）。

快速恢复肢体供血：上臂气囊止血带后迅速行创面彻底清创，复位桡骨后外固定支架结合克氏针固定桡骨、腕关节及肘关节（病例 27 图 1C、D）。移植静脉 3 cm 桥接修复桡动脉，恢复手部供血。

运动与感觉功能修复重建：因手部和前臂屈、伸指肌腱损伤并部分缺损，故将残存的肌腱远端转位至邻近肌腱重建屈、伸指功能。正中神经挫伤但连续性存在，予以松解。取前臂撕脱断裂的前臂后侧皮神经正常段做神经移植，修复尺神经缺损 8 cm，重建手部感觉和部分手内在肌功能。

创面软组织覆盖：将前臂及腕部撕脱皮肤修薄成中厚皮片并打孔备用（病例 27 图 1E）。于左侧背部设计改良背阔肌皮瓣覆盖创面（病例 27 图 1F）。根据创面软组织缺损情况设计皮瓣和肌瓣大小。撕脱皮肤能覆盖的区域设计肌瓣覆盖其下方的骨肌腱和神经血管外露部分，其他尺掌侧皮肤回植无法覆盖区域设计皮瓣覆盖。按创面形状剪取纸样并标记皮瓣和肌瓣的大小区域。在左侧背部按背阔肌轴线设计肌皮瓣，自皮瓣外侧切开皮肤直至深筋膜下层，分离找到背阔肌前缘，自背阔肌下方游离肌皮瓣，切开肌皮瓣内侧，掀起皮瓣后检查肌皮瓣血供良好，分离胸背动脉血管蒂到所需长度，中途保留一段较长的前锯肌分支，作为串联修复尺动脉之用（病例 27 图 1G）。断蒂后，供区彻底止血，放置闭式引流，创口直接拉拢缝合。皮瓣移位至左前臂受区，将胸背动脉与肘部肱动脉做端 - 侧吻合，伴行静脉分别端 - 端吻合。肌瓣覆盖骨、肌腱外露部分，并分别固定在创周。皮瓣覆盖掌尺侧创面，移植同侧小腿大隐静脉 26 cm，桥接在皮瓣前锯肌支与尺动脉掌深支之间修复尺动脉。术后尺动脉两吻合口通畅。将撕脱皮肤回植于背阔肌上，分别固定（病例 27 图 1H、I）。

以 VSD 负压封闭引流材料覆盖植皮区贴膜固定。术后回病房予以"三抗"及消肿止痛等对症支持治疗。

术后 2 周前臂皮瓣和植皮完全存活，开始行手指抓握锻炼。3 周后拆除肘关节固定支架行肘关节屈伸锻炼。1 个月后拆除前臂外支架，前臂中立位将下尺桡关节融合及腕关节固定，加强手部和肘关节功能锻炼。术后 1 个月患者肘关节功能良好，3 个月复查手部恢复部分抓握功能（病例 27 图 1J ～ M）。随访期间无感染等并发症。

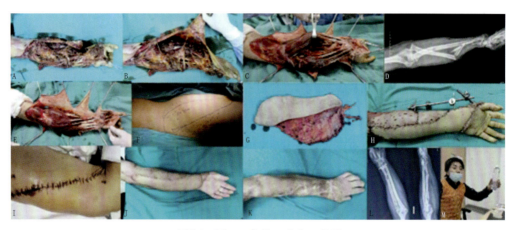

**病例 27 图 1　术前、术中、术后**

注：A、B. 左前臂及腕部严重毁损，神经血管断裂，皮肤撕脱缺损；C. 前臂术中清创探查；D. 术前 X 线片示左尺桡骨及腕骨多发骨折脱位；E. 前臂撕脱皮肤修薄成中厚皮片；F. 设计左侧改良背阔肌皮瓣；G. 皮瓣切取游离；H. 骨折复位外固定支架结合克氏针固定，皮瓣转移修复前臂缺损，桥接修复尺动脉，移植血管修复桡动脉，修复尺神经；I. 背部供区直接缝合；J、K. 术后 1 个月复查，前臂及腕部皮瓣存活，创面愈合良好；L. 术后 1 个月前臂 X 线片显示尺桡骨中立位固定；M. 术后 3 个月复查肘关节功能良好，腕关节固定，手部恢复部分抓握功能。

## 三、疾病介绍

高能量损伤导致的肢体离断损伤范围广，组织损伤严重，常导致大段的组织缺损，给临床保肢治疗带来很大困难。面临这类患者首先需要综合评估，结合团队技术力量、具体伤情和术后患者的得失比来决定保肢和截肢。保肢手术的适应证首先基于判断肢体能否存活的分级系统，如 MESS，该评分系统旨在从技术层面确定保肢的可能性。对于技术上可以保肢的患者，还需要综合患肢预期功能和患者具体情况进行考虑。然而，目前缺少预测上肢保肢结果的评分系统，MESS 评分并不适用于上肢。目前多数观点认为，对于上肢离断伤，应尽可能保肢。

一旦决定保肢，就必须考虑各损伤组织的修复和重建，也就是说保肢再植的开始，同时也是修复重建的开始。由于肢体远端完全缺血，手术应该争分夺秒的进行，尽快彻底清创后对骨折及关节脱位复位可靠固定，修复血管重建血运以减少远端肢体组织坏死的风险，减少长时间缺血带来的再灌注损伤等并发症。

彻底的清创是保肢和重建的基础，不仅有助于控制感染，还能判断组织损伤情况，为随后组织重建方案的制订提供重要依据。对于严重的肢体毁损伤，一期彻底清创并不容易。临床上开放性骨折及断肢再植术后感染与首次清创不彻底有很大的关系。对于保肢患者，需由经验丰富的高年资医生尽快完成彻底清创。

这类损伤往往导致大面积的软组织损伤，骨、肌腱和神经血管缺损外露，在修复这些组织的同时还需要对缺损外露组织进行良好的软组织覆盖。中国开放性骨折诊断与治疗指南（2019 版）推荐在创面彻底清创基础上同期覆盖创面，无法同期覆盖时可使用负压封闭引流等临时覆盖，但不应长时间甚至反复应用，尽量在 72 小时内完成最终软组织覆盖，最迟不应超过 7 天。延期关闭创面可能会带来许多治疗问题：①增加创面继发感染风险；②创面及周围组织纤维化增加软组织重建手术难度及并发症；③暴露的骨、软骨及肌腱组织缺少覆盖，坏死风险增加；④增加治疗周期及治疗费用。与之相反，早期甚至急诊清创保肢同期选择合适的方式进行良好的软组织覆盖不仅能够降低感染风险，保护外露的重要结构（血管、神经、肌腱及骨关节），减少手术次数，缩短治疗周期和费用，还允许早期康复锻炼，获得更好的功能结果。近年来，"骨整形"（orthoplastic）治疗开放性骨折的理念逐渐受到重视并在临床中推广开来。国外多中心前瞻性队列研究结果表明，与传统手术治疗相比"骨整形"方案能显著减少手术次数和治疗周期，降低感染等并发症发生率，并促进患肢功能恢复。国内赵广跃等人呼吁采用"骨整形"策略处理严重开放性骨折。对于严重的开放性骨折患者（特别是再植患者），建议直接转送到能同时处理骨折和软组织缺损的创伤中心进行治疗。对于本例患者，受益于急诊、修复、麻醉等多团队良好协作，在急诊一期彻底清创、骨折脱位复位外固定、血管神经修复保肢的基础上，同期顺利完成软组织覆盖，最终在外观和功能两个角度实现获得良好的效果。

上肢软组织覆盖的方法主要包括游离皮片移植、局部（肌）皮瓣、游离（肌）皮瓣等。皮肤缺损的修复方案应综合考虑缺损情况（大小、部位、深度、重要组织损伤程度、感染、病因、病程等）及患者因素（年龄、全身状况、功能要求等），遵循由简至繁、兼顾功能和外观的原则，制订个性化治疗方案。新鲜或肉芽组织生长良好的创面，无深部组织外露且不在关节、足跟及指端等特殊部位时，可考虑游离植皮。肌瓣血运丰富、组织量大，有助于消灭无效腔控制感染。肌瓣转移联合游离植皮能有效覆盖伴有重要组织外露的软组织缺损。皮瓣移植包括随意皮瓣、轴型皮瓣、游离皮瓣等，一个创面可以选择多种皮瓣来修复，应该选择方法简单、成功率高、效果满意、对供区影响小的皮瓣。本例中根据患者的具体情况（广泛的血管、骨关节、肌腱和神经外露，大面积皮肤缺损、皮肤脱套伤）选择改良背阔肌肌皮瓣，联合应用游离皮瓣及肌瓣联合植皮的方法实现良好的软组织覆盖,具有可获取组织量大、供区可直接缝合且隐蔽的优点。术后皮瓣及植皮完全存活,供区仅遗留线性瘢痕,随访期间未发生感染等并发症。

## 四、病例点评

严重肢体毁损伤的急诊保肢和修复重建非常考验团队的技术水平和协作精神。该病人能治疗成功得益于周密的术前设计和治疗实施后团队间的密切配合。从治疗的方案设计来看具有以下特点。

特点一:皮肤、肌肉缺损导致前臂尺侧和前臂远端骨骼、肌腱、神经和血管裸露。若无良好的组织基床,这些神经、血管还会出现坏死、栓塞,故设计同侧改良背阔肌皮瓣游离移植覆盖保护上述重要组织并修复前臂掌侧皮肤缺损。

特点二:皮瓣设计需同时兼顾受区覆盖和供区损伤。针对受区缺损特点,充分利用脱套皮肤组织,设计背阔肌肌皮瓣,其中皮瓣面积为 8 cm×35 cm,肌瓣为 16 cm×28 cm 大小。窄而长的皮瓣设计在充分满足前臂掌侧创面修复的同时允许背部供区直接缝合,术后供区仅遗留一条线形瘢痕,达到减少供区损伤的目的。肌瓣宽大,能包绕整个前臂远端,然后将全部前臂及手部撕脱皮肤修薄成中厚皮片,打孔后充分利用,回植于血运丰富的肌瓣之上,覆盖好整个创面。

特点三:手部血管损伤重,掌浅弓缺损,仅残留部分掌深弓,修复一条桡动脉手部血供还不够充分,尺动脉近端自发出部位撕脱,手掌远端残留尺动脉掌深支,整个尺动脉前臂部分缺损,故重建皮瓣血运时,在肱动脉上打孔将皮瓣的胸背动脉端-侧吻合于肱动脉,并在切取皮瓣时保留胸背动脉的一根分支作为血流桥接,再移植 26 cm 大隐静脉桥接于皮瓣分支和尺动脉掌深支之间,使手部血供充足。

保肢重建手术步骤多、耗时长,术前和术中患者出血量大,本患者术中输浓缩红细胞 10 U,术后给予白蛋白和冷沉淀继续支持治疗。术前和术中需要急诊抢救室、输血科、手术室护理及麻醉科各团队的密切支持配合,患者术中生命体征平稳,手术顺利完成。术后经急诊重症监护室(emergency intensive care unit,EICU)和修复重建病区医护人员的悉心照护,患者恢复良好。

(病例提供者:周征兵 程 嫄 贾亚超 程冬冬 王 津
上海交通大学医学院附属第六人民医院)
(点评专家:郑宪友 张长青 上海交通大学医学院附属第六人民医院)

# 参考文献

[1]Schirò GR, Sessa S, Piccioli A, et al. Primary amputation vs limb salvage in mangled extremity：a systematic review of the current scoring system[J]. BMC Musculoskelet Disord, 2015, 16：372. DOI：10.1186/s12891-015-0832-7.

[2]Beeharry MW, Walden-Smith T, Moqeem K. Limb Salvage vs. Amputation：Factors influencing the decision-Making process and outcomes for mangledExtremity Injuries[J]. Cureus, 2022, 14（10）：e30817. DOI：10.7759/cureus.30817.

[3]Nayar SK, Alcock HMF, Edwards DS. Primary amputation versus limb salvage in upper limb major trauma：a systematic review[J]. Eur J Orthop Surg Traumatol, 2022, 32（3）：395-403. DOI：10.1007/s00590-021-03008-x.

[4]中华医学会骨科学分会创伤骨科学组，中华医学会骨科学分会外固定与肢体重建学组，中国医师协会创伤外科医师分会创伤感染专业委员会，等. 中国开放性骨折诊断与治疗指南（2019版）[J]. 中华创伤骨科杂志，2019, 21（11）：921-928. DOI：10.3760/cma.j.issn.1671-7600.2019.11.001.

[5]Al-Hourani K, Pearce O, Kelly M. Standards of open lower limb fracture care in the United Kingdom[J]. Injury, 2021, 52（3）：378-383. DOI：10.1016/j.injury.2021.01.021

[6]Godina M. Early microsurgical reconstruction of complex trauma of the extremities[J]. Plast Reconstr Surg, 1986, 78（3）：285-292. DOI：10.1097/00006534-198609000-00001

[7]Cao Z, Li C, He J, et al. Early Reconstruction delivered better outcomes for severe open fracture of lower extremities：A 15-Year retrospective study[J]. J Clin Med, 2022, 11（23）：7174. Published 2022 Dec 2. DOI：10.3390/jcm11237174

[8]Boriani F, Ul Haq A, Baldini T, et al. Orthoplastic surgical collaboration is required to optimise the treatment of severe limb injuries：A multi-centre, prospective cohort study[J]. J Plast Reconstr Aesthet Surg, 2017, 70（6）：715-722. DOI：10.1016/j.bjps.2017.02.017

[9]Al-Hourani K, Stoddart M, Khan U, et al. Orthoplastic reconstruction of type Ⅲ B open tibial fractures retaining debrided devitalized cortical segments：the Bristol experience 2014 to 2018[J]. Bone Joint J, 2019, 101-B（8）：1002-1008. DOI：10.1302/0301-620X.101B8.BJJ-2018-1526.R2

[10]赵广跃. 严重开放性骨折治疗的新理念——骨整形[J]. 中华显微外科杂志，2019, 42（6）：521-523. DOI：10.3760/cma.j.issn.1001-2036.2019.06.001.

[11]赵广跃，祝勇刚，杨照. 严重下肢开放性骨折治疗存在的问题和骨整形新策略[J]. 中华创伤杂志，2020, 36（12）：4. DOI：10.3760/cma.j.cn501098-20200118-00059.

[12]中华医学会显微外科学分会，中国医师协会骨科医师分会创伤学组，中国医师协会骨科医师分会外固定学组，等. 中国下肢软组织损伤修复指南（2023）[J]. 中华创伤骨科杂志，

2023，25（3）：193-201. DOI：10.3760/cma. j. cn115530-20230110-00015.

[13] 任高宏，余斌，王钢，等. 游离组织瓣联合游离植皮负压封闭引流技术修复肢体大面积软组织缺损 [J]. 中华创伤骨科杂志，2012，14（10）：844-849. DOI：10.3760/cma. j. issn.1671-7600. 2012.10.005.

[14] 胡洪良，李锦永，沈卫军，等. 上肢严重复合组织损伤的显微外科修复 [J]. 中华显微外科杂志，2013，36（1）：77-79. DOI：10.3760/cma. j. issn.1001-2036. 2013.01.025.

[15] Cayci C, Carlsen BT, Saint-Cyr M. Optimizing functional and aesthetic outcomes of upper limb soft tissue reconstruction[J]. Hand Clin, 2014, 30（2）：225-238, vi. DOI：10.1016/j. hcl. 2014.01.005.

[16] Benanti E, De Santis G, Leti Acciaro A, et al. Soft tissue coverage of the upper limb：A flap reconstruction overview[J]. Ann Med Surg (Lond), 2020, 60：338-343. DOI：10.1016/j. amsu. 2020.10.069.

[17] 佘恒，王恒，王勇，等. 急诊背阔肌皮瓣移植修复上肢严重复合组织损伤 [J]. 中华显微外科杂志，2009，32（5）：401-403.

[18] Vincent A, Hohman MH. Latissimus dorsi myocutaneous rlap.[J]. Treasure Island (FL)：StatPearls Publishing, 2023 Jan. PMID：33232047.

[19] Chaikhouni A, Dyas CL Jr, Robinson JH, et al. Latissimus dorsi free myocutaneous flap[J]. J Trauma, 1981, 21（5）：398-402. DOI：10.1097/00005373-198105000-00013.

# 病例 28 足踝严重毁损伤的早期修复重建

## 一、病历摘要

患儿男性，7岁，因"车祸外伤致左足踝部疼痛、流血2.5小时"入院。急诊完善检查后，行左足部清创，骨折及脱位复位克氏针加外支架固定，神经血管探查修复。第3天行清创，足背伸肌腱修复，腹壁下动脉穿支皮瓣修复创面。术后早期逐步功能康复治疗，患儿恢复良好。

### （一）病史资料

患儿被车轮碾压至左足部及踝部疼痛、流血同时伴畸形、功能障碍。现场予以包扎，临时夹板固定后转入我院。既往体健。

### （二）体格检查

患儿一般情况较好，生命体征平稳。

专科检查：患者左踝前及足背大面积皮肤软组织撕脱缺损，创面污染中等，创缘不齐，创面内渗血，胫前肌腱撕脱，拇趾与第二趾伸趾肌腱断裂并缺损，踝关节、足背侧骨关节外露（病例28图1A、B。左足部感觉麻木，皮温较健侧稍低，足趾血管充盈试验检查可见充盈时间稍慢。

### （三）辅助检查

左足、踝X线片示：左踝关节及各跗骨间关节脱位伴胫骨远端、距骨、足舟骨部分骨缺损（病例28图1C）。左足、踝CT示左距骨局部骨皮质欠光整、骨质缺失，左足内侧楔骨及第1近节趾骨骨折，周围软组织肿胀、积气、局部缺损，多发异物影，踝关节不稳。下肢CTA示：左胫前动脉远段未见显示，左下肢静脉提前显影，余双侧髂总动脉、髂外髂内动脉、双侧股动脉、腘动脉、右胫前胫后动脉、腓动脉管腔无明显狭窄及扩张，管壁光滑，血管走行未见明显异常。

### （四）入院诊断

左足踝部碾压伤：

1. 左踝关节及跗骨间关节开放骨折并脱位
2. 左踝前、足背皮肤软组织缺损骨外露
3. 左胫前肌腱、腓骨短肌腱及第一、第二趾伸肌腱断裂并缺损
4. 左足背神经血管损伤缺损，胫后神经、血管挫伤

## 二、诊治经过

患者入院后评估病情，抗感染、止痛、补液等对症治疗，并完善相关检查，排除手术禁忌证后急诊行左足踝部彻底清创、踝关节及跗骨间关节复位外支架结合克氏针固定术（病例28图1B、D）。术中探查左足背及胫后血管神经，见足背神经血管缺损，胫后神经血管部分挫伤但连续性存在，复位并固定骨关节后足部血供逐渐好转。创面内彻底止血后予以VSD覆盖创面，持续负压引流。术后予以消肿止痛及三抗（抗感染、抗痉挛、抗凝）等对症治疗。急诊手术后第3天行亚急诊修复重建。拆除创面VSD材料见创面内少许坏死液化组织，无明显脓性分泌物。予以再次彻底清创，使用锚钉在内侧楔骨和足舟骨上重建胫前肌止点并缝合固定胫前肌腱，结合锚钉修复踝关节前胫距关节残存韧带（病例28图1E）。修复腓骨短肌腱，并将足拇趾及第二趾伸肌腱远侧残端转位与第三、第四趾长伸肌腱编织缝合。正常组织内游离胫前血管近端备用。根据踝前及足背皮肤缺损形状剪取纸样，于腹部设计腹壁下动脉穿支皮瓣（病例28图1F），大小约7 cm×17 cm，于皮瓣下缘切开皮肤至深筋膜浅层，向上掀起皮瓣沿途探查穿支，见有两个可靠穿支进入皮瓣后，分别沿穿支剪开深筋膜及腹直肌前鞘，逆行分离穿支，见2条穿支在腹直肌内行走后共干，汇入腹壁下动脉，完全游离出血管蒂至所需长度和管径后，切开皮瓣上缘完全游离皮瓣（病例28图1G）。检查皮瓣血运见皮缘渗血活跃。皮瓣断蒂后转移至足部创面，腹壁下动、静脉分别与胫前动、静脉吻合。松血管夹后见皮瓣红润，毛细血管反应良好（病例28图1H）。术后消肿止痛及三抗治疗1周。术后2周伤口拆线，皮瓣完全存活，供区一期愈合。术后6周拆除外固定支架及克氏针，逐步开始踝关节及足趾功能康复。术后8周恢复行走功能，术后第10周患儿行走、跑跳自如，无疼痛等不适主诉，皮瓣存活良好，腹壁皮瓣供区遗留线状瘢痕（病例28图1I～L），踝关节AOFAS功能评分为优。

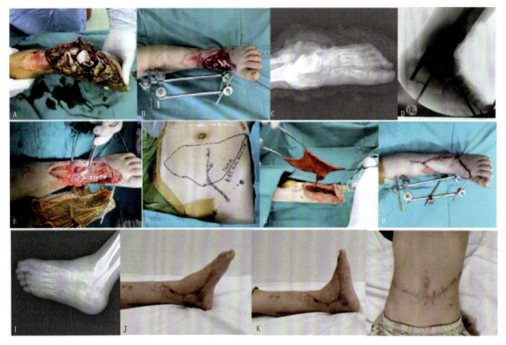

病例 28 图 1　术前、术中、术后

注：A. 左足踝部多发骨折脱位伴软组织缺损；B. 清创并骨关节复位外固定；C. 术前左足踝
X 线片；D. 术后左足踝 X 线片；E. 重建胫前肌止点，修复踝关节韧带；F. 设计腹壁下动脉穿支皮
瓣；G. 皮瓣切取；H. 皮瓣转移修复足踝部创面；I. 术后 8 周左足踝部 X 线片；J、K. 术后 10 周
皮瓣完全存活，踝关节功能良好；L. 腹壁皮瓣供区直接闭合，遗留线状瘢痕。

## 三、疾病介绍

开放性骨折是指骨折通过破裂的皮肤或黏膜与外界相通。目前临床上通常采用
Gustilo-Anderson 分型系统，依据创面大小、软组织损伤污染程度和骨折类型等将
开放性骨折分为 3 型。开放性骨折的治疗目标是在控制感染的前提下修复骨折和软
组织缺损。急诊处理包括伤情评估、尽早使用抗生素、止血镇痛扩容、骨折临时固定、
破伤风被动免疫及积极完善术前准备。手术治疗提倡早期彻底清创，骨折及关节脱
位复位可靠固定，对缺损外露组织进行良好的皮肤软组织覆盖。足踝部开放性、多
发骨折脱位合并皮肤软组织缺损骨外露常引起损伤部位严重的感染、坏死，导致较
高的截肢率和致残率。众多研究表明，对于这种类型的损伤进行早期修复可降低截
肢率和感染率，避免组织继续坏死，同时早期修复也有利于肢体功能的恢复。近年来，
"骨整形"治疗开放性骨折的理念逐渐受到重视并在临床中推广开来。国外多中心
前瞻性队列研究结果表明，与传统手术治疗相比"骨整形"方案能显著减少手术次
数和治疗周期，降低感染等并发症发生率，并促进患肢功能恢复。国内赵广跃等人

呼吁采用"骨整形"策略处理严重下肢开放性骨折。对于严重的 Gustilo Ⅲ型开放性骨折患者，建议直接或急诊处理后转送到能同时处理骨折和软组织缺损的创伤中心进行治疗。以下内容结合本案例从彻底清创、骨折脱位固定、创面覆盖及皮瓣选择、早期功能重建等方面介绍足踝部严重损伤的治疗。

1. 彻底清创　彻底的清创是治疗各种类型开放性骨折的基础，然而对于清创手术的时机还存在争议。传统观点认为需要在 6 小时内进行清创，超过 6 小时会增加感染的风险。然而，近年来相关研究表明清创手术的质量比时间更为重要。清创应在患者全身情况稳定，手术器械材料准备充分的前提下，由经验丰富的高年资医生完成。中国开放性骨折诊断与治疗指南（2019 版）建议高能量开放性骨折在 12小时内完成清创，其他类型（低能量）开放骨折在 24 小时内完成清创。但以下情况需要急诊尽快清创：①合并需要修复的血管损伤；②出现骨筋膜间室综合征早期症状；③伤口污染严重。本例患者为伴有血运障碍的 Gustilo ⅢC 型开放性骨折，急诊予以彻底清创、骨折脱位复位外固定并恢复足部血运，彻底清创后 VSD 覆盖创面有助于防止创面感染，为亚急诊修复创造了条件。

2. 骨折脱位固定　可以选择外固定支架、髓内钉、钢板临时或终末固定骨折和脱位。外固定支架在远离骨折创面的部位进行固定，具有保护损伤部位血运、操作简单、安全可靠、手术时间短、失血量小的优点，尤其适用于需要损伤控制（如ⅢC 型开放性骨折和全身情况不稳定的多发伤）、损伤污染严重及感染风险高的患者。对于能够同时实现彻底清创和良好软组织覆盖的患者，可以考虑一期使用内固定进行终末固定。股骨及胫骨干骨折采用髓内钉固定具有患者耐受性好，允许早期负重，再手术率及力线不良率低的优势。关节内和干骺端骨折可以考虑钢板固定。具体固定方案取决于患者全身情况、骨折类型及软组织条件等。本例采用组合型外固定支架及克氏针，快速恢复骨结构的完整和关节的稳定，操作简单方便，并有助于改善足部血运。

3. 创面覆盖及皮瓣选择　中国开放性骨折诊断与治疗指南（2019 版）推荐在创面彻底清创基础上同期覆盖创面，无法同期覆盖时可使用负压封闭引流等临时覆盖，但不应长时间甚至反复应用，尽量在 72 小时内完成最终软组织覆盖，最迟不应超过 7 天。延期关闭创面可能会带来许多治疗问题：①增加创面感染的风险；②创面及周围组织纤维化增加软组织重建手术难度及并发症；③暴露的骨、软骨及肌腱组织缺少覆盖，坏死风险增加；④增加治疗周期及治疗费用。Gustilo Ⅲ型开放性骨折，无法一期闭合创面时，彻底清创条件下可使用负压封闭引流等临时覆盖，但不应长时间甚至反复应用。负压封闭引流的效果目前尚存在争议。多项临床研究表明负压封闭引流技术可明显缩短开放性骨折创面愈合时间、降低感染风险并减轻全身炎症反应。同时也有大型临床试验发现负压封闭引流技术与常规治疗方法相比并无显著疗效差异。同时，需要注意负压封闭引流技术在治疗过程中存在创面大出血及厌氧菌感染的风险。

足踝部软组织覆盖的方法包括游离皮片移植、皮肤牵张术、局部（肌）皮瓣、游离（肌）皮瓣等。皮肤缺损修复方案应综合考虑缺损情况（大小、部位、深度、重要组织损伤程度、感染、病因、病程等）及患者因素（年龄、全身状况、功能要求等），遵循由简至繁、兼顾功能和外观的原则，制订个性化治疗方案。新鲜或肉芽组织生长良好的创面，无深部组织外露且不在关节、足跟及指端等特殊部位时，可考虑游离植皮。近年来有研究报道，应用皮肤牵张技术修复创面。通过牵张器牵拉创缘两侧皮肤，利用皮肤弹性及再生形成额外的皮肤关闭缺损。再生皮肤与缺损周围组织相似，同时避免了供区损伤，但存在疼痛、皮肤坏死风险及张力性瘢痕等不足。皮瓣移植包括随意皮瓣、轴型皮瓣、游离皮瓣等，一个创面可以选择多种皮瓣来修复，应该选择方法简单、成功率高、效果满意、对供区影响小的皮瓣。本例中根据患者的具体情况（骨关节和肌腱外露、皮肤缺损面积大、男性患者）选择腹壁下动脉穿支皮瓣修复足踝创面，具有手术简单、供区可直接缝合且隐蔽、可切取皮瓣面积大的优点。术后皮瓣完全存活，供区仅遗留线性瘢痕，随访期间未发生感染等并发症。

早期功能重建：使用内植物进行功能重建的前提是彻底清创和良好的软组织覆盖。得益于急诊彻底清创，本例患者于术后第 3 天进行亚急诊修复时，拆除创面 VSD 后见创面内仅少许坏死液化组织，无明显脓性分泌物，再次彻底清创降低创面感染风险。受伤后第 3 天，创面无明显纤维化及水肿，不会增加游离皮瓣移植的难度和风险。从而允许早期重建胫前肌腱、胫距前韧带、腓骨短肌腱及第一、第二趾伸肌腱。软组织覆盖同期重建肌腱及关节韧带不仅减少手术次数，缩短治疗周期，允许早期康复锻炼，有助于获得更好的功能结果。本例患者术后 6 周拆除外固定支架及克氏针后即开始踝关节、足趾功能康复，术后 8 周恢复行走功能，术后第 10 周行走、跑跳自如，无疼痛等不适，踝关节 AOFAS 功能评分为优。治疗周期短，随访期间无明显并发症，患者家属对足踝外观和功能均非常满意。

## 四、病例点评

本病例患儿能在伤后短时间内恢复良好功能与其早期进行修复与功能重建密不可分。结合本病例分析，急诊一期彻底清创，复位骨折与关节脱位，恢复足部的正常血供，创面 VSD 负压封闭引流，能减少创面暴露的感染风险，同时有利于下次的软组织重建。术后第 3 天亚急诊行游离皮瓣移植，能使外露的骨关节与组织瓣之间早期建立血液循环，防止外露骨坏死，血供丰富的组织瓣也能发挥抗感染的作用。因此，早期组织瓣移植修复创面能有效降低开放性损伤所导致的创面感染、组织坏死等并发症。在创面无感染的情况下，皮瓣修复的同时对胫前肌腱行止点重建，趾肌腱的转位功能重建和关节周围韧带的修复有利于患者在皮瓣稳定后早期功能锻炼，从而促进了患肢的功能恢复。

（病例提供者：周征兵　钟万润　程　嫄　贾亚超　程冬冬
上海交通大学医学院附属第六人民医院）
（点评专家：郑宪友　张长青　上海交通大学医学院附属第六人民医院）

# 参考文献

[1]Gustilo RB, Anderson JT. JSBS classics. Prevention of infection in the treatment of one thousand and twenty-five open fractures of long bones. Retrospective and prospective analyses[J]. J Bone Joint Surg Am, 2002, 84 (4): 682. 10.2106/00004623-200204000-00029. PMID: 11940635.

[2] 中华医学会骨科学分会创伤骨科学组，中华医学会骨科学分会外固定与肢体重建学组，中国医师协会创伤外科医师分会创伤感染专业委员会，等. 中国开放性骨折诊断与治疗指南（2019 版）[J]. 中华创伤骨科杂志, 2019, 21 (11): 921-928. DOI: 10.3760/cma. j. issn. 1671-7600. 2019. 11. 001.

[3] Minehara H, Maruo A, Amadei R, et al. Open fractures: Current treatment perspective[J]. OTA Int, 2023, 6 (3 Suppl): 240. DOI: 10.1097/OI9.0000000000000240.

[4]Edelstein DA, Florescu I. Crushing injuries of the foot and ankle, with complex open fractures: result of a prospective study with a 3 year follow-up[J]. J Med Life, 2016, 9 (3): 255-258.

[5]Nandra RS, Wu F, Gaffey A, et al. The management of open tibial fractures in children: a retrospective case series of eight years' experience of 61 cases at a paediatric specialist centre[J]. Bone Joint J, 2017, 99-B (4): 544-553. DOI: 10.1302/0301-620X. 99 B4. 37855

[6]Boriani F, UL Haq A, Baldini T, et al. Orthoplastic surgical collaboration is required to optimise the treatment of severe limb injuries: A multi-centre, prospective cohort study[J]. J Plast Reconstr Aesthet Surg, 2017, 70 (6): 715-722. DOI: 10.1016/j. bjps. 2017.02.017

[7]Al-Hourani K, Stoddart M, Khan U, et al. Orthoplastic reconstruction of type ⅢB open tibial fractures retaining debrided devitalized cortical segments: the Bristol experience 2014 to 2018[J]. Bone Joint J, 2019, 101-B (8): 1002-1008. DOI: 10.1302/0301-620X. 101 B8. BJJ-2018-1526. R2

[8] 赵广跃. 严重开放性骨折治疗的新理念——骨整形[J]. 中华显微外科杂志, 2019, 42 (6):

521-523. DOI：10.3760/cma.j.issn.1001-2036.2019.06.001.

[9] 赵广跃，祝勇刚，杨照．严重下肢开放性骨折治疗存在的问题和骨整形新策略 [J]．中华创伤杂志，2020，36（12）：4. DOI：10.3760/cma.j.cn501098-20200118-00059.

[10] Patzakis MJ，Wilkins J.Factors influencing infection rate in open fracture wounds[J].Clin Orthop Relat Res，1989，3（243）：36-40. PMID：2721073.

[11] Hull PD，Johnson SC，Stephen DJ，et al.Delayed debridement of severe open fractures is associated with a higher rate of deep infection[J].Bone Joint J，2014，96-B（3）：379-384. DOI：10.1302/0301-620X.96B3.32380

[12] Prodromidis AD，Charalambous CP.The 6-Hour Rule for surgical debridement of open tibial fractures：A systematic review and meta-analysis of infection and nonunion rates[J].J Orthop Trauma，2016，30（7）：397-402. DOI：10.1097/BOT.0000000000000573

[13] Hendrickson SA，Wall RA，Manley O，et al.Time to initial debridement and wound excision（TIDE）in severe open tibial fractures and related clinical outcome：A multi-centre study[J].Injury，2018，49（10）：1922-1926. DOI：10.1016/j.injury.2018.07.023

[14] Godina M.Early microsurgical reconstruction of complex trauma of the extremities[J].Plast Reconstr Surg，1986，78（3）：285-292. DOI：10.1097/00006534-198609000-00001

[15] Cao Z，Li C，He J，et al.Early reconstruction delivered better outcomes for severe open fracture of lower extremities：A 15-Year retrospective study[J].J Clin Med，2022，11（23）：7174. Published 2022 Dec 2. DOI：10.3390/jcm11237174

[16] 王翔，杨帆，解杰．负压封闭引流技术在多发伤合并 Gustilo ⅢC 型开放性骨折患者保肢治疗中的应用 [J]．中华创伤杂志，2019，35（7）：6. DOI：10.3760/cma.j.issn.1001-8050.2019.07.012.

[17] Robert N.Negative pressure wound therapy in orthopaedic surgery[J].Orthop Traumatol Surg Res，2017，103（1S）：S99-S103. DOI：10.1016/j.otsr.2016.04.018. Epub 2016 Dec 30. PMID：28043851.

[18] Costa ML，Achten J，Bruce J，et al.Effect of negative rressure wound therapy vs standard wound management on 12-Month disability among adults with severe open fracture of the lower limb：The WOLLF randomized clinical trial[J].JAMA，2018，319（22）：2280-2288. DOI：10.1001/jama.2018.6452

[19] 柴益民，张长青，曾炳芳．急诊显微外科技术治疗下肢严重创伤的10年回顾性研究 [J]．中华显微外科杂志，2018，41（5）：459-463. DOI：10.3760/cma.j.issn.1001-2036.2018.05.011.

[20] 中华医学会显微外科学分会，中国医师协会骨科医师分会创伤学组，中国医师协会骨科医师分会外固定学组，等．中国下肢软组织损伤修复指南（2023）[J]．中华创伤骨科杂志，2023，25（3）：193-201. DOI：10.3760/cma.j.cn115530-20230110-00015.

[21] 宋文超，吴学建，唐举玉，等．可调节牵张力的皮肤牵张闭合器在小腿和足踝部创面修复中

的应用 [J]. 中华创伤骨科杂志，2023，25（3）：226-232. DOI：10.3760/cma.j.cn115530-20230130-00057.

[22]Clark N，Sherman R.Soft-tissue reconstruction of the foot and ankle[J].Orthop Clin North Am，1993，24（3）：489-503. PMID：8101986.

[23]Al-Hourani K，Pearce O，Kelly M.Standards of open lower limb fracture care in the United Kingdom[J].Injury，2021，52（3）：378-383. DOI：10.1016/j.injury.2021.01.021

# 病例 29　Flow-through 动脉化静脉皮瓣修复手指半环形皮肤缺损

## 一、病历摘要

患者女性，18 岁，主因"机器压砸伤致右手出血、疼痛，无名指离断，活动受限 1 小时"来我院就诊。

### （一）病史资料

1 小时前，患者工作时不慎被机器压砸右手，致右手出血、疼痛。查看伤处见右无名指完全离断，中指畸形，无法活动。在当地简单包扎处理后急送我院。

### （二）体格检查

体温 36.5℃，心率 80 次 / 分，呼吸 20 次 / 分，血压 110/60 mmHg。发育正常，营养中等，神清合作。颈软无抵抗，甲状腺居中。胸廓对称，双肺呼吸音清，未闻及干湿性啰音。心前区无异常隆起及凹陷，心率正常，律齐，未及病理性杂音。腹软，无压痛、反跳痛。肝脾肋下未触及。

专科检查：患者右手无名指于近节毁损，离断；中节及末节指骨、肌腱、皮肤碎裂，无血运。右手中指尺侧挫灭伤，皮肤软组织呈半环形缺损，肌腱、中节指骨基底关节面外露，血运差。中指尺侧浅感觉迟钝，屈伸活动受限。

### （三）辅助检查

X 线片示：右无名指于近节基底平面缺损；中指近节骨折，近指间关节脱位。

### （四）入院诊断

右手压砸伤：

1. 右手无名指毁损
2. 右手中指近节骨折、近指间关节脱位
3. 右手中指尺侧软组织缺损

## 二、诊治经过

1. 急诊手术　臂丛神经麻醉起效后，抗菌洗手液刷洗创面 3 遍，反复用双氧水、碘伏盐水和生理盐水泡洗。

碘伏消毒后，气囊止血带下清创。清除沾染的皮肤、筋膜和失活组织。再次反复用双氧水、碘伏盐水和生理盐水泡洗创面。术中见右无名指于近节毁损，离断；中节及末节指骨、肌腱、皮肤碎裂，探查血管损伤严重，失去再植机会。锉平近节的骨断端，拉拢创缘皮肤，缝合覆盖骨断端。右手中指尺侧软组织呈半环形缺损，范围约 4.5 cm×4.5 cm，屈伸肌腱未断裂，尺侧指固有动脉缺损约 5 cm，尺侧指神经缺损约 4.5 cm。指骨骨折脱位处复位后用 2 枚克氏针固定，C 形臂机透视下见复位固定好。创面情况见病例 29 图 1、病例 29 图 2。

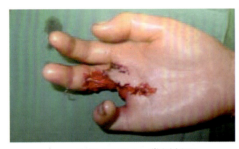 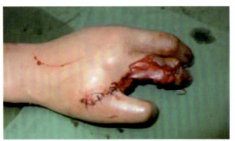

病例 29 图 1　掌侧创面　　　　　　　病例 29 图 2　背侧创面

（1）创面特点：右手中指尺侧软组织呈半环形缺损，范围约 4.5 cm×4.5 cm，尺侧指固有动脉缺损约 5 cm，尺侧指神经缺损约 4.5 cm。需覆盖半环形创面的同时尽量重建尺侧指固有动脉和指神经。遂于同侧前臂的掌侧找到 2 根口径与指固有动脉接近的纵行浅静脉，画线笔标记。以此为基础，设计逆静脉瓣供血、顺静脉瓣回流的 Flow-through 动脉化静脉皮瓣。

（2）皮瓣切取：按中指尺侧半环形缺损的大小做好布样，标记好缺损动脉的走行。在同侧前臂中段掌侧找到 2 根纵行浅静脉，其口径与中指尺侧指固有动脉的口径接近。按布样大小及血管走行方向画出皮瓣轮廓，皮瓣 5 cm×5 cm，稍大于缺损范围（病例 29 图 3、病例 29 图 4）。先切取皮瓣的远近端并游离出皮瓣远近端的静脉，根据受区血管情况确定保留静脉的长度，切断并标记。在皮瓣近端尺侧又找到一根浅静脉的分支，游离、结扎、备用。切开皮瓣四周，切取时在肌膜浅层进行，注意结扎与深静脉的交通支。皮瓣内有一根皮神经，比缺损的指神经稍细，游离远、近端达 6 cm，切断备用。供区创面直接拉拢缝合。

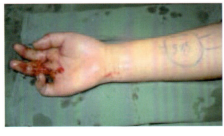 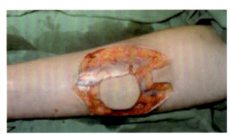

病例 29 图 3　术中皮瓣设计　　　　　　病例 29 图 4　术中皮瓣切取

（3）皮瓣血液循环的重建：将切取的游离皮瓣顺行覆盖缺损区，在皮瓣两侧缝合固定，将皮瓣皮神经的两端与指神经缺损的两端吻合，以重建中指尺侧的感觉功能。用皮瓣的桡侧浅静脉桥接缺损的指固有动脉，其远、近端分别与指固有动脉的远、近端吻合，形成逆静脉瓣膜的皮瓣供血，以减少静脉皮瓣供血压力。另一支静脉的远心端结扎，近心端与指背静脉吻合，形成顺瓣膜静脉血回流。皮瓣近端尺侧的浅静脉分支与另一根指背静脉吻合，以增加皮瓣静脉的回流。松止血带，见皮瓣血运良好（病例 29 图 5、病例 29 图 6）。皮瓣下放置引流条。

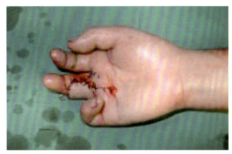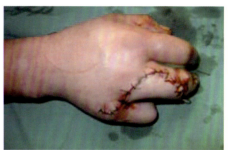

病例 29 图 5　皮瓣掌侧外观　　病例 29 图 6　皮瓣背侧外观

　　2. 术后处理　术后常规采用抗炎、抗凝、抗痉挛药物治疗，禁烟、保暖，卧床 1 周，监测皮瓣及手指的颜色、温度、血液回流情况及毛细血管反应。术后第 1 天可见皮瓣轻度肿胀，颜色发淡红，皮瓣温度较同侧拇指高 0.5～1.0℃。2 天后皮瓣肿胀加重，周缘出现散在细微的小水泡，颜色逐渐转为浅紫红。5 天左右肿胀逐渐减轻，小水泡逐渐吸收消失。9 天左右肿胀完全消失，颜色转为正常。4 周后皮瓣颜色、弹性、质地与手背皮肤无明显区别（病例 29 图 7 至病例 29 图 9）。

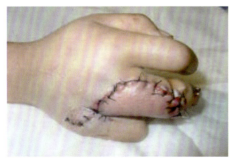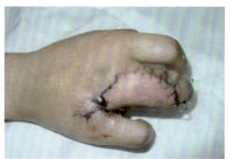

病例 29 图 7　术后 4 天皮瓣稍肿胀　　病例 29 图 8　术后 2 周拆线皮瓣肿胀消失

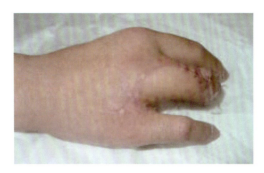

病例29 图9　术后4周皮瓣外形良好

## 三、疾病介绍

在开放性损伤中手部开放性损伤最为常见。主要由于工农业机械化，加之目前我国是以手操作的半自动化为主。因此手外伤发生率高。根据王澍寰的统计，手外伤的发生率（不包括上肢）仅次于下肢占第2位，而且以开放性为主。其软组织损伤的程度，不仅仅是皮肤的切割、单纯挫伤或皮肤撕脱，而且常伴有深部肌腱、神经、血管和骨折等。因此其处理不仅需掌握骨科的基本技术，还需把整形外科和显微外科技术用于手外伤的处理。早在1944年Bumell就把整形外科技术作为手外科的重要组成部分。我国王澍寰也强调了这一点："手外科手术，大约有1/3的病例需要做皮肤移植，特别是新鲜的手外伤，绝大多数的病例，都存在着皮肤缺损问题。"因此需要掌握整形外科的技术和显微外科技术，才能较满意的处理手部开放性损伤。

本病例的开放性手外伤是机器压砸致右中指近节骨折、近指间关节脱位、尺侧指神经缺损约4.5cm、尺侧指固有动脉缺损约5cm、尺侧软组织呈半环形缺损，范围约4.5cm×4.5cm。需清创后复位固定骨折脱位、修复指神经、桥接修复指动脉的同时，移植皮瓣覆盖创面。

## 四、病例点评

1. 病例特点　手指皮肤软组织缺损合并血管损伤是手外科的一个难点，其治疗需同时满足覆盖创面和修复主干血管两个条件，以达到覆盖重要组织及恢复血供的目的。

本病例为手指半环形皮肤软组织缺损合并指固有动脉缺损，需要覆盖创面的同时桥接修复动脉。轴型皮瓣的供血是沿血管走行的，其长度远大于宽度。而半环形缺损的创面宽度较大，增加了修复的难度。

2. 可供选择的皮瓣

（1）Flow-through桡动脉掌浅支穿支皮瓣也可在桥接动脉的同时修复创面，但切取面积有限，不适于修复较大的手部缺损；血管存在变异，对术者的显微外科技术要求较高，而且如果创面的宽度超过 3 cm，供区即不能直接闭合，本病例供区软组织缺损范围约 4.5 cm×4.5 cm。

（2）Flow-through 骨间背动脉皮瓣血管周径细小，游离及吻合难度较大，可切取面积有限，宽度超过 4.0 cm 不能直接闭合供区，且供区是前臂暴露部，对美观影响较大。

（3）Flow-through 尺动脉腕上支皮瓣缺点是切取面积有限，可供切取的桥接血管长度有限，一般不超过 2.5 cm，而本病例指固有动脉缺损长度是 5.0 cm。

（4）第一跖背动脉 Flow-through 皮瓣切取面积有限，皮瓣切取较大时容易皮缘坏死。解剖变异较多，Gilbert Ⅲ型者需改用其他术式。

3. Flow-through 动脉化静脉皮瓣的特点　应用逆静脉瓣供血、顺静脉瓣回流的 Flow-through 动脉化静脉皮瓣修复此类损伤，能一期桥接指固有动脉、闭合创面。该术式优点为：①前臂静脉网丰富，有足量口径及长度相当的血管可供选择，不受传统轴心血管皮瓣的若干限制；②术野在同侧肢体，操作简单方便；③前臂浅静脉解剖位置恒定、表浅，切取容易，不破坏重要动脉，供区损伤小；④皮瓣可以切得很薄，适合修复手指创面；⑤成活率较高，只要切取的皮瓣在适宜范围内一般均可成活。其缺点为：①非生理性皮瓣，皮瓣成活早期肿胀明显，颜色暗红或青紫，有时起水泡，10 天后逐渐恢复正常；②动脉化静脉皮瓣术后可能存在动、静脉瘘，有时需要再次手术进行结扎；③术后部分皮瓣遗留色素沉着，影响外观。

（病例提供者：李瑞华　天津市天津医院）

（点评专家：李　津　天津市天津医院）

# 参考文献

[1] 方杰，张文龙．伴指固有动脉缺损的手指损伤修复进展 [J]．中华解剖与临床杂志，2020，45（2）：202-207.

[2] 侯桥，辛大伟，全仁夫，等．桡动脉掌浅支 Flow-through 皮瓣桥接修复合并血管及软组织缺损的断指再植 [J]．中华显微外科杂志，2019，42（4）：326-329.

[3] 赵民，吴金英，袁作雄，等．前臂桡背侧穿支皮瓣游离移植修复手指皮肤缺损 [J]．中国修复重建外科杂志，2019，33（5）：586-589.

[4] 贾宗海，梁高峰，董俊文，等．Flow-through 游离尺动脉腕上支皮瓣修复手指掌侧皮肤软组织缺损合并节段性指血管缺损 [J]．中华手外科杂志，2020，36（4）：311-312.

[5] 唐林峰，巨积辉，刘跃飞，等．第一跖背动脉 Flow-through 皮瓣修复指掌侧复合组织缺损 [J]．中华显微外科杂志，2017，40（5）：452-455.

# 病例30 CTA指导下一例逆行游离皮瓣血管危象再探查吻合

## 一、病历摘要

患者男性，40岁，因"车祸伤致右小腿大面积皮肤撕脱3天"入院。

### （一）病史资料

患者于3天前发生车祸，致右小腿大面积皮肤撕脱，骨质、肌腱外露，伤口流血，在当地医院行X线检查示：右股骨外侧髁骨折，行右小腿探查清创术，并予抗感染、补液、止痛等对症治疗，现右小腿大面积软组织缺损，转入我院。

### （二）体格检查

患者一般情况尚可，生命体征平稳。

专科检查：患者右膝关节及右小腿可见不规则清创缝合伤口，大面积软组织缺损，并部分皮肤与肌肉分离，右小腿下段前侧可见骨质、肌腱外露，可见部分坏死组织，创面大量淡血性及淡黄色渗出。右足背动脉搏动可触及，右足各趾感觉、活动较差。

### （三）辅助检查

CTA检查方法：患者取平卧位，经肘正中静脉注射碘海醇注射液。采用64排螺旋CT行腹主动脉下段致双侧胫前后动脉、腓动脉连续扫描，设置CT扫描参数：140 kV、525 mA、层厚0.625 mm。

### （四）入院诊断

1. 右小腿软组织缺损
2. 右小腿皮肤脱套伤术后
3. 右小腿肌腱坏死感染
4. 右股骨外侧髁骨折

## 二、诊治经过

患者入院后完善相关检查检验，排除手术禁忌证。

1. 一期手术　患者麻醉成功后，常规消毒铺巾，右大腿近端止血带充气，拆除缝线，探查见创面缝合伤口内大量坏死组织，右小腿部分肌肉坏死，伤口内异味明显。清除坏死组织，双氧水、盐水、安尔碘反复冲洗创面，然后于右小腿皮肤缺损区安装VSD装置。

术后给予抗感染、补液、创面持续冲洗等对症支持治疗。术后 7 天拆除 VSD 见创面坏死组织较多（病例 30 图 1），再次行软组织探查清创 VSD 负压吸引术。

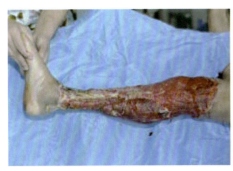 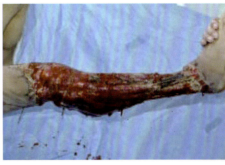

病例 30 图 1　患者在我院第一次术后右小腿外观

第二次清创术后 7 天拆除 VSD 并行换药等对症治疗。1 周后创面大量鲜红色肉芽组织生长，胫骨外露，无明显坏死感染组织，具备皮瓣移植条件（病例 30 图 2）。

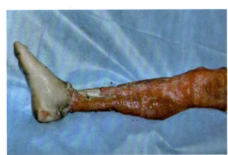 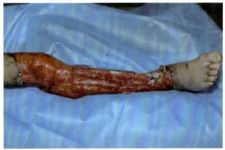

病例 30 图 2　患者在我院第二次术后右小腿外观

2. 二期手术　二期根据 CTA 检查筛选供区和受区血管。术前 CTA 检查示，旋股外侧动脉降支发出穿支（蓝色箭头），在肌间隔向下走行。整体评估供、受区后，选择旋股外侧动脉降支为血管蒂设计游离皮瓣，以髂前上棘和髌骨为骨性标志点在患者体表标记穿支和皮瓣（病例 30 图 3）。CTA 检查示患者胫前动脉中上段未显影，但下段显影良好（病例 30 图 4），故计划将游离皮瓣逆向吻合于胫前动脉下段。

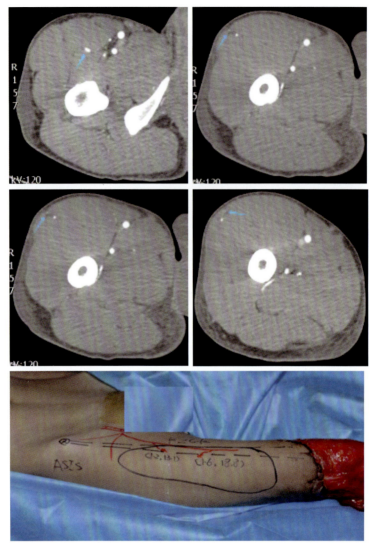

病例 30 图 3　根据 CTA 检查设计股前外侧游离皮瓣并在体表标记旋股外动脉降支及穿支（蓝色箭头）

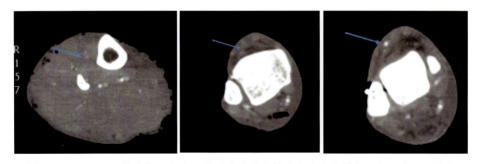

病例 30 图 4　CTA 检查提示患者胫前动脉（蓝色箭头）中上段缺损，但下段显影良好

　　沿皮瓣内侧缘切开皮肤、皮下组织及深筋膜，在阔筋膜深面找到股直肌与股外侧肌之间隙，钝性分开股直肌与股外侧肌，显露旋股外侧动脉降支，顺降支向内上方分离至所需起始部。再于股外侧肌与阔筋膜之间寻找到进入皮瓣的穿支，沿穿支逆行分离至降支，然后将皮瓣外侧缘切开，结扎旋股外侧动脉降支后完全切取皮瓣（面积约 20 cm×9 cm）（病例 30 图 5）。供区直接缝合。将皮瓣蒂部血管按设计与胫前动脉下段逆行吻合，共一条动脉，两条静脉（病例 30 图 6）。

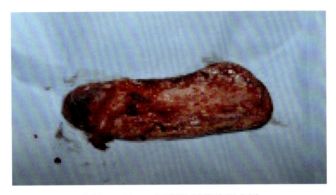

病例 30 图 5　切取的股前外侧皮瓣

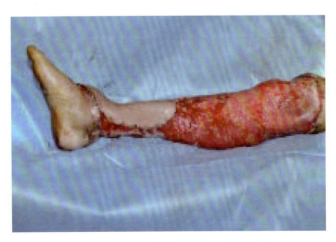

病例 30 图 6　皮瓣移植于右小腿后外观

　　3. 血管危象探查手术　皮瓣术后第 1 天，逐渐出现肿胀，并部分青紫，急诊行血管危象探查术。麻醉成功后，取仰卧位，常规消毒铺巾，拆除皮瓣周边缝线，探查血管吻合口，见动脉搏动尚可，静脉血管危象，大量血栓形成，无再吻合条件（病例 30 图 7）。

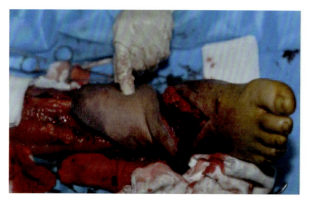

病例 30 图 7　皮瓣术后第 1 天出现血管危象

再次仔细研究 CTA 断层图像，发现患者腓动脉在远段穿过胫腓骨之间，向胫前走行，故决定吻合皮瓣于腓动脉（病例 30 图 8）。

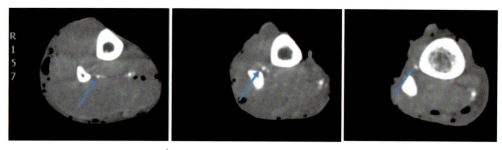

病例 30 图 8　CTA 提示腓动脉（蓝色箭头）穿过胫腓骨之间向胫前走行

根据 CTA 在胫前探查右小腿腓动脉及伴行静脉，将皮瓣蒂部血管重新修剪后与腓动脉及伴行静脉吻合，用 37.5 ～ 40.0℃ 的温盐水行皮瓣回温，并进行按摩，见皮瓣颜色较前明显好转，纱布擦拭皮瓣边缘见皮瓣远近端出血良好，间断缝合皮瓣边缘。松软敷料包扎，石膏制动（病例 30 图 9）。

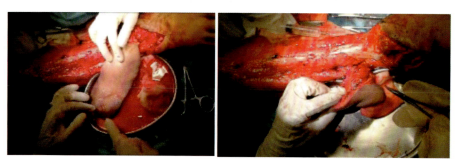

病例 30 图 9　皮瓣探查并重新吻合于腓动脉

术后加强护理，行抗感染、抗凝、解痉、制动治疗。2 周后皮瓣成活良好，无明显并发症（病例 30 图 10）。

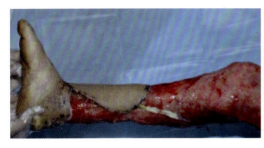
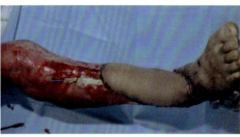

病例 30 图 10　皮瓣探查术后 2 周右小腿外观

4．植皮手术　麻醉成功后，取仰卧位，常规消毒铺巾，于双侧大腿取皮约 13%，油纱覆盖取皮创面，敷料包扎固定。行右小腿伤口清创，将炎性肉芽完全刮除，创面彻底止血后，双氧水、盐水、安尔碘反复冲洗创面，将皮片修剪成邮票大小，植入创面，网眼纱覆盖创面，安装 VSD 持续负压吸引，术后 1 周拆除 VSD 见植皮存活良好，术后 29 个月随访患肢功能良好，皮瓣存活，皮肤无溃烂（病例 30 图 11）。

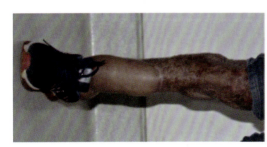
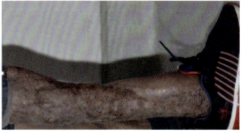

病例 30 图 11　术后 29 个月患者右小腿外观

## 三、疾病介绍

高能量外伤所导致的小腿严重损伤临床多见，由于该部位局部软组织较少，严重创伤后伤情复杂。因此，如何采用相对简便有效的方法，及时有效地修复创面，控制感染，降低肢体的伤残率和截肢率，最大限度地恢复患肢功能，是临床经常面临的棘手问题。针对如何修复小腿的巨大软组织缺损，很多学者进行了探索：①采用吻合多组血管的组合皮瓣或巨大的联合皮瓣修复，但会大大增加供区损伤及手术难度，同时手术的风险性也相应增加，临床难以常规开展与普及；②由于患肢血管条件差，受区无可选择供血血管，可采用健侧胫后动脉供血桥式皮瓣。此法虽然解决了创面修复问题，但损失了健侧小腿一条主干血管，给健侧肢体造成新的损伤，且该术式双侧小腿平行固定，体位痛苦，皮瓣仍需二次断蒂，治疗周期长，患者较难接受；③以单一高位穿支为蒂高旋转点设计逆行股前外侧皮瓣，适用于膝关节及小腿近端创面修复。由于供区和受区诸多因素的制约，每种解决方案都有其利弊，需综合考虑患者情况选择。

本病例创面位于整条小腿及膝关节，但其骨外露创面主要位于胫骨中下段，此处核心创面需行皮瓣覆盖，其余创面植皮即可。患者双下肢 CTA 检查发现胫前动脉中上段损伤未显影，但下段显影良好，那么能否依赖胫前动脉从远段供血，成为了一个棘手问题。有学者研究显示，逆行胫后皮瓣的动脉血供路径：胫前动脉、腓动脉→3 条动脉间交通支、穿支和足底深支、足底弓→胫后动脉远端→吻合口→游离皮瓣动脉，逆行皮瓣静脉回流路径：游离皮瓣 2 条伴行静脉→吻合口→胫后静脉远端→3 条主干深静脉间交通支、穿支和足底弓、足底穿支、内踝区皮下筋膜静脉网→胫前静脉、腓静脉和大、小隐静脉。胫前动脉与胫后动脉、腓动脉间广泛的交通吻合是胫前血管逆行皮瓣供血的基础，故本病例选择了游离股前外侧皮瓣吻合于胫前动脉下段的逆行皮瓣方式覆盖创面。

近年来，随着显微技术的进步，游离组织瓣的成功率已达 90% 以上，但是由于软组织的不确定性，以及个体差异，仍然有很多术后血管危象的发生。本病例中，我们在血管危象的第一时间及时进行皮瓣探查，且当受区血管无再吻合条件时，我们根据 CTA 检查发现患者特殊的腓动脉走行，决定在胫前吻合皮瓣于腓动脉，从而避免了皮瓣的坏死。本课题组通过 CTA 在临床的长期实践发现个体的血管差异较大，此前通过分析 205 例患者的下肢血管 CTA 资料，重点研究了腘动脉分支变异，其中男性 39 岁病例的右侧胫前动脉变异（Kim ⅠB 型），CTA 三维重建示，右侧胫前动脉缺失，由腓动脉延伸为足背动脉，与本病例相似。本病例从股前外侧皮瓣设计、胫前动脉逆向供血的选择、血管危象探查再吻合于腓动脉，都显示出个体血管的特异性，以及 CTA 检查对于精准皮瓣外科的重要性。

## 四、病例点评

CTA 技术已经广泛应用于皮瓣外科，临床实践中发现 CTA 可在短时间内对人体进行大范围扫描，并获得相应区域的高通量信息。这种 CTA 扫描的高通量信息，不仅能精确显示穿支位置、管径和走行，还能提供非常丰富的解剖学信息，包括潜在供区和受区的血管形态，供区、受区的软组织情况等。基于这些信息，可以精确评价创面、邻近供区和远位供区，并对这些供区进行精确比较，选择最适合创面修复的皮瓣。基于对以上思考及长期的临床实践，本课题组提出了"基于 CTA 的精准皮瓣外科理念"，其核心就是，基于 CTA 扫描形成的高通量数据，精确评估创面及潜在供区，根据创面及供区特点，选择最佳皮瓣，并指导皮瓣设计和切取。本课题组在精准皮瓣外科理念指导下，共切取 181 块皮瓣，皮瓣均顺利精确切取，初步证实 CTA 指导下精准皮瓣外科的有效性。

（病例提供者：石　岩　何晓清　中国人民解放军联勤保障部队第九二〇医院）

（点评专家：徐永清　范新宇　中国人民解放军联勤保障部队第九二〇医院）

# 参考文献

[1] 方杰，张文龙. 伴指固有动脉缺损的手指损伤修复进展 [J]. 中华解剖与临床杂志，2020，45（2）：202-207.

[2] 侯桥，辛大伟，全仁夫，等. 桡动脉掌浅支 Flow-through 皮瓣桥接修复合并血管及软组织缺损的断指再植 [J]. 中华显微外科杂志，2019，42（4）：326-329.

[3] 赵民，吴金英，袁作雄，等. 前臂桡背侧穿支皮瓣游离移植修复手指皮肤缺损 [J]. 中国修复重建外科杂志，2019，33（5）：586-589.

[4] 贾宗海，梁高峰，董俊文，等.Flow-through 游离尺动脉腕上支皮瓣修复手指掌侧皮肤软组织缺损合并节段性指血管缺损 [J]. 中华手外科杂志，2020，36（4）：311-312.

[5] 唐林峰，巨积辉，刘跃飞，等. 第一跖背动脉 Flow-through 皮瓣修复指掌侧复合组织缺损 [J]. 中华显微外科杂志，2017，40（5）：452-455.

# 病例 31 逆行股前外侧皮瓣修复膝关节创面

## 一、病历摘要

患者男性，47 岁，因"烧伤致右膝关节前方软组织缺损并感染 1 个月余"入院。

### （一）病史资料

患者于 1 个月前在家烤火时烧伤右膝关节，当即感膝关节疼痛，因创面较小未予重视，自行在家中包中草药治疗，无明显好转并出现伤口周围皮肤坏死并面积逐渐增大，到当地中医院就诊，行坏死组织清创术，无明显好转并出现部分髌骨及髌韧带外露，患者为求进一步治疗，就诊于我院。

### （二）体格检查

患者一般情况尚可，生命体征平稳。

专科检查：患者右膝关节敷料包扎，敷料表面有少量淡黄色液体渗出，打开敷料见直径约 10 cm 的软组织缺损，部分髌骨及髌韧带外露，髌韧带部分发黑坏死，伤口周围皮肤红肿，创面表面有少量淡黄色分泌物附着，膝关节屈伸活动功能差，各趾活动、皮肤感觉可。

### （三）辅助检查

CTA 检查方法：患者取平卧位，经肘正中静脉注射碘海醇注射液。采用 64 排螺旋 CT 行腹主动脉下段致双侧胫前后动脉、腓动脉连续扫描，设置 CT 扫描参数：140 kV、525 mA、层厚 0.625 mm。将扫描的原始图像以 Dicom 格式输出存盘。

### （四）入院诊断

1. 右膝关节软组织缺损并感染
2. 右髌韧带部分感染坏死

## 二、诊治经过

患者入院后完善相关检查检验，排除手术禁忌证。

1. 一期手术　患者全身麻醉后，取仰卧位，探查见右膝前方软组织缺损，髌骨部分外露发黑，股四头肌肌腱部分外露坏死，感染通膝关节腔内，可见股骨远端关节面外露，给予彻底清除坏死骨质、坏死腱性组织、炎性肉芽组织，清理膝关节腔内炎性组织及渗出，给予大量双氧水、盐水、碘伏反复冲洗术口及关节腔，创面 1 块 VSD 覆盖，石膏固定右下肢。

术后给予抗感染、补液、创面持续冲洗等对症支持治疗。术后 6 天拆除 VSD 见创面鲜红色肉芽组织生长，部分腱性组织外露，具备皮瓣移植条件（病例 31 图 1）。

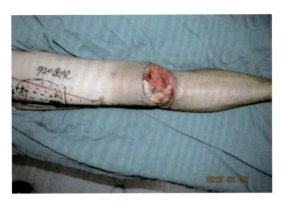

病例 31 图 1　右膝前方创面

2. 二期手术　二期根据 CTA 设计逆行股前外侧皮瓣。术前 CTA 检查示，旋股外侧动脉降支发出多个穿支（蓝色箭头），且降支在髌骨外上缘上方与膝外上动脉形成交通吻合（绿色箭头）。整体评估供、受区后，选择旋股外侧动脉降支为血管蒂，携带 2 个穿支，以降支与膝外上动脉吻合点为皮瓣旋转点设计皮瓣（病例 31 图 2）。

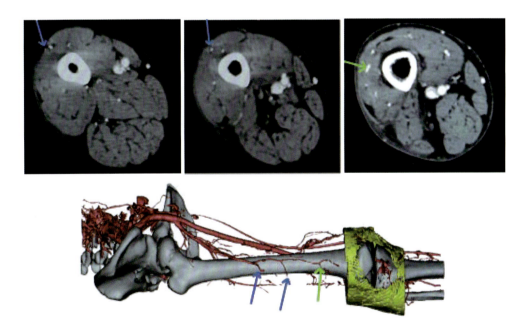

病例 31 图 2　术前根据 CTA 层扫图像重建的旋股外侧动脉降支穿支（蓝色箭头）及吻合支（绿色箭头）

术前以髂前上棘和髌骨外上缘为骨性标记，根据 CTA 及三维建模数据，在体表标记旋股外侧动脉降支及其穿支、皮瓣旋转点并设计皮瓣（病例 31 图 3）。

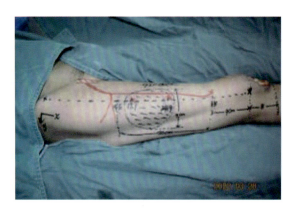

病例 31 图 3　根据数字化重建等比例完成术前皮瓣设计

　　患者全身麻醉后,取仰卧位,再次彻底清除膝关节创面坏死、感染组织。双氧水、生理盐水及碘伏冲洗伤口。根据术前设计,先切开皮瓣内侧缘达深筋膜下,在深筋膜下向外侧掀起皮瓣,寻找穿支,在术前定位处找到 2 支粗大穿支,循穿支解剖至旋股外侧远端动脉降支,切断穿支周围肌肉,结扎旋股外侧动脉降支近端,将皮瓣四周切开,掀起皮瓣(面积为 12 cm×10 cm),注意保护远端穿支血管(病例 31 图 4)。旋转皮瓣无张力覆盖膝关节前方创面,间断缝合皮瓣,再次检查皮瓣血运良好,缝合皮瓣供区,皮瓣下放引流片,松软敷料包扎伤口,膝关节制动(病例 31 图 5)。

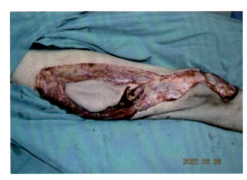
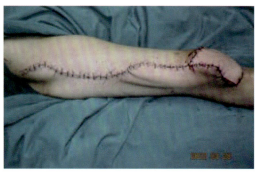

病例 31 图 4　术中切取的逆行股前外侧皮瓣　　病例 31 图 5　旋转皮瓣修复膝关节前方创面

　　术后加强护理,行抗感染、抗凝、解痉、制动治疗。术后 4 周皮瓣成活良好,无并发症(病例 31 图 6)。

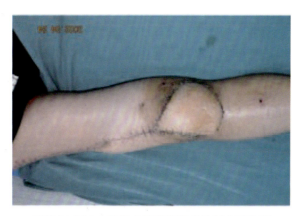

病例 31 图 6　术后 4 周逆行股前外侧皮瓣外观

## 三、疾病介绍

由于膝关节内部结构复杂，韧带丰富，周围皮肤、软组织较薄，创伤、感染等原因常导致膝关节皮肤、软组织缺损，伴有肌腱、神经、血管、骨关节等组织外露，为临床上常见损伤。单纯植皮易造成瘢痕挛缩及瘢痕反复破裂出血，且不适用于骨外露创面。皮瓣修复方案众多，如采用逆行股前外侧皮瓣、膝降动脉皮瓣、膝外上动脉皮瓣、隐动脉皮瓣、腓动脉皮瓣、内／外腓肠动脉皮瓣、腓肠肌瓣等修复。但目前为止仍不清楚哪种方案修复效果最佳，主要原因是创面位置、大小、形状、程度等有差别，且膝关节周围血管及其穿支存在广泛变异。

股前外侧皮瓣自 1984 年被徐达传等人首次报道以来，因其供区损伤小、血管蒂长、组织量大、可携带不同组织等优点，成为临床上应用的主要皮瓣。逆行股前外侧皮瓣是以远端血管为蒂切取的带蒂皮瓣，其解剖学基础是利用旋股外侧动脉降支与膝上外侧动脉或股深动脉间的吻合支逆行供血。旋股外侧动脉降支的血流动力学研究显示，降支近端和远端逆行动脉血压分别是顺行动脉血压的 58.3% 和 77.7%，理论上逆行的动脉血压足够营养股前外侧皮瓣。

然而，逆行股前外侧皮瓣的血管存在广泛变异，主要体现在以下 3 个方面：①穿支类型、数量、位置变异。穿支包括肌皮穿支（87%）和肌间隔穿支（13%）；平均穿支数量是 1.4～4.26 条，有 1.8% 的患者存在穿支缺如；穿支位置变化较大，有高位、低位穿支；②穿支主干血管起源、走行的变异。穿支主干血管是旋股外侧动脉降支或斜支，除了起源于旋股外侧动脉，还可能起源于股总动脉、股深动脉、股前动脉等；③皮瓣旋转点的变异。旋股外侧动脉降支或斜支与膝外上动脉或股深动脉的吻合位置存在很大变异，可在髌骨外上缘 2.5～10 cm 区域吻合。这些变异限制了逆行股前外侧皮瓣的临床应用，传统方法不能有效解决以上问题。

## 四、病例点评

通过 CTA 检查，术者可掌握很多关键信息：①明确穿支起源；②确定穿支数量；③定位穿支位置；④计算蒂部长度；⑤明确旋转点。此外，CTA 提供的高通量数据还包括血管、肌肉、肌间隙、骨骼、皮肤、皮下脂肪等的相关信息，可用于皮瓣受区和供区的整体评估。逆行股前外侧皮瓣移植手术的关键问题是皮瓣旋转点、血管蒂、穿支及创面的位置。基于 CTA 的精准皮瓣外科理念，可在掌控这些关键信息后，指导皮瓣设计和手术实施。

逆行股前外侧皮瓣术后静脉回流障碍是部分学者关注和担心的问题。可从以下几个方面预防静脉回流障碍：①确定旋股外侧动脉降支或斜支与远端血管吻合，保证有充足的动脉血压；②优先选择离皮瓣旋转点较近的血管蒂上的穿支，有利于保证动脉血压、减轻静脉回流阻力；③术中防止血管蒂扭转、卡压，避免静脉回流障碍；④术后膝关节伸直位固定，适当抬高患肢；⑤术后如出现静脉回流障碍，及时行皮瓣按摩；如无明显改善，行皮瓣探查手术，解除血管蒂卡压、扭转、迂曲等情况；如排除上述情况后仍出现静脉回流障碍，行静脉引流术。

（病例提供者：石　岩　何晓清　中国人民解放军联勤保障部队九二〇医院）

（点评专家：范新宇　徐永清　中国人民解放军联勤保障部队九二〇医院）

# 参考文献

[1] 胡智玉，幸超峰，熊颖杰，等 . 以单一高位穿支为蒂逆行股前外侧皮瓣修复小腿大面积软组织缺损 [J]. 中华显微外科杂志，2018，41（6）：544-547.

[2] 于吉文，刘建，张成安，等 . 膝降动脉隐支岛状皮瓣修复膝关节周围皮肤缺损 [J]. 中华创伤骨科杂志，2008，10（2）：194-195.

[3] Pan SC，Yu JC，Shieh SJ，et al.Distally based anterolateral thigh flap：an anatomic and clinical study[J].Plast Reconstr Surg，2004，114（7）：1768-1775.

[4]Wei FC，Jain V，Celik N，et al.Have we found an ideal soft-tissue flap？An experience with 672 anterolateral thigh flaps[J].Plast Reconstr Surg，2002，109（7）：2219-2226；discussion 2227-2230.

[5]Sayyed AA，Abu El Hawa AA，Huffman SS，et al.Vascular Anatomy of the Anteromedial Thigh Flap：A Systematic Review[J].Plast Reconstr Surg Glob Open，2022，10（10）：e4546.

[6]Jeong SH，Baik SH，Namgoong S，et al.An algorithmic approach to soft-tissue reconstruction around the knee using anterolateral thigh perforator flap in

patients with post-traumatic knee osteomyelitis[J].Front Surg，2023，10：982669.

[7] 何晓清，杨曦，石岩，等 . 精准皮瓣外科理念下逆行股前外侧皮瓣修复膝关节前方创面的临床效果 [J]. 中华烧伤与创面修复杂志，2023，39（7）：648-654.

# 病例 32　腹壁下动脉穿支分叶皮瓣修复下肢远端巨大创面

## 一、病历摘要

患者男性，67 岁，因"左小腿及足背清创术后软组织缺损 8 周"入院。

### （一）病史资料

患者入院前 8 周，左小腿不慎被掉落铁块砸伤，致左小腿及足背开放性损伤，当地医院行多次清创后，软组织广泛缺损。为求创面修复转至我院。

### （二）体格检查

患者对答切题，查体合作。一般情况尚可，生命体征平稳。

专科检查：患者左胫前及左足部大面积皮肤软组织缺损，皮肤缺损范围约为 20.0 cm×26.0 cm 的不规则创面；左足各趾末梢毛细血管反应正常，足背动脉搏动弱；左踝关节及各足趾背伸活动轻度受限。

### （三）辅助检查

采用 64 排螺旋 CT（GE 公司，美国）对患者腹主动脉至胫前、胫后血管扫描，主要参数：层厚 0.625 mm，像素矩阵 1280×1024。采用团注法显影腹主动脉至胫前、后动脉及其穿支血管，扫描阈值 100 HU。经肘正中静脉注射碘普胺（75 g/100 mL），剂量 1.0 mL/kg，推注速度 2.5～3.5 mL/s。扫描重建断层图像，将扫描原始数据以 DICOM 格式导入 Mimic 20.0 软件（Materialise），重建腹壁下动脉、皮肤及骨骼组织三维模型。

### （四）入院诊断

左下肢开放性损伤：
1. 左胫前背侧大面积软组织缺损并肌腱外露
2. 左足大面积皮肤缺损并骨外露
3. 左跖跗关节脱位
4. 左足伸趾肌腱缺损

## 二、诊治经过

患者入院后完善相关检查，排除贫血、下肢栓塞等手术禁忌证。

1. 一期手术　麻醉完成后，扎气囊止血带止血。反复用生理盐水、双氧水及碘伏冲洗创面。消毒铺巾后，先行彻底清创，清除失活组织。彻底清创后专科情况如下。

术中见左小腿胫前、左足背大面积皮肤、肌肉、肌腱缺损并坏死，左足第一趾伸肌腱及跖骨、跗骨外露。清创后明确诊断：①左胫前背侧大面积软组织缺损并肌腱外露；②左足大面积皮肤缺损并骨外露；③左跖跗关节脱位；④左足伸趾肌腱缺损。

术后给予纠正低蛋白血症、抗感染等对症支持治疗。行 VSD 治疗，再次清创后术后一周新鲜肉芽组织生长，具备皮瓣软组织移植条件。皮肤缺损范围约为 20.0 cm×26.0 cm 的不规则创面（病例 32 图 1）。一期手术阶段共历时 24 天。

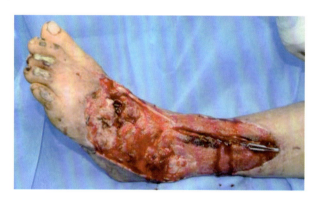

病例 32 图 1　足背和小腿胫前侧创面

2. 二期手术　二期根据 CTA 设计腹壁下动脉分叶皮瓣。CTA 显影上肢受区血管，腹壁下动脉及其穿支。利用 Mimics 19.0 软件三维重建携带旋股外侧动脉穿支血管皮瓣模型，设计旋股外侧动脉"横支降支联合"的股前外侧分叶皮瓣（面积为 8 cm×36 cm）（病例 32 图 2）。

按照术前设计切取皮瓣实施分叶，移植覆盖足背、小腿胫前创面（病例 32 图 3 至病例 32 图 6）。

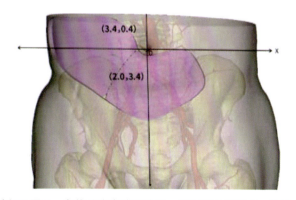

病例 32 图 2　术前重建腹壁下动脉，并标记目标穿支、设计皮瓣

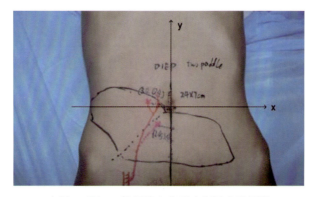

病例 32 图 3　根据数字化重建指导皮瓣设计

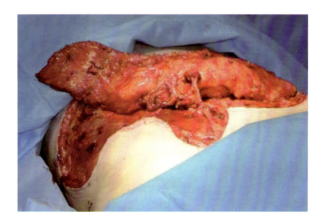

病例 32 图 4　根据术前设计切取皮瓣

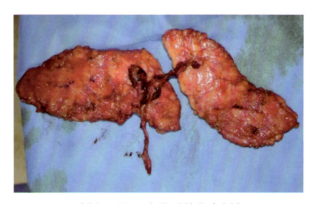

病例 32 图 5　切取后的分叶皮瓣

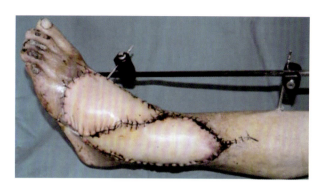

**病例 32 图 6　完成皮瓣的游离移植**

　　术中将腹壁下动脉及 2 条伴行静脉与受区胫前动脉及 2 条伴行静脉吻合。腹部供区一期闭合。

　　术后行抗感染、抗凝、解痉治疗。术后皮瓣成活良好，供区愈合（病例 32 图 7、病例 32 图 8）。

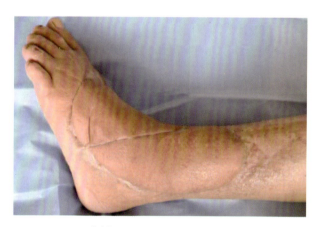

**病例 32 图 7　受区愈合外观**

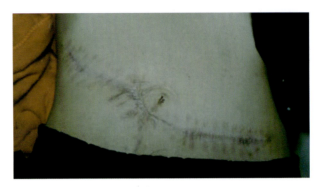

病例 32 图 8　供区愈合外观

三期肌腱转位术后 5 年随访，左上肢皮瓣成活良好，无臃肿；肘关节无瘢痕挛缩，伸 - 屈活动范围 0°～100°，前臂旋转活动范围 0°～95°，Mayo 肘关节评分 90 分，评定为优；腕关节屈 - 伸活动范围 -10°～30°，手指屈、伸肌肌力Ⅲ～Ⅳ级，手抓持功能恢复满意，握力恢复至健侧手的 70%，Mayo 腕关节评分 70 分，评定为中；均较术前改善。大腿供区恢复良好，仅留有线形瘢痕。

腹壁下动脉分叶按照术前重建模型设计顺利切取。分叶皮瓣全部成活，术后因局部臃肿后行皮瓣修薄一次。供受区创面Ⅰ期愈合。随访时间 20 个月。皮瓣外形满意，质地良好。供区愈合，遗留线性瘢痕，下地行走可，皮瓣厚薄合适，穿鞋无障碍。

## 三、疾病介绍

下肢严重软组织缺损的修复重建需要准确评估软组织缺损程度，制订合理的修复重建计划，精确设计皮瓣移植方案，才能达到供区最小损伤、受区最大修复的治疗效果。该病例软组织缺损严重，其特点及修复难点如下：①桡骨、手背伸肌腱、肘关节处等核心创面多发分布，面积巨大。分叶皮瓣能够一蒂两瓣覆盖手背及臂部创面，通过吻合一组血管建立两个或多个皮瓣的血液循环，对于此病例为最佳选择；②股前外侧作为供区可切取较大面积皮瓣组织，但穿支血管实际的数量和分布影响分叶皮瓣的切取。此外，旋股外侧动脉穿支血管的数量并不恒定，有研究表明 18.2% 的病例只有单穿支，无法实现分叶皮瓣切取。再者，穿支来源存在变异，可起源于旋股外侧动脉降支，也可来源于斜支或横支，增加分叶皮瓣切取的困难，还可能出现两穿支不共干，导致"斜支陷阱"，如术前不能规划仔细，可能无法实现一蒂两瓣的分叶；③软组织挫伤及挤压伤严重，上肢受区血管损伤情况不明确，如吻合血管选择不当，影响皮瓣循环建立，导致移植失败，甚至二次破坏上肢血供，导致肢体坏死。

创面累及下肢远端大面区域，包括小腿下 1/3 以远至中足。该区域的皮肤组织及损伤后的创面具有以下特点：①皮下纤维结缔组织致密，移动度小，表皮至皮下筋膜层菲薄，皮肤缺损常伴有肌腱及骨骼外露，需要皮瓣覆盖以减少瘢痕挛缩及贴骨瘢痕；②远端肢体皮肤的联合缺损常造成不规则的创面和三维结构的软组织缺损，需要分叶皮瓣才能有效覆盖创面，减少额外植皮所带来的耐磨性差及瘢痕粘连等并发症，并减少供区的损伤；③远端足踝、足跟部因解剖和组织学特点可划分不同功能供区，对于跨不同功能区域的不规则创面，单一供区难以保证外形及功能的满意修复。

## 四、病例点评

根据下肢远端巨大跨区域创面对供区的要求，结合 DIEP 皮瓣的应用解剖特点，采用 3D 重建技术辅助设计分叶皮瓣修复下肢远端巨大创面，获得了满意的临床效果，DIEP 具有穿支丰富，支配面积巨大的特点，是实施分叶皮瓣修复下肢远端巨大创面的优势，但穿支分布广泛及数量较多，分支类型庞杂，同时也带来了选择和定位的困难。目前 CTA 的应用不但满足穿支的定位，还能重建明确穿支间的吻合关系，判断血管蒂长度。为了方便规划皮瓣设计，更加直接的观察血管走形与周围组织的关系，我们基于 CTA 扫描数据，结合 Mimics 软件，通过切片重组、图像分割、目标组织赋值等方法，重建分叶 DIEP 皮瓣的三维模型，辅助腹壁下动脉分叶皮瓣术前规划：①更加直观地显示了 DIEP 血供的解剖形态，显示穿支的起源、数量，观察穿支与血管体区的交通吻合情况；②利用 Mimics 图像分割法和切片重组计算血管蒂长度，是采用微积分的方法测算血管在组织内迂曲走行的实际长度，减少所测距离与实际血管蒂长度之间的误差，能够更加精确地筛选合适分叶的穿支血管；③利用直角坐标系，更加精确术前定位穿支入皮点及发出点，便于术中寻找穿支、游离血管蒂；④按照传统供血范围的 4 个分区，结合穿支与血管体区的交通吻合情况，在三维模型上设计 1：1 的分叶皮瓣预制图，通过直角坐标系将设计皮瓣投射至每例病人的供区，并判断皮瓣切取皮肤组织的松紧度，可根据实际情况调整皮瓣设计，实现供区一期闭合，重置肚脐，保证美观。通过上述 3D 重建技术，每例病人均在供区寻找合适穿支，并精确的定位，缩短了手术时间，减少穿支损伤的风险，成功实施了精准化分叶皮瓣的切取与移植。

（病例提供者：杨　曦　何晓清　中国人民解放军联勤保障部队第九二〇医院）

（点评专家：徐永清　中国人民解放军联勤保障部队第九二〇医院）

# 参考文献

[1] 何晓清，段家章，徐永清，等．数字化辅助技术在股前外侧分叶皮瓣修复前中足脱套伤中的应用［J］.中华创伤杂志，2017（10）：868-872. DOI：10.3760/cma. j. issn. 1001-8050. 2017. 10. 002

[2] Chang NJ, Waughlock N, Kao D, et al. Efficient design of split anterolateral thigh flap in extremity reconstruction[J]. Plast Reconstr Surg, 2011, 128（6）：1242-1249. DOI：10. 1097/PRS. 0b013e31823-c868

[3] 景胜杰，田峰．足跟分区与各区皮肤缺损修复研究进展［J］.中国美容整形外科杂志，2020，31（7）：425-426，后插4. DOI：10. 3969/j. issn. 1673-7040. 2020. 07. 013

[4] Rozen WM, Ashton MW, Stella DL, et al. The accuracy of computed tomographic angiography for mapping the perforators of the deep inferior epigastric artery：a blinded, prospective cohort study[J]. Plast Reconstr Surg, 2008, 122（4）：1003-1009. DOI：10. 1002/bies. 20679

[5] Chae MP, Hunter-Smith DJ, Rozen WM. Comparative study of software techniques for 3D mapping of perforators in deep inferior epigastric artery perforator flap planning[J]. Gland Surg, 2016, 5（2）：99-106. DOI：10. 3978/j. issn. 2227-684X. 2015. 06. 03

# 病例33　腓肠外侧浅动脉穿支皮瓣修复前臂、手背缺损

## 一、病历摘要

患者男性，28岁，因"机器绞伤致多指坏死9天"入院。

### （一）病史资料

患者入院前9天，在工作中右手不慎被机器绞伤，致右手多指毁损伤，当地医院行清创和残端修整术后，右手拇指远端背侧坏死。

### （二）体格检查

患者痛苦面容，对答切题，查体合作。一般情况可，生命体征平稳。

专科检查：患者右手拇指背侧远节坏死，坏死面积约为6.5 cm×2.5 cm；右手第4、第5指缺如，第4、第5掌骨部分缺损（病例33图1）；右手拇指掌侧皮肤感觉存在，屈曲活动良好；残留第2、第3指及右腕活动正常。

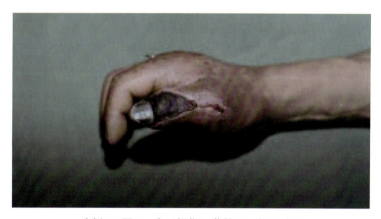

病例33图1　右手拇指远节软组织坏死外观

### （三）辅助检查

术前常规行CTA检查，示右侧腓肠肌外侧有一管径约0.6 mm的外侧腓肠浅动脉肌间隔穿支；将CTA数据导入Mimics 15.0软件中重建骨骼、血管、皮肤并定位穿支血管体表穿出点；结合重建后图像见外侧腓肠浅动脉起源发生变异，起源于外侧腓肠动脉。根据测量数据结合腓骨小头尖解剖标志及小腿后正中线定位穿支血管体表穿出点，在小腿后外侧设计外侧腓肠浅动脉穿支皮瓣。

### （四）入院诊断

1. 右手拇指背侧远节软组织坏死

2．右手第 4、第 5 指缺如

3．右手第 4、第 5 掌骨部分缺损

## 二、诊治经过

1．一期手术　入院后患者创面均行清创、换药处理，待肉芽组织明显生长后再次清创。清创方法：以双氧水、生理盐水反复冲洗创面，新洁尔灭纱布湿敷创面 20分钟；待创面清洗干净后切除坏死肌腱。清创时注意保护皮下浅静脉，吻合血管时备用。

2．二期手术　术前行 CTA 检查，示右侧腓肠肌外侧有一管径约 0.6 mm 的外侧腓肠浅动脉肌间隔穿支；将 CTA 数据导入 Mimics 15.0 软件中重建骨骼、血管、皮肤并定位穿支血管体表穿出点；结合重建后图像见外侧腓肠浅动脉起源发生变异，起源于外侧腓肠动脉。根据测量数据结合腓骨小头尖解剖标志及小腿后正中线定位穿支血管体表穿出点，在小腿后外侧设计外侧腓肠浅动脉穿支皮瓣。依据术前设计切取面积 7 cm×3 cm 的外侧腓肠浅动脉穿支皮瓣，游离移植修复右手拇指创面，将血管蒂与右桡动脉腕背支分支及掌背浅静脉吻合。供区直接拉拢缝合。术后皮瓣顺利成活，创面及供区切口Ⅰ期愈合。术后随访 6 个月，皮瓣无明显臃肿，外形良好，恢复保护性痛、温觉；拇指对掌、持物功能恢复，按手部功能 TAM 评分为可（病例33 图 2 至病例 33 图 8）。

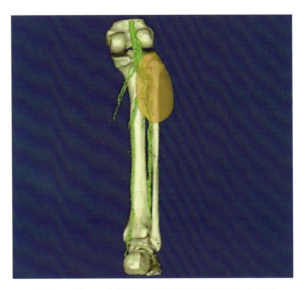

病例 33 图 2　术前重建外侧腓肠浅动脉穿支皮瓣

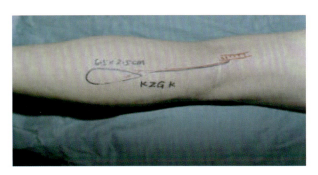

病例 33 图 3　根据数字化重建完成术前皮瓣设计

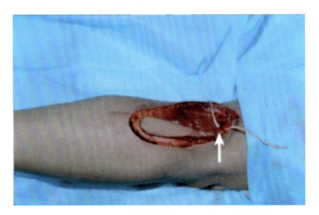

病例 33 图 4　术中与术前 CTA 定位完全吻合

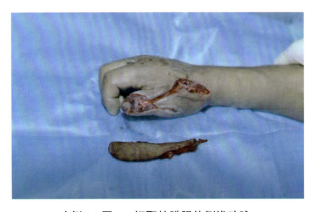

病例 33 图 5　切取的腓肠外侧浅动脉

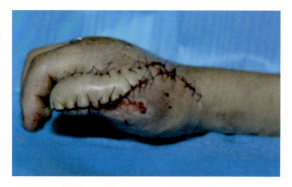

病例 33 图 6　术后 7 天皮瓣成活

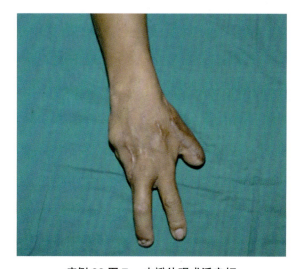

病例 33 图 7　皮瓣外观成活良好

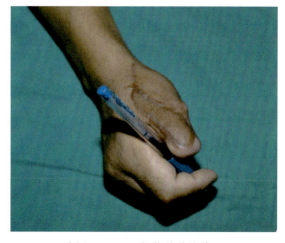

病例 33 图 8　拇指的功能情况

## 三、疾病介绍

针对该病例拇指背侧皮肤软组织的修复重建，修复难点如下：①缺损处皮肤软组织较薄，需要选择脂肪组织少的供区；②吻合指动脉需要血管的管径相对匹配，提高血管吻合后的通畅率。该病人小腿脂肪组织相对较少，选择外侧腓肠浅动脉穿支皮瓣修复拇指较小创面，皮瓣薄、质地韧，修复后外观良好；对供区损伤小，几乎不损伤支配腓肠肌的运动神经，该血管和指动脉较为匹配，利于吻合。但外侧腓肠浅动脉穿支皮瓣，穿支血管存在变异，Wolff 等人研究表明约 31% 的外侧腓肠浅动脉起源于外侧腓肠动脉，且血管走行、穿支体表穿出点位置不恒定。

## 四、病例点评

外侧腓肠浅动脉穿支皮瓣修复手部中小创面具有以下优点：①皮瓣薄、质地韧，且供区无粗大毛发，修复后外观良好；②对供区损伤小，几乎不损伤支配腓肠肌的运动神经，同时可进行外侧腓肠神经移植修复受区神经缺损；③外侧腓肠浅动脉穿支以肌间隔穿支为主，因此分离穿支、切取皮瓣较简便；④可同时切取外侧腓肠动脉获得嵌合皮瓣，填塞创面无效腔。

外侧腓肠浅动脉穿支不恒定，存在一定变异，和内侧腓肠浅动脉存在一定互补关系，盲目选择侧血管穿支带来的手术风险。针对以上难点，我们利用 CTA 对供、受区血管进行造影。术前应用 CTA 结合 Mimics 15.0 软件清晰重建了腘动脉、外侧腓肠浅动脉、外侧腓肠动脉、中间腓肠动脉、内侧腓肠动脉和内侧腓肠浅动脉及其分支、主要穿支血管、膝关节周围骨骼和皮肤，获得了外侧腓肠浅动脉穿支皮瓣的数字化模型；以腓骨小头尖为标志对穿支血管体表穿出点和起始位置定位，精确测量了血管蒂可切取最大长度和吻合血管管径，并完成了皮瓣设计。本例患者术前 CTA 检查示双侧内侧腓肠浅动脉管径较细，而外侧腓肠浅动脉管径较粗，结合术中观察，该患者最终采用外侧腓肠浅动脉穿支皮瓣修复手部创面，避免了盲目选择侧血管穿支带来的手术风险。术前利用 CTA 结合 Mimics 15.0 软件的数字化技术可以对外侧腓肠浅动脉穿支血管管径、起源、血管蒂可切取最大长度及皮瓣大小进行个体化设计，降低了皮瓣手术风险。

（病例提供者：杨　曦　何晓清　中国人民解放军联勤保障部队第九二〇医院）

（点评专家：范新宇　中国人民解放军联勤保障部队第九二〇医院）

# 参考文献

[1]Wolff KD, Bauer F, Kunz S, et al.Superficial lateral sural artery freeflap for intraoral reconstruction: anatomic study and clinical implications[J].J Head Neck, 2012, 34 (9): 1218-1224.

[2]Hayashida K, Saijo H, Fujioka M.Peroneal perforator-based peroneus longus tendon and sural neurofasciocutaneous composite flap transfer for a large soft-tissue defect of the forearm: A case report[J].J Microsurgery, 2016. [Epud ahead of print]

[3]Leclére FM, Eggli S, Mathys L, et al.Anatomic study of the superficial sural artery and its implication in the neurocutaneous vascularized sural nerve free flap[J].J Clin Anat, 2013, 26 (7): 903-910.

[4]Pease NL, Davies A, Townley WA.Free sural artery perforator flap: An occasional gift in oral cavity reconstruction[J].J Head Neck, 2016, 38 (7): E2454-E2456.

# 病例 34　骶神经根损害后改良胫后肌腱转位术重建 足背屈功能

## 一、病例摘要

患者中年男性，胸腰椎椎体骨折术后左下肢功能障碍 1 年余。

### （一）病史资料

患者 2022 年 5 月因摔伤致 $T_{12}$ 椎体、$L_{1/2}$ 椎体骨折，当地医院行椎体骨折内固定术，术后患者即出现左下肢功能障碍，主要表现为：左足及趾背伸无力，左小腿下段前外侧及足背皮肤麻木不适。当地医院于 2022 年 12 月取出内固定并行康复等保守治疗，患者感症状无明显改善，左侧髋、膝主动活动尚可，左足及各足趾主动背伸不能、跖屈可，主动内翻外翻不能，左小腿下段外侧及足背侧皮肤刺痛觉减退。

### （二）体格检查

略。

### （三）辅助检查

复查肌电图（2023 年 11 月 20 日）示：左下肢神经源性损害之电生理表现，累及 $L_5/S_1$ 节段支配肌，$L_5$ 活动性损害为重，考虑骶神经根损害可能。

### （四）入院诊断

左侧骶神经根损害

## 二、诊治经过

患者取胫骨内侧缘后方 1 cm 做纵向切口，切开皮肤及皮下组织，显露胫后肌腱，向远近端游离并标记后备用。在舟骨结节处做纵向切口，切开皮肤及皮下组织，牵开足拇展肌，显露胫后肌与内侧楔骨和舟骨止点，予以止点处剥离，于胫骨内侧切口内抽出肌腱备用。于小腿远端伸肌支持带近端做"S"形切口，逐层分离，保护腓浅神经，标记胫前肌，进一步向深层分离，牵开保护胫前动脉，切开骨间膜，保护腓动脉，建立胫腓骨骨间通道，将胫后肌腱紧贴胫骨腓侧缘引至胫前切口备用。于外侧楔骨表面设计"S"形切口，切开皮肤及皮下后将胫后肌腱经伸肌支持带下方牵引至外侧楔骨切口。切开楔骨表面骨膜，以 4.5 mm 锚钉固定肌腱，维持足背伸、轻度外翻位后，调节肌腱张力至合适（病例 34 图 1），胫后肌编织缝合固定于外侧楔骨。在小腿远端切口内将胫后肌与胫前肌编织（锚钉线，4 排，褥式缝合）固定。术中确认肌腱固定牢靠。长腿石膏固定于足背伸轻度外翻位、轻度屈膝位。

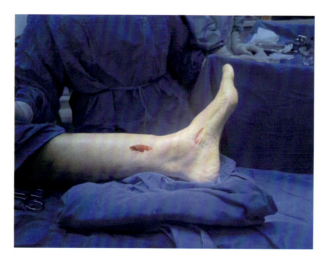

病例 34 图 1　术中调节肌腱张力

患者术后足下垂改善，如病例 34 图 2 所示。

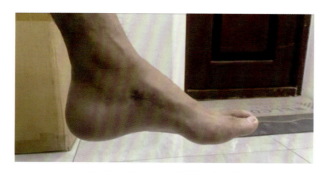

病例 34 图 2　术后足下垂改善

## 三、疾病介绍

　　"足下垂"看似简单，却包含一系列复杂的临床问题，并会导致马蹄内翻畸形、跨阈步态。足下垂的可能病因包括背屈肌损伤、周围神经损伤、中风、药物、中毒或糖尿病。踝、趾的背屈肌包括胫前肌、拇长伸肌和趾长伸肌。这些肌肉在步行的摆动相期间帮助身体抬起足部，并在足跟着地时控制足部的跖屈，防止足掌面直接拍打在地面上。他们均由腓总神经支配，因此，从腓总神经的根部直到分支任何一处损伤均有可能造成足下垂，包括运动神经元病、腰骶丛疾病、坐骨神经损害、腓总或腓深神经损害等。腓总神经由 $L_4 \sim S_1$ 的腹侧支的背侧分支纤维组成。从坐骨神经分支后，腓总神经横向跨过腓骨颈的后缘，进入小腿前部，分为浅支和深支。浅支在腓骨肌的两头之间走行，继续向下到小腿，并在踝关节前外侧分支，支配足背的感觉。深支则在绕过腓骨颈后立即分支，第一个分支支配胫前肌，其余分支支配趾长伸肌、姆长伸肌和第一趾蹼相对面的小片区域感觉。腓总神经在其整个通路上相较于胫神经均更容易受伤。因为腓总神经的神经束纤维较粗大，保护性结缔组织相对较少。此外，腓总神经比胫神经走得更浅表，尤其是在腓骨颈处它紧贴腓骨的骨膜，在该区域进行手术时很容易造成医源性损伤。此外，足下垂也可能发生于背屈肌的直接损伤，如胫前肌腱断裂、骨筋膜室综合征。大脑矢状旁或皮质下的病变也可表现为足下垂。

## 四、病例点评

足下垂是指胫跗关节主动背屈功能丧失，患者往往以髋关节和膝关节的过度屈曲进行代偿，从而导致的步态异常会影响患者的行动能力和生活质量，增加跌倒的风险。该患者因骶神经根损害导致足下垂，一般可采用的治疗手段包括踝足矫形器（AFO）、神经手术（包括神经减压、神经移位等）。然而，该患者由高位神经损害导致足下垂，症状持续时间超过 1 年，经评估运动功能改善机会很小，因而我们可以考虑进行肌腱转位。

1933 年，Ober 首次描述了胫后肌腱转位术，他将其经过胫骨、经皮下至足背。1937 年，Mayer 描述了通过骨间膜将胫后肌腱转位。Carayon 等人在 1967 年描述了另一种双肌腱转位——胫后肌腱经骨间膜转位至胫骨前肌腱，同时将趾屈长肌腱缝合至足姆长伸肌及趾长伸肌上。Srinivasan 等人在 1968 年报道将胫后肌腱分为两股。将内侧一股与足姆长伸肌腱编织，将外侧一股与伸长趾肌和第三腓骨肌腱编织缝合。在上述术式的基础上，1991 年，McCall 等人首次报道了 Bridle 手术，也即目前最常用的术式。该术式将胫后肌腱通过骨间膜转位，并同时通过三腱双端编织吻合术将胫后肌腱、胫前肌腱和腓骨长肌腱编织在一起。此后，有多种改良术式，其中比较重要的改良是 Rodriquez 将胫后肌腱的附着点由胫前肌腱改为第二楔骨。

在本例中，为了充分改善患者的足下垂及足内翻畸形，维持胫跗关节周围肌力的平衡，我们将胫后肌腱固定于外侧楔骨，同时仅将其与胫前肌腱进行编织缝合。同时，可结合患者需求与术中判断，选择性地编织缝合足姆长伸肌及趾长伸肌腱，以维持足趾背屈。患者术后经固定及康复训练后，一般可脱离 AFO，维持正常步态，显著减少跌倒事件发生。近年来，在对足下垂治疗中肌腱转位技术的报道中，改良的 Bridle 术式，即通过骨间膜转位及腱 - 骨固定是各中心的首选技术。各中心报道的肌腱转位回顾性研究均提示改良的胫后肌腱转位术对患者减少使用 AFO、改善生活质量具有很大贡献。

（病例提供者：赵　钎　复旦大学附属华山医院）

（点评专家：徐　雷　复旦大学附属华山医院）

# 参考文献

[1]Lingaiah P, Jaykumar K, Sural S, et al. Functional evaluation of early tendon transfer for foot drop[J]. J Orthop Surg, 2018, 26：1-7.

[2]Aydin A, Topal M, Tuncer K, et al. Extramembranous transfer of the tibialis posterior tendon for the treatment of drop foot deformity in children[J]. Arch Iran Med, 2013, 16：647-651.

[3]Steinau HU, Tofaute A, Huellmann K, et al. Tendon transfers for drop foot correction：Long-term results including quality of life assessment, and dynamometric and pedobarographic measurements[J]. Arch Orthop Trauma Surg, 2011, 131：903-910.

[4]Shah RK. Tibialis posterior transfer by interosseous route for the correction of foot drop in leprosy[J]. Int Orthop, 2009, 33：1637-1640.

[5]Ishida Y, Lwin S, Myint K. Follow-up of Tibialis posterior transfer surgery (TPT) for drop-foot in leprosy[J]. Japanese J Lepr, 2007, 76：219-226.

[6]Bari MM, Islam AKMS, Haque AKMA. Surgical reconstruction of leprotic foot-drop[J]. Lepr Rev, 1996, 67：200-202.

[7]Richard BM. Interosseous transfer of tibialis posterior for common peroneal nerve palsy[J]. J Bone Jt Surg Ser B, 1989, 71：834-837.

[8]Sturbois-Nachef N, Allart E, Grauwin MY, et al. Tibialis posterior transfer for foot drop due to central causes：Long-term hindfoot alignment[J]. Orthop Traumatol Surg Res, 2019, 105：153-158.

[9]Cho B, Park K, Choi S, et al. Functional outcomes following anterior transfer of the tibialis posterior tendon for foot drop secondary to peroneal nerve palsy[J]. Foot Ankle Int, 2017.

# 病例 35　股神经损伤后同侧闭孔神经选择性肌支移位术重建伸膝功能

## 一、病例摘要

患者青年男性，车祸后左下肢功能障碍 6 个月。

### （一）病史资料

患者当时因车祸伤导致昏迷、全身多发伤，左侧股部肌肉等软组织严重损伤，予清创。伤后遗留左下肢运动功能障碍，左侧伸膝不能。踝、足趾背伸 M1，跖屈 M3。左侧大腿前方、小腿内侧、小腿外侧、足外侧刺痛觉严重减退。

### （二）体格检查

略。

### （三）辅助检查

查肌电图示左侧下肢腹股沟外伤处股神经完全损伤，坐骨神经严重损伤（腓总神经严重、胫神经部分）之电生理表现。

### （四）入院诊断

左侧股神经损伤

## 二、诊治过程

沿腹股沟韧带下方行"S"形切口，切开皮肤、皮下组织，牵开股外侧肌，沿股直肌内侧探及股神经主干，见此处股神经质地松弛，周围大量瘢痕增生，外膜增厚纤维化。予以切除瘢痕组织，沿股神经干支分离出股四头肌肌支标记备用。于闭孔区向深部探查，牵开股薄肌探及闭孔神经多支肌支。术中肌电图刺激股神经于靶肌肉处无 CMAP，无躯体感觉诱发电位（SEP）。刺激闭孔神经各肌支可于靶肌肉处记录到 CMAP，波幅可。于股神经股四头肌肌支近端切断，分离闭孔神经肌支波幅最高者，利多卡因封闭后，切断并行闭孔神经长收肌肌支 8-0 prolene 股神经移位，吻合口无张力（病例 35 图 1、病例 35 图 2）。

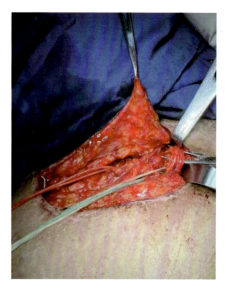
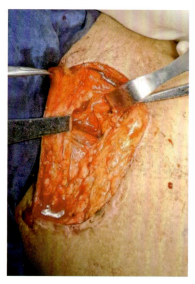

病例 35 图 1　显露闭孔神经各肌支　　病例 35 图 2　同侧闭孔神经肌支与股四头肌肌支吻合

## 三、疾病介绍

股神经起自腰丛，由 $L_2$、$L_3$、$L_4$ 神经前支后股组成。它由腰大肌外缘穿出，向下斜行于髂筋膜深面，在腰大肌与髂肌之间到达股筋膜鞘，在髂窝内发出髂肌支及腰大肌支。主干经腹股沟韧带深面、髂腰肌表面，由肌间隙进入股三角，位于股动脉的外侧。股神经支穿过腹股沟后 2～3 cm，分出前支和后支，前支又分为股内侧皮神经和股中间皮神经，支配股前内侧皮肤，并发出运动支支配缝匠肌和趾骨肌；后支先分出肌支支配股四头肌，后分出一皮神经，即隐神经。隐神经伴随股动脉、股静脉由股三角进入内收肌管，自该管的下端穿出筋膜，在膝部位于缝匠肌之后，然后行于皮下与大隐静脉伴行到达内踝。

股神经损伤主要表现为大腿前侧和小腿内侧感觉障碍、膝腱反射减弱或丧失、膝关节不能伸直、股四头肌萎缩。判断股神经的运动功能（也就是判断股四头肌肌力功能）的最佳方法是在屈膝、屈髋位置开始伸直膝关节。较低位置的股神经损伤可以采用神经吻合、神经移植等方法进行修复。但是较高位置的股神经损伤，还有盆腔内的股神经损伤，往往需要神经移位修复，一般采用闭孔神经移位术。

## 四、病例点评

股神经损伤是临床罕见的一种疾病，临床表现为膝关节伸直功能受限，患者上、下楼梯困难，易摔倒等运动功能障碍，伴股神经支配区感觉功能障碍，严重影响患者的生活质量。股神经损伤原因有外伤、医源性损伤及血液性疾病所致腰大肌血肿卡压等。一旦股神经离断，股四头肌出现不可逆的肌肉萎缩，临床常见的治疗方式为肌肉转位功能重建，神经移植桥接修复等。而一旦股神经在盆腔内段离断，因股神经位于腰大肌与髂腰肌之间，股神经残端常常包埋于瘢痕组织中，且股神经直径较粗，股神经近端神经移植修复手术风险大，操作较困难，而且在下肢腰骶丛神经损伤患者中，往往面临供体动力神经有限的难题，报道的动力神经有肋间神经、闭孔神经。但肋间神经纤维束数量有限，常常难以满足股神经、坐骨神经损伤后功能恢复的需要，且肋间神经距下肢股神经、坐骨神经距离较远，常常需要神经移植，手术难度较大。

有文献报道，采用闭孔神经切断术用来治疗臀部疼痛或脑瘫后的臀肌痉挛，术后患者下肢功能无明显受损。Iorio 等人也曾将长段闭孔神经用来做桥接神经，术后患者下肢运动及感觉功能未见明显受损。Jean 曾就闭孔神经移位修复股神经损伤的解剖学可行性进行研究，认为在形态学上，闭孔神经作为有效的动力神经，操作简便。Campbell 等人首次报道将闭孔神经主干移位股神经用于修复股神经鞘瘤剥除术后病人，术后 2 年患者膝关节伸直肌力达 M4 以上，但患者出现髋关节内收障碍。闭孔神经支配肌主要为髋关节内收肌群，同时支配会阴部感觉。Gang 等人也曾报道闭孔神经移位后病人出现髋关节内收障碍。本例描述的是一种改良的闭孔神经移位术式，采用闭孔神经肌支的分支移位，成功地恢复了股神经损伤患者屈髋、伸膝功能，同时对患者的髋关节内收功能影响很小。

在随访过程中，患者术后 1 个月复查肌电图，闭孔神经支配肌股薄肌、长收肌、大收肌均出现不同程度程度 MUP 反应降低。临床查体证实患者会阴部感觉功能未见异常，髋关节内收肌群 MRC 功能评级达 4 级。术后 3 个月随访时，髋关节内收肌群 MRC 功能评级达 5 级。因此，我们认为取闭孔神经部分肌支并不会影响供区功能。术后 10 个月随访时，该患者便可平地快速行走，上下楼梯。该患者体重较轻（42 kg），适当的减肥或许有助于闭孔神经移位术后膝关节功能的早期恢复。此外，术后予以电刺激治疗或许有助于提高神经的兴奋性，有助于膝关节功能的早期恢复。

（病例提供者：陈玉杰　复旦大学附属华山医院）

（点评专家：徐　雷　复旦大学附属华山医院）

# 参考文献

[1] 胡豇，郝鹏，张斌. 骨科学教程 [J]. 成都：四川大学出版社，2021.

[2] 王勇. 临床骨科疾病诊疗研究 [J]. 长春：吉林科学技术出版社，2020.

[3] Tung TH, Mackinnon SE. Nerve transfers: indications, techniques, and outcomes[J]. The Journal of hand surgery, 2010, 35 (2): 332-341.

[4] Snela S, Rydzak B. The value of the adductor tenotomy with obturator neurectomy in the treatment of the hips at cerebral palsy children. Early clinical and radiological examination results[J]. Ortopedia, traumatologia, rehabilitacja, 2002, 4 (1): 11-14.

[5] Iorio ML. Ducic, Anterior branch of the obturator nerve: a novel motor autograft for complex peripheral nerve reconstruction[J]. Ann Plast Surg, 2011, 67 (3): 260-262. DOI: 10. 1097/SAP. 0b013e3182255d47, 2011, 260-262.

[6] Campbell AA, et al. Obturator nerve transfer as an option for femoral nerve repair: case report[J]. Neurosurgery, 2010, 66 (6 Suppl Operative): 375; discussion 375. DOI: 10. 1227/01. NEU. 0000369649. 31232. B0. 2010. p. 375; discussion 375.

[7] Gang Y, et al. Anatomical feasibility of transferring the obturator and genitofemoral nerves to repair lumbosacral plexus nerve root avulsion injuries[J]. Clinical anatomy (New York, N. Y. ), 2014, 27 (5): 783-788.

[8] Tung TH A, Chao and AM. Moore, Obturator nerve transfer for femoral nerve reconstruction: anatomic study and clinical application[J]. Plast Reconstr Surg, 2012, 130 (5): 1066-1074. DOI: 10. 1097/PRS. 0b013e318267d589. 2012. p. 1066-74.

[9] Spiliopoulos K, Williams Z. Femoral branch to obturator nerve transfer for restoration of thigh adduction following iatrogenic injury[J]. J Neurosurg, 2011, 114 (6): 1529-1533. DOI: 10. 3171/2011. 1. JNS101239. Epub 2011 Feb 25. 2011. p. 1529-1533.

[10] Oberlin C, et al. Nerve transfer to biceps muscle using a part of ulnar nerve for C5～C6 avulsion of the brachial plexus: anatomical study and report of four cases[J]. J Hand Surg Am, 1994, 19 (2): 232-237.

# 病例 36　腹腔镜下骶丛神经松解治疗骨盆骨折致右侧骶丛神经损害

## 一、病例摘要

患者诉 1 年前因车祸导致右下肢外伤,于外院诊断为右侧骨盆骨折、右髋臼骨折,遂于外院行骨折切开复位内固定治疗,术中诊断为右侧骶丛神经损伤。

### (一)病史资料

现术后 1 年,患者主诉右膝关节屈伸无力,踝、趾关节背伸跖屈不能,右小腿外侧、足背、足底麻木。遂于我院门诊就诊,查体见右膝关节屈伸 M2,踝、趾关节背伸跖屈 M0,右小腿外侧、足背、足底刺痛觉消失,右小腿内侧刺痛觉减退。

### (二)体格检查

略。

### (三)辅助检查

查肌电图(2023 年 8 月 21 日)示右侧腰骶丛神经根性损伤电生理表现,$L_4 \sim S_4$ 均有累及,其中 $L_5 \sim S_3$ 呈完全损伤电生理表现。

### (四)入院诊断

右侧骶丛神经根损伤($L_5 \sim S_3$ 完全损伤)

## 二、诊治过程

1. 全身麻醉起效后,仰卧头低脚高位,常规消毒腹部及右下肢。

2. 于脐下做一约 2 cm 弧形切口,逐层切开进腹,置入 12 mm Trocar,放入镜头,于左锁骨中线上平脐及耻骨联合上 5 cm 水平置入 5 mm Trocar 各一个,作为主操作孔。

3. 沿右侧腰大肌内侧分离,见肠部分粘连,仔细分离周围肠管粘连,于骨盆内环反折处定位后腹膜,见后腹膜质地较硬,沿髂血管外侧切开后腹膜,探及骶丛神经,剥除骶丛神经根周围瘢痕组织,可见骶丛神经外膜增厚,质地差,周围瘢痕组织增生包裹,予切除周围包裹瘢痕组织,彻底松解骶丛神经。

4. 术野局部冲洗后,彻底止血。

5. 清点器械纱布无误后,关闭气腹,拔除各 Trocar,逐层关闭各戳孔及正中小切口。手术顺利,术中出血少,无并发症。术毕安返病房。

手术过程,见病例 36 图 1 至病例 36 图 3。

231

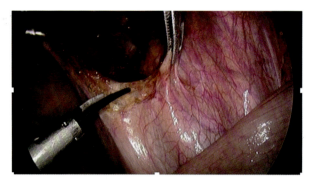

病例 36 图 1　手术过程（1）

注：保护输尿管，打开后腹膜。

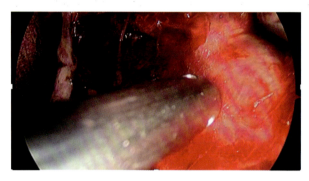

病例 36 图 2　手术过程（2）

注：沿髂内动脉内侧分离显露腰骶干及骶丛神经（吸引器头所指），可见神经根粘连成片，大量瘢痕组织形成粘连。

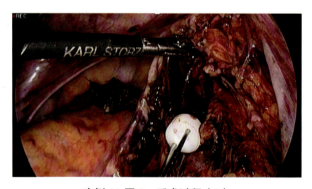

病例 36 图 3　手术过程（3）

注：钝性分离、切除部分瘢痕，置入刺激及记录电极，行术中电生理监测及电刺激治疗。

## 三、疾病介绍

骶丛神经由腰骶干（$L_4$、$L_5$）、骶神经（$S_{1\sim5}$）、尾神经的前支组成。骶丛位于骶骨及梨状肌前面，髂内动脉的后方。骶丛分布于盆壁、臀部、会阴、股后部、小腿和足的肌肉和皮肤，骶丛除发出许多短小的肌支支配梨状肌、闭孔内肌、股方肌等外，还发出以下分支：臀上神经、臀下神经、阴部神经、股后皮神经、坐骨神经。骶丛神经损伤临床并不多见。可能因局部骨折神经挤压、暴力牵拉、手术误伤、火器伤、放射性损伤、刀刺伤等而受损伤。

骶丛神经损伤根据病史及临床表现一般可做出定性诊断，但定位诊断有时比较困难。患者均应先行探查术，随后根据损伤情况采用不同的治疗方式。

## 四、病例点评

近年来，腰骶丛神经损伤所致下肢功能障碍的发生率上升，但其表现多样、损伤机制复杂，诊断和治疗困难。尽管早在 1632 年人们就已经认识到了腰骶丛这一解剖结构，但直到 60 年前，临床医生才首次报道了创伤相关的腰骶丛神经损伤。除创伤外，肿瘤、缺血、妊娠、医源性损伤等造成的腰骶丛神经损伤也偶有报道，但由于对其认识不充分，腰骶丛神经损伤一直被当做一种罕见的疾病。然而，进入 21 世纪后，流行病学研究颠覆了这一认识。2005 年，Lindahl 及 Hirvensalo 发现在骨盆 C 型骨折中骶丛神经损伤的发生率高达 40%，2004 年，Tonetti 等人发现有 52% 的骨盆后环损伤患者出现骶丛神经损伤症状。而 2014 年 Garozzo 等人的临床研究表明，在腰骶丛神经损伤的患者中，仅有 30% 被及时发现，可见腰骶丛神经损伤的发生率长期被低估。但可惜的是，尽管人们开始认识到腰骶丛神经损伤的危害，由于缺少针对性的诊断工具与治疗手段，在很长一段时间里，腰骶丛神经损伤都主要采用保守治疗。

近年来，腰骶丛神经损伤的外科治疗方法零星见诸于国内外文献报道。大部分为小样本队列研究、回顾性的病例分析以及个案，主要包括腓肠神经移植修复股神经、股直肌游离皮瓣重建伸膝功能、同侧闭孔神经主干移位修复股神经、经骶骨 - 臀部联合入路显露修复盆腔内骶丛神经等术式。传统的开放入路创伤较大，且视野有限，往往不能对腰骶丛神经进行完整的显露。由于腰骶丛神经损伤的术前定位诊断有一定困难，术中探查、术中诊断对腰骶丛神经损伤的后续治疗十分重要。而腹腔镜兼顾了诊断和治疗两方面，以较小的创伤获得较大的视野和显露范围，相比于传统开放手术具有显著的优势。此外，腰骶丛神经损伤的患者下肢功能障碍需要持续康复治疗，腹腔镜手术后患者卧床时间显著缩短，有利于其后续持续康复治疗。

本中心在国际上首先开展了腹腔镜下骶丛神经松解术。针对腹腔镜下周围神经手术设备的缺乏，研发了腹腔镜下电生理检测设备，并借助该设备完成了腹腔镜下术中电生理检测、电生理监护下的腰骶丛神经源性肿瘤切除术。在本中心诊治的腰骶丛神经损伤中最常见为骨盆骨折，其次为医源性损伤，腰骶丛神经来源肿瘤最罕见。损伤部位最常见为单纯骶丛损伤，其次为腰骶丛合并损伤，单纯腰丛损伤最少见。短期随访结果显示腹腔镜下腹膜后间隙松解术后腰骶丛神经功能改善比较明显。腹膜后间隙位于腹后壁腹膜与腹内筋膜之间，其范围上起自膈，下达骶岬，骨盆上口处。腹膜后隙内有胰、十二指肠的大部分、肾、肾上腺、输尿管腹部、大血管、淋巴结和神经等器官结构。腹膜含有丰富的毛细血管及淋巴管，能吸收大量等渗液、血液或空气。腹膜间皮细胞具有吞噬能力，腹膜浆液内还含有游走巨噬细胞可自由地进出腹膜腔与周围组织之间。推测因骶髂关节损伤后，后腹膜间隙解剖形态改变，横径拉长，矢状径变窄。切开后腹膜后腰骶丛在盆腔内走行位置发生改变达到松解的效果，并解放了后腹膜间隙的矢状径。其次，手术中肌电图的电刺激对神经功能具有促进恢复的作用。在外伤所致腰骶丛神经损伤的患者中，腰骶丛周围瘢痕和血肿对神经造成压迫，解除后腰骶丛神经外膜血供和轴浆运输恢复。腹膜因缺氧或其他原因引起损伤时，出现结缔组织增生粘连，甚至周围组织的炎症反应，并损伤腰骶丛神经周围的血供，造成神经缺氧。切开后腹膜间隙可以进一步减少了腹膜对神经的损伤作用。

（病例提供者：赵　钎　复旦大学附属华山医院）

（点评专家：徐　雷　复旦大学附属华山医院）

# 参考文献

[1]Finney LA，Wulfman WA.Traumatic intradural lumbar nerve root avulsion with associated traction injury to the common peroneal nerve[J].Am J Roentgenol Radium Ther Nucl Med，1960，84：952-957.

[2]Abel NA，Januszewski J，Vivas AC，et al.Femoral nerve and lumbar plexus injury after minimally invasive lateral retroperitoneal transpsoas approach：electrodiagnostic prognostic indicators and a roadmap to recovery[J].Neurosurgical review，2018，41（2）：457-464. DOI：10.1007/s10143-017-0863-7

[3]Gloviczki P，Cross SA，Stanson AW，et al.Ischemic injury to the spinal cord or lumbosacral plexus after aorto-iliac reconstruction[J].The American journal of surgery，1991，162（2）：131-136. DOI：10.1016/0002-9610（91）90174-C

[4]Kao CL，Yuan CH，Cheng YY，et al.Lumbosacral plexus injury and brachial plexus injury following prolonged compression[J].Journal of the Chinese Medical

Association, 2006, 69 (11): 543-548. DOI: 10.1016/S1726-4901 (09) 70326-0

[5]Lindahl J, Hirvensalo E.Outcome of operatively treated type-C injuries of the pelvic ring[J].Acta Orthop, 2005, 76 (5): 667-678. DOI: 10.1080/17453670510041754

[6]Tonetti J, Cazal C, Eid A, et al.[Neurological damage in pelvic injuries: a continuous prospective series of 50 pelvic injuries treated with an iliosacral lag screw][J].Rev Chir Orthop Reparatrice Appar Mot, 2004, 90 (2): 122-131. DOI: 10.1016/s0035-1040 (04) 70033-1

[7]Garozzo D, Zollino G, Ferraresi S.In lumbosacral plexus injuries can we identify indicators that predict spontaneous recovery or the need for surgical treatment? Results from a clinical study on 72 patients[J].Journal of brachial plexus and peripheral nerve injury, 2014, 9 (1): 1-9. DOI: 10.1186/1749-7221-9-1

[8]Stoehr M.Traumatic and postoperative lesions of the lumbosacral plexus[J].Archives of Neurology, 1978, 35 (11): 757-760. DOI: 10.1001/archneur.1978.00500350061013

[9]Kim DH, Murovic JA, Tiel RL, et al.Intrapelvic and thigh-level femoral nerve lesions: management and outcomes in 119 surgically treated cases[J].J Neurosurg, 2004, 100 (6): 989-996. DOI: 10.3171/jns.2004.100.6.0989.

[10]Wechselberger G, Ninkovic M, Pülzl P, et al.Free functional rectus femoris muscle transfer for restoration of knee extension and defect coverage after trauma[J].J Plast Reconstr Aesthet Surg, 2006, 59 (9): 994-998. DOI: 10.1016/j.bjps.2005.12.030

[11]Campbell AA, Eckhauser FE, Belzberg A, et al.Obturator nerve transfer as an option for femoral nerve repair: case report[J].Neurosurgery, 2010, 66 (6 Suppl Operative): 375; discussion 375. DOI: 10.1227/01.NEU.0000369649.31232.B0

[12]Cao Y, Li Y, Zhang Y, et al.Different Surgical Reconstructions for Femoral Nerve Injury: A Clinical Study on 9 Cases[J].Annals of Plastic Surgery, 2020, 84: S171-S177. DOI: 10.1097/SAP.0000000000002371

[13]Cao Y, Li Y, Zhang Y, et al.Contralateral obturator nerve transfer for femoral nerve restoration: a case report.British Journal of Neurosurgery[J].April, 2020: 1-5. DOI: 10.1080/02688697.2020.1749983

[14]Zhang Y, Kong X, Zhao Q, et al.Enhanced MR neurography of the lumbosacral plexus with robust vascular suppression and improved delineation of its small branches[J].European Journal of Radiology, 2020, 129: 109128. DOI: 10.1016/j.ejrad.2020.109128

# 病例 37　神经吻合同期采用腓肠肌筋膜瓣后置腓总神经治疗腓总神经损伤

## 一、病例摘要

患者青年女性。

### （一）病史资料

患者 5 个月前锐器切割伤右小腿外侧，伤后出现右下肢足下垂、内翻，并有小腿前外侧及足背部分感觉丧失。术前超声示右小腿瘢痕下方腓总神经断裂。

### （二）体格检查

略。

### （三）辅助检查

术前电生理检查示右侧腓总神经完全损伤。

### （四）入院诊断

右侧腓总神经损伤

## 二、诊治经过

全身麻醉，患者取俯卧位。沿股二头肌内侧至腓骨小头外侧，经原伤口，切开 7 cm 的"S"形切口，仔细解剖皮肤、皮下组织和股二头肌，显示从股二头肌深面到腓骨长肌入口点的腓总神经全长，松解瘢痕和周围的纤维束带，向远端松解至腓骨肌筋膜。术中探查证实腓总神经断裂，修剪断端后以 8-0 缝线直接缝合腓总神经。将腓肠肌表面深筋膜切开，获得 2 cm 宽的筋膜瓣，然后将腓总神经包裹并向后牵引至腘窝中心。最后缝合筋膜瓣，止血，缝合伤口，用长腿石膏固定 6 周（病例 37 图 1、病例 37 图 2）。

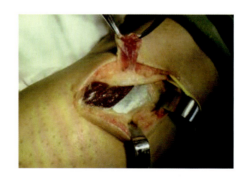

病例 37 图 1　游离筋膜瓣

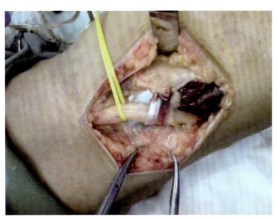

病例 37 图 2　后置腓总神经

## 三、疾病介绍

腓总神经（common peroneal nerve，CPN）损伤是下肢常见的损伤之一，通常与创伤和外科手术有关。患者通常表现出足下垂、足外翻无力和小腿外侧及足背感觉障碍，这些症状在日常活动中可能带来极大的不便。因此，普遍的共识支持对腓总神经断裂患者进行手术神经修复。

根据以往的文献，腓总神经损伤的治疗主要包括神经松解术、直接缝合和神经移植三种方法。仅 45% 的腓总神经修复病例取得了良好的结果，一方面，一些研究表明，单独使用直接缝合或神经移植对腓总神经损伤患者的功能恢复效果有限；另一方面，现有的手术技术可能无法预防术后并发症如神经粘连。

基于我们的临床经验，有两种假设来解释腓总神经修复失败的原因，首先，腓总神经损伤通常是表浅的，神经床的营养环境欠佳，特别是腓骨颈处。且该处腓总神经位于腘窝后方，在膝关节屈曲时，它容易受到股二头肌和腓肠肌收缩所施加的压力。其次，腓总神经的独特生理结构，加上重力的作用，可能导致腓骨长肌的继发性压迫。腓总神经在进入腓骨长肌时，容易在腓骨颈处的隧道内被压迫，类似于"肘管综合征"。

## 四、病例点评

腓总神经损伤是下肢最常见的神经损伤之一。患者通常表现为足下垂、足外翻无力、小腿外侧和足背感觉障碍。由于腓总神经位于靠近腓骨颈的浅表位置，经常发生断裂，因此外科修复是十分必要的。腓总神经损伤的手术治疗主要有神经松解术、直接缝合和神经移植三种方法。28 项腓总神经修复相关研究（1577 例）的文献回顾显示总体良好结果（肌力 M4 级或以上 45%）。80% 的神经松解术（$n=359$）取得了良好的效果，而直接缝合（464 例中的 37%）和神经移植（431 例中的 36%）的效果远低于预期。

此外，大量患者神经吻合后需要二次松解或胫后肌转位。临床研究发现不同周围神经损伤的再生能力存在差异，同平面内胫神经的再生比腓总神经更好更快。腓总神经位于外侧，更容易受到更严重的伤害，其周围解剖结构影响血液供应，同时腓总神经在多个部位支配又长又薄的伸肌，需要更多的协调神经输入才能有效收缩。

我们提出假设来解释腓总神经修复失败的原因：腓总神经部位表浅，"神经床"营养环境较差；腓总神经在膝关节屈曲时，容易受到股二头肌和腓肠肌收缩的压力。其次，腓总神经独特的生理结构导致腓长肌的二次受压。

在本例中，我们采用了一种改良手术，在修复腓总神经时，通过后路转位并在小腿后侧包裹腓肠肌筋膜瓣来保护神经，类似肘管综合征中尺神经前置，以减轻膝关节活动造成的腓总神经受压。筋膜瓣以及覆盖筋膜瓣的全层皮肤和皮下组织也起着重要的缓冲作用，可以减少膝关节运动时对神经的压迫或牵引。在我们的回顾性观察中，大多数病例（67.6%）经过改良手术后恢复良好。这一结果表明改良手术有可能改善腓总神经修复的预后。

（病例提供者：陈　辉　复旦大学附属华山医院）

（点评专家：徐　雷　复旦大学附属华山医院）

# 参考文献

[1]Poage C, Roth C, Scott B. Peroneal Nerve Palsy：Evaluation and Management[J]. J Am Acad Orthop Surg, 2016, 24（1）：1-10.

[2]Bowley MP, Doughty CT. Entrapment neuropathies of the lower extremity[J]. Medical Clinics of North America, 2019, 103：371-382.

[3]George SC, Boyce DE. An evidence-based structured review to assess the results of common peroneal nerve repair[J]. Plastic and Reconstructive Surgery, 2014, 134：302-311.

[4]Emamhadi Mohammadreza, Bakhshayesh Babak, Andalib Sasan. Surgical outcome of foot drop caused by common peroneal nerve injuries；is the glass half full or half empty[J]？Acta neurochirurgica, 2016, 158（6）：1133-1138.

[5]Kim DH, Murovic JA, Tiel RL. et al. Management and outcomes in 318 operative

common peroneal nerve lesions at the Louisiana State University Health Sciences Center[J].Neurosurgery，2004，54：1421-1429.

[6]Ohta S，Ikeguchi R，Noguchi T.et al.A proximally based sural fasciocutaneous flap for the treatment of recurrent peroneal neuropathy[J].Plastic and Reconstructive Surgery-Global Open，2016，4：815.

[7]Zhang Q，Chen H，Liu G，et al.Comparison of healing results between tibial nerve and common peroneal nerve after sciatic nerve injury repair in rhesus monkey[J]. Zhongguo Xiufu Chongjian Waike Zazhi，2016，30：608-611.

[8]Roganovic Z，Pavlicevic G.Difference in recovery potential of peripheral nerves after graft repairs[J].Neurosurgery，2006，59：621-633.

[9]Horteur C，Forli A，Corcella D，et al.Short- and long-term results of common peroneal nerve injuries treated by neurolysis，direct suture or nerve graft[J].Eur J Orthop Surg Traumatol，2019，29（4）：893-898.